Manual Prático de
ANESTESIA LOCORREGIONAL ECOGUIADA

Nota: A medicina é uma ciência em constante evolução. À medida que novas pesquisas e experiências ampliam os nossos conhecimentos, são necessárias mudanças no tratamento clínico e medicamentoso. Os autores e o editor fizeram verificações junto a fontes que se acredita sejam confiáveis, em seus esforços para proporcionar informações acuradas e, em geral, de acordo com os padrões aceitos no momento da publicação. No entanto, em vista da possibilidade de erro humano ou mudanças nas ciências médicas, nem os autores e o editor nem qualquer outra parte envolvida na preparação ou publicação deste livro garantem que as instruções aqui contidas são, em todos os aspectos, precisas ou completas, e rejeitam toda a responsabilidade por qualquer erro ou omissão ou pelos resultados obtidos com o uso das prescrições aqui expressas. Incentivamos os leitores a confirmar as nossas indicações com outras fontes. Por exemplo e em particular, recomendamos que verifiquem as bulas em cada medicamento que planejam administrar para terem a certeza de que as informações contidas nesta obra são precisas e de que não tenham sido feitas mudanças na dose recomendada ou nas contraindicações à administração. Esta recomendação é de particular importância em conjunto com medicações novas ou usadas com pouca frequência.

Manual Prático de ANESTESIA LOCORREGIONAL ECOGUIADA

Éric Albrecht
Médecin associé, service d'anesthésiologie,
Centre Hospitalier Universitaire Vaudois,
Université de Lausanne.

Sébastien Bloc
Médecin anesthésiste-réanimateur,
HP Claude Galien, Quincy-sous-Sénart.

Hugues Cadas
Maître d'enseignement et de recherche,
Plateforme d'enseignement de morphologie,
Département des Neurosciences Fondamentales,
École de médecine, Université de Lausanne.

Véronique Moret
Médecin associé, service d'anesthésiologie,
Centre Hospitalier Universitaire Vaudois,
Université de Lausanne.

REVINTER

Manual Prático de Anestesia Locorregional Ecoguiada
Copyright © 2016 by Livraria e Editora Revinter Ltda.

ISBN 978-85-372-0672-0

Todos os direitos reservados.
É expressamente proibida a reprodução
deste livro, no seu todo ou em parte,
por quaisquer meios, sem o consentimento,
por escrito, da Editora.

Tradução:
NELSON GOMES DE OLIVEIRA
Médico, Tradutor, RJ

Revisão Técnica:
VIVIAN CAMARGO SCHRAIBER
Graduação em Medicina pela Universidade Federal do Paraná
Especialização em Anestesiologia pela Universidade Federal do Paraná

Desenhos:
ELÉONORE LAMOGLIA

CIP-BRASIL. CATALOGAÇÃO NA PUBLICAÇÃO
SINDICATO NACIONAL DOS EDITORES DE LIVROS, RJ

M251

    Manual prático de anestesia locorregional ecoguiada/Éric Albrecht ... [et al.]; tradução Nelson
Gomes de Oliveira. – 1. ed. – Rio de Janeiro: Revinter, 2016.
    il.

    Tradução de: Manuel pratique d'anesthésie locorégionale échoguidée
    Inclui bibliografia e índice
    ISBN 978-85-372-0672-0

    1. Anestesiologia – Manuais, guias, etc. 2. Medicina baseada em evidências. 3. Anestesia. I.
Albrecht, Éric. II. Oliveira, Nelson Gomes.

| 15-28984 | CDD: 617.96 |
| | CDU: 616.089.5 |

Esta edição da obra MANUAL PRÁTICO DE ANESTESIA LOCORREGIONAL ECOGUIADA,
1ª Edição por Éric Albrecht, Sébastien Bloc, Hugues Cadas e Véronique Moret,
foi publicada conforme acordo com a Elsevier Masson SAS, uma associada da Elsevier Inc.

This edition of MANUEL PRATIQUE D'ANESTHÉSIE LOCORÉGIONALE ÉCHOGUIDÉE,
1st edition by Éric Albrecht, Sébastien Bloc, Hugues Cadas and Véronique Moret,
is published by arrangement with Elsevier Masson SAS, an affiliate Elsevier Inc.

Título original:
Manuel pratique d'anesthésie locorégionale échoguidée
Copyright © 2014 by Elsevier Masson SAS
ISBN 978-2-294-71604-1

Livraria e Editora REVINTER Ltda.
Rua do Matoso, 170 – Tijuca
20270-135 – Rio de Janeiro – RJ
Tel.: (21) 2563-9700 – Fax: (21) 2563-9701
livraria@revinter.com.br – www.revinter.com.br

À minha bela Nicole, com quem eu traço meus passos.

Àqueles a quem, um dia, cessaremos de lhes guiar, nossos filhos Nikita e Arthur.

Éric

Sumário

Agradecimentos, xv
Prefácio, xvii
Apresentação, xix

1
Elementos gerais

Capítulo 1
Introdução   **3**

Capítulo 2
Revisão da anatomia   **5**

Introdução 5
Anatomia de um nervo 5
Plexo braquial .5
Plexo lombossacral 8

Capítulo 3
Princípios físicos em ecografia   **23**

Características do ultrassom. 23
Produção de uma onda de ultrassom 23
Produção de uma imagem ultrassônica 24
Interações entre ultrassom e tecidos 25
Resolução da imagem. 26
Ecogenicidade dos tecidos. 27
Doppler em cores 31
Artefatos de imagem 32

Capítulo 4
Seleção do material   **35**

Seleção da máquina 35
Seleção do transdutor 35
Seleção da agulha 37

Capítulo 5
Princípios básicos de um bloqueio sob ecografia   **39**

Generalidades .39
Ergonomia 41
Otimização da qualidade da imagem 41
Visualização do nervo 43
Manejo do transdutor 44

Manipulação da agulha e localização da sua
extremidade 45
    Via de acesso dentro do plano, 47
    Via de acesso fora do plano, 48
Hidrolocalização/hidrodissecção 48
Acoplamento à neuroestimulação. 49
Sinais de uma punção e de uma
injeção intraneural 49
Recomendações práticas 50
    Preparação de modelo porcino, 53
    Preparação de modelo de tofu, 53

Capítulo 6
Princípios de procedimento   **55**

Monitorização e instalação do paciente. 55
Preparação do material 55
Preparação do paciente. 55
Realização do bloqueio 55
Especificidades para bloqueio contínuo 56
Verificação da posição do cateter 57

Capítulo 7
Especificidades da anestesia locorregional pediátrica   **59**

Princípios gerais 59
Especificidades anatômicas 59
Bloqueio periférico e caudal em injeção única 59
Anestesia peridural 60
Prescrição quando da colocação de cateter
para um bloqueio periférico ou peridural. 60
Anestesia espinal. 60

2
Bloqueios dos plexos braquial e cervical

Capítulo 8
Bloqueio interescalênico   **65**

Indicação. 65
Anatomia 65
Procedimento .65

vii

viii   Sumário

Instalação e material, 65
Sonoanatomia, 67
Via de acesso e injeção de AL, 68

Bloqueio contínuo 68
Dicas clínicas 70

Acoplamento à neuroestimulação, 70
Outra via de acesso ao plexo braquial dentro do
sulco interescalênico, 70
Rotação da cabeça do paciente, 70
Paciente em decúbito lateral, 72
Identificação de raiz nervosa particular e
prevenção de anestesia perimedular, 72
Variações anatômicas, 72
Identificação do nervo frênico, 72
Identificação do nervo dorsal da escápula e do
nervo torácico longo, 73
Bloqueio anestésico isolado para cirurgia do
ombro, 73
Cirurgia da metade inferior do braço, 73
Distribuição do anestésico local, 73
Complicações, 73

Revisão da literatura 74

Capítulo 9
Bloqueio supraclavicular   75

Indicação 75
Anatomia 75
Procedimento 75

Instalação e material, 75
Sonoanatomia, 76
Via de acesso e injeção de AL, 77

Bloqueio contínuo 77
Dicas clínicas 77

Acoplamento à neuroestimulação, 77
Relação da artéria e do plexo com a primeira costela e a
pleura, 78
Cirurgia da metade distal do braço, 78
Injeção única, 78
Via de acesso mediolateral, 78
Artéria dorsal da escápula, artéria supraescapular e
artéria cervical transversa, 78

Revisão da literatura 79

Capítulo 10
Bloqueio infraclavicular   81

Indicação 81
Anatomia 81
Procedimento 81

Instalação e material, 81
Sonoanatomia, 81
Via de acesso e injeção de AL, 83

Bloqueio contínuo 83
Dicas clínicas 83

Acoplamento à neuroestimulação, 83
Braço em abdução, 83
Artefato, 83
Utilização de um transdutor de baixa frequência, 83

Agulha hiperecogênica, 84
Visualização da extremidade da agulha, 84
Injeção fracionada, 84
Via de acesso fora do plano, 84

Revisão da literatura 85

Capítulo 11
Bloqueio axilar   87

Indicação 87
Anatomia 87
Procedimento 87

Instalação e material, 87
Sonoanatomia, 87
Via de acesso e injeção de AL, 89

Bloqueio contínuo 90
Dicas clínicas 90

Acoplamento à neuroestimulação, 90
Injeção periarterial, 90
Reconhecimento do tendão conjunto dos músculos
latíssimo do dorso e redondo maior, 90
Variações anatômicas, 91
Técnica de varredura, 91
Prevenção de uma injeção intravascular, 93

Revisão da literatura 93

Capítulo 12
Bloqueios tronculares do
braço e do antebraço   95

Indicação 95
Anatomia 95
Procedimento comum 97

Instalação e material, 97
Sonoanatomia, 97
Via de acesso e injeção de AL, 97

Sonoanatomia seletiva na região do braço 97

Nervo musculocutâneo, 97
Nervo radial, 97
Nervo mediano, 97
Nervo Ulnar, 97

Sonoanatomia seletiva na região do antebraço 100

Nervo radial, 100
Nervo mediano, 100
Nervo ulnar, 100

Bloqueio contínuo 101
Dicas clínicas 101

Acoplamento à neuroestimulação, 101
Varredura distal a partir da fossa axilar, 102
Bloqueio deficitário na face lateral do antebraço, 102

Revisão da literatura 102

Capítulo 13
Bloqueio do nervo supraescapular   103

Indicação 103
Anatomia 103

Sumário ix

Procedimento 103
   Instalação e material, 103
   Sonoanatomia, 103
   Via de acesso e injeção de AL, 104
Bloqueio contínuo. 105
Dicas clínicas 105
   Identificação difícil, 105
Revisão da literatura 105

Capítulo 14
Bloqueio do nervo axilar   107

Indicação. 107
Anatomia. 107
Procedimento 107
   Instalação e procedimento, 107
   Sonoanatomia, 107
   Via de acesso e injeção de AL, 108
Bloqueio contínuo. 108
Dicas clínicas 108
   Nervo não visualizado, 108
Revisão da literatura 109

Capítulo 15
Bloqueio cervical superficial   111

Indicação. 111
Anatomia. 111
Procedimento 111
   Instalação e material, 111
   Sonoanatomia, 111
   Via de acesso e injeção de AL, 111
Bloqueio contínuo. 113
Dicas clínicas 113
   Cirurgia de carótida, 113
Revisão da literatura 114

3
Bloqueios dos plexos lombar e sacral

Capítulo 16
Bloqueio do plexo lombar   117

Indicação. 117
Anatomia. 117
Procedimento 118
   Instalação e material, 118
   Sonoanatomia, 118
   Via de acesso e injeção de AL, 120
Bloqueio contínuo. 121
Dicas clínicas 121
   Acoplamento à neuroestimulação, 121
   Posição do corpo, 121
   Prevenção de uma punção renal, 121
   Inserção centrífuga (do lado medial para o
   lado lateral), 121
Revisão da literatura 121

Capítulo 17
Bloqueio compartimental da fáscia ilíaca   123

Indicação. 123
Anatomia. 123
Procedimento 123
   Instalação e material, 123
   Sonoanatomia, 123
   Via de acesso e injeção de AL, 124
Bloqueio contínuo. 124
Dicas clínicas 124
   Volume de AL, 124
   Perda de resistência, 124
Revisão da literatura 125

Capítulo 18
Bloqueio do nervo cutâneo lateral da coxa   127

Indicação. 127
Anatomia. 127
Procedimento 127
   Instalação e material, 127
   Sonoanatomia, 127
   Via de acesso e injeção de AL, 128
Bloqueio contínuo. 128
Dicas clínicas 128
   Acoplamento à neuroestimulação, 128
   Outra técnica, 128
   Meralgia parestésica, 129
Revisão da literatura 129

Capítulo 19
Bloqueio do nervo obturatório   131

Indicação. 131
Anatomia. 131
Procedimento 132
   Instalação e material, 132
   Sonoanatomia, 132
   Via de acesso e injeção de AL, 132
Bloqueio contínuo. 132
Dicas clínicas 132
   Acoplamento à neuroestimulação, 132
   Teste do bloqueio, 132
   Injeção única, 133
Revisão da literatura 133

Capítulo 20
Bloqueio do nervo femoral   135

Indicação. 135
Anatomia. 135
Procedimento 136
   Instalação e material, 136
   Sonoanatomia, 136
   Via de acesso e injeção de AL, 136
Bloqueio contínuo. 136

x   Sumário

Dicas clínicas 137
    Acoplamento à neuroestimulação, 137
    Localização do nervo femoral, 137
    Artéria femoral profunda, 138
    Artéria circunflexa lateral, 138
    Visualização e sensação da passagem das
    fáscias, 138
    Linfonodos inguinais *versus* nervo femoral, 138
Revisão da literatura 139

Capítulo 21
Bloqueio proximal do nervo safeno e bloqueio do canal dos adutores   141

Indicação. 141
Anatomia. 141
Procedimento 141
    Instalação e material, 141
    Sonoanatomia, 143
    Via de acesso e injeção de AL, 143
Bloqueio contínuo. 144
Dicas clínicas 144
    Acoplamento à neuroestimulação, 144
    Outras localizações do nervo safeno, 144
    Paresia do músculo vasto medial, 144
Revisão da literatura 144

Capítulo 22
Bloqueio proximal do nervo isquiático   145

Indicação. 145
Anatomia. 145
Procedimento para via de acesso glútea 145
    Instalação e material, 145
    Sonoanatomia, 146
    Via de acesso e injeção de AL, 147
Procedimento para via de acesso subglútea 147
    Instalação e material, 147
    Sonoanatomia, 148
    Via de acesso e injeção de AL, 149
Procedimento para via de acesso anterior 149
    Instalação e material, 149
    Sonoanatomia, 149
    Via de acesso e injeção de AL, 149
Bloqueio contínuo. 150
Dicas clínicas 150
    Acoplamento à neuroestimulação, 150
    Localização do nervo por uma varredura
    começando da fossa poplítea – via de acesso
    glútea e subglútea, 150
    Localização do nervo pela localização da
    artéria glútea inferior – via de acesso glútea, 151
    Marcos musculares para a via de acesso
    subglútea, 151
    Inclinação do transdutor, 151
    Deslocamento do transdutor em direção anteromedial
    para via de acesso anterior, 152
Revisão da literatura 152

Capítulo 23
Bloqueio do nervo isquiático na fossa poplítea   153

Indicação. 153
Anatomia. 153
Procedimento 154
    Instalação e material, 154
    Sonoanatomia, 154
    Via de acesso e injeção de AL, 156
Bloqueio contínuo. 158
Dicas clínicas 158
    Acoplamento à neuroestimulação, 158
    Inclinação do transdutor, 158
    Sinal da gangorra, 158
Revisão da literatura 158

Capítulo 24
Bloqueio do pé e outros bloqueios tronculares do membro inferior   161

Indicação. 161
Particularidades 161
Anatomia. 161
Procedimento comum 163
    Instalação e material, 163
    Sonoanatomia, 163
    Via de acesso e injeção de AL, 164
Sonoanatomia seletiva. 164
    Nervo tibial, 164
    Nervo fibular profundo, 164
    Nervo fibular superficial, 165
    Nervo sural, 166
    Nervo safeno, 166
Bloqueio contínuo. 167
Dicas clínicas 167
    Acoplamento à neuroestimulação, 167
    Bloqueio do nervo tibial na região da panturrilha, 167
    Bloqueio do nervo fibular comum, 168
    Bloqueio do nervo safeno no joelho, 168
Revisão da literatura 168

4
Bloqueios da parede abdominal e peniano

Capítulo 25
Bloqueio TAP (ou bloqueio do plano transverso do abdome, *transversus abdominis plane block*)   173

Indicação. 173
Anatomia. 173
Procedimento 173
    Instalação e material, 173
    Sonoanatomia, 173
    Via de acesso e injeção de AL, 176

Bloqueio contínuo. 176
Dicas clínicas 177
    Localização do plano transverso a partir do
    umbigo, 177
    Injeção do AL ao retirar a agulha, 177
    Bloqueio subcostal: múltiplas injeções, 177
    Bloqueio subcostal: prudência, 178
Revisão da literatura 178

Capítulo 26
Bloqueio TFP (ou bloqueio do plano da fáscia transversal, *transversalis fascial plane block*)   179

Indicação. 179
Anatomia. 179
Procedimento 180
    Instalação e material, 180
    Sonoanatomia, 180
    Via de acesso e injeção de AL, 180
Bloqueio contínuo. 180
Dicas clínicas 180
    Localização do plano da fáscia transversal a
    partir do umbigo, 180
Revisão da literatura 180

Capítulo 27
Bloqueio dos músculos retos do abdome   183

Indicação. 183
Anatomia. 183
Procedimento 184
    Instalação e material, 184
    Sonoanatomia, 184
    Via de acesso e injeção de AL, 185
Bloqueio contínuo. 185
Dicas clínicas 185
    Laparotomia mediana, 185
Revisão da literatura 185

Capítulo 28
Bloqueio dos nervos ilioinguinal e ílio-hipogástrico   187

Indicação. 187
Anatomia. 187
Procedimento 187
    Instalação e material, 187
    Sonoanatomia, 187
    Via de acesso e injeção de AL, 189
Bloqueio contínuo. 189
Dicas clínicas 189
    Localização de um ramo da artéria ilíaca
    circunflexa profunda, 189
    Inclinar o transdutor na direção da asa ilíaca, 189
    Injeção dentro dos dois planos, 189
    Bloqueio anestésico e reparo de hérnia inguinal, 189
    Controle da ausência de bloqueio femoral, 189
Revisão da literatura 189

Capítulo 29
Bloqueio do nervo genitofemoral   191

Indicação. 191
Anatomia. 191
Procedimento 191
    Instalação e material, 191
    Sonoanatomia, 192
    Via de acesso e injeção de AL, 192
Bloqueio contínuo. 193
Dicas clínicas 193
    Colocação do transdutor, 193
Revisão da literatura 193

Capítulo 30
Bloqueio peniano   195

Indicação. 195
Anatomia. 195
Procedimento 195
    Instalação e material, 195
    Sonoanatomia, 195
    Via de acesso e injeção de AL, 195
Bloqueio contínuo. 196
Dicas clínicas 196
    Bloqueio peniano em pediatria, 196
    Outra técnica, 196
Revisão da literatura 197

5
Bloqueios da coluna vertebral e intercostal

Capítulo 31
Bloqueio paravertebral torácico   201

Indicação. 201
Anatomia. 201
Procedimento 201
    Instalação e material, 201
    Sonoanatomia, 201
    Via de acesso e injeção de AL, 204
Bloqueio contínuo. 205
Dicas clínicas 205
    Visualização constante da agulha, 205
    Vista sagital paramediana, 205
Revisão da literatura 205

Capítulo 32
Bloqueio perimedular   207

Indicação. 207
Anatomia. 207
    Medula espinal, raízes espinais e meninges, 207
    Coluna vertebral, aparelho ligamentar e
    musculatura, 208

xii Sumário

Estrutura de uma vértebra lombar, 209
Estrutura de uma vértebra torácica, 209
Procedimento 211
Procedimento comum para os segmentos lombar e
torácico, 211
Segmento lombar – vistas sagitais, 211
Segmento lombar – vistas transversas, 212
Segmento torácico, 213
Bloqueio perimedular em tempo real. 214
Dicas clínicas 214
Via de acesso paramediana lombar, 214
Inserção da agulha, 214
Vista transversa, 214
Revisão da literatura 216

Capítulo 33
Bloqueio caudal 217

Indicação. 217
Anatomia 217
Procedimento 217
Instalação e material, 217
Sonoanatomia, 218
Via de acesso e injeção de AL, 218
Bloqueio contínuo. .219
Dicas clínicas 219
Via de acesso dentro do plano, 219
Injeção de AL em pediatria, 219
Injeção de morfina em pediatria, 220
Outros adjuvantes, 220
Revisão da literatura 220

Capítulo 34
Bloqueio do nervo intercostal 223

Indicação. 223
Anatomia 223
Procedimento 223
Instalação e material, 223
Sonoanatomia, 223
Via de acesso e injeção de AL, 223
Bloqueio contínuo. .223
Dicas clínicas 225
Exclusão de pneumotórax, 225
Revisão da literatura 225

6
Bloqueios analgésicos

Capítulo 35
Bloqueio do nervo occipital maior 229

Indicação. 229
Anatomia 229
Procedimento 229
Instalação e material, 229

Sonoanatomia, 229
Via de acesso e injeção de AL, 230
Bloqueio contínuo. .230
Dicas clínicas 230
Outra técnica, 230
Revisão da literatura 231

Capítulo 36
Bloqueio do nervo acessório 233

Indicação. 233
Anatomia 233
Procedimento 233
Instalação e material, 233
Sonoanatomia, 233
Via de acesso e injeção de AL, 233
Bloqueio contínuo. .234
Dicas clínicas 234
Revisão da literatura 234

Capítulo 37
Bloqueio do gânglio estrelado 235

Indicação. 235
Anatomia 235
Procedimento 236
Instalação e material, 236
Sonoanatomia, 236
Via de acesso e injeção de AL, 236
Bloqueio contínuo. .236
Dicas clínicas 236
Revisão da literatura 236

Capítulo 38
Bloqueios seletivos das raízes cervicais 239

Indicação. 239
Anatomia 239
Procedimento 240
Instalação e material, 240
Sonoanatomia, 240
Via de acesso e injeção de AL, 240
Dicas clínicas 240
Outro método para procurar o plexo braquial
dentro do sulco interescalênico, 240
Complicações fatais, 240
Revisão da literatura 240

Capítulo 39
Bloqueio facetário cervical 243

Indicação. 243
Anatomia 243
Procedimento comum 243
Instalação e material, 243
Sonoanatomia, 243

Bloqueio do terceiro nervo occipital:
via de acesso e injeção de AL, 243
Bloqueio do ramo medial cervical: via de acesso e
injeção de AL, 244

Bloqueio contínuo 244
Dicas clínicas 244

Fluoroscopia, 244
Diferença entre a articulação C2-C3 e as outras
articulações cervicais, 245
Injeção facetária intra-articular, 245

Revisão da literatura 245

Capítulo 40
Bloqueio facetário lombar   247

Indicação. 247
Anatomia. 247
Procedimento comum 247

Instalação e material, 247
Sonoanatomia, 248
Bloqueio do ramo medial do ramo posterior: via de
acesso e injeção, 249
Injeção intra-articular: via de acesso e injeção, 249

Dicas clínicas 250

Fluoroscopia, 250
Bloqueio seletivo das raízes nervosas lombares, 250

Revisão da literatura 250

Capítulo 41
Bloqueio do nervo pudendo   251

Indicação. 251
Anatomia. 251
Procedimento 251

Instalação e material, 251
Sonoanatomia, 251
Via de acesso e injeção de AL, 251

Bloqueio contínuo. 252
Dicas clínicas 252

Nervo não visualizado, 252

Revisão da literatura 252

Capítulo 42
Infiltração do músculo piriforme   253

Indicação. 253
Anatomia. 253
Procedimento 253

Instalação e material, 253
Sonoanatomia, 253
Via de acesso e injeção de AL, 254

Bloqueio contínuo. 254
Dicas clínicas 254

Músculo difícil de visualizar, 254
Prevenção de uma injeção na proximidade do
nervo isquiático, 254

Revisão da literatura 255

7
Anexos

Capítulo 43
Quadro de recapitulação dos principais
bloqueios   259

Capítulo 44
Indicações e riscos dos bloqueios distais do
plexo braquial   261

Capítulo 45
Síntese dos bloqueios da parede
abdominal   263

Indicações 263
Anatomia. 263

Capítulo 46
Imagens compostas   265

Índice Remissivo   269

Agradecimentos

Os autores deste livro agradecem ao serviço de anestesiologia do *Centre Hospitalier Universitaire Vaudois* (CHUV) de Lausanne, Suíça, dirigido pelo Professor Christian Kern, à Plataforma de Ensino de Morfologia da Escola de Medicina de Lausanne, dirigida pelo Professor Jean-Pierre Hornung, e à SACAR (Academia Suíça de Pesquisa em Anestesia) pelos seus suportes incondicionais, financeiros e logísticos.

Os direitos autorais desta obra são destinados à SACAR (www. SACAR.ch), associação sem fins lucrativos, cujos objetivos são favorecer o desenvolvimento da pesquisa científica clínica e fundamental, e promover o ensino teórico e prático da anestesiologia.

Todo comentário, pergunta ou sugestão será apreciado e pode ser dirigido a eric.albrecht@chuv.ch.

Prefácio

A prática da anestesia locorregional ecoguiada progride a largas passadas. Sob a impulsão coletiva, os progressos técnicos e as novas aplicações se multiplicam e nos permitem realizar bloqueios de qualidade com elevadas taxas de sucesso, melhorando a segurança dos pacientes. Este sucesso é dado, essencialmente, pela experiência e os conhecimentos do operador. Este saber é transmitido pela difusão de informações pertinentes em benefício dos clínicos em formação. Respondendo exatamente a estas exigências, o *Manual Prático de Anestesia Locorregional Ecoguiada* vem enriquecer a literatura existente de maneira totalmente apropriada.

Redigido por especialistas reconhecidos nos domínios da anestesia locorregional ecoguiada, do tratamento da dor crônica e das ciências anatômicas, este manual será vivamente apreciado pelos anestesistas francófonos. Contrariamente a outras, esta obra aborda não somente as técnicas ecoguiadas no contexto da anestesia locorregional e da dor aguda, mas, igualmente, no tratamento da dor crônica.

Além do seu conteúdo global perfeitamente exaustivo, um dos melhores trunfos deste manual reside na facilidade de acesso às informações, tanto no seu formato impresso quanto eletrônico. Cada capítulo é construído sobre o mesmo modelo e apresenta o material de maneira sintética, apoiada por uma iconografia muito rica, facilitando, assim, a compreensão e o aprendizado a longo prazo.

Os autores devem ser felicitados pela qualidade deste trabalho: pela clareza dos textos, a exatidão e a beleza das dissecções anatômicas e por sua abordagem prática; eles fizeram desta obra uma ferramenta extremamente preciosa tanto para o operador estreante que aborda uma vasta matéria e, às vezes, intimidante quanto para o operador experiente que busca atualizar seus conhecimentos.

Professeur Brull
MD, FRCPC, Associate Professor,
Department of Anesthesia and Pain Management,
Toronto Western Hospital,
Toronto, Canada

Apresentação

O *Manual Prático de Anestesia Locorregional Ecoguiada* aparece como um complemento ao *Manual prático de anestesia* (2ª edição francesa Elsevier-Masson, 2009). Ele tem como objetivo tornar acessível a prática da imagem ecográfica em anestesia locorregional e no tratamento da dor crônica, guiando o médico-anestesista na realização de bloqueios, de maneira simples, etapa por etapa.

O manual é apresentado em seis partes principais reagrupando muitos capítulos:

- "Elementos gerais".
- "Bloqueios dos plexos braquial e cervical".
- "Bloqueios dos plexos lombar e sacral".
- "Bloqueios da parede abdominal e peniano".
- "Bloqueios da coluna vertebral e intercostal".
- "Bloqueios analgésicos".

Todos os capítulos dedicados aos bloqueios são construídos obedecendo ao mesmo modelo:

- Indicação.
- Anatomia.
- Procedimento:
  - instalação e material;
  - anatomia ultrassonográfica;
  - via de acesso e injeção de anestésico local.
- Bloqueio contínuo.
- Dicas clínicas.
- Revisão da literatura.
- Referências.

A obra é ricamente ilustrada com pranchas anatômicas e desenhos que facilitam a compreensão da ecografia. Depois da revisão das indicações clínicas, o leitor poderá refrescar seus conhecimentos de anatomia antes de efetuar ele mesmo o bloqueio. Subsequentemente, ele encontrará informações referentes à inserção de cateteres visando a uma analgesia prolongada. Algumas dicas clínicas facilitarão a localização das estruturas anatômicas e a realização do procedimento. Finalmente, uma revisão da literatura e das referências permitirão àqueles que o desejarem aprofundar seus conhecimentos no domínio.

A parte intitulada "Bloqueios analgésicos" é essencialmente destinada à descrição de bloqueios executados para analgesia crônica, como, por exemplo, o bloqueio do gânglio estrelado ou o bloqueio da faceta lombar.

Finalmente, o leitor encontrará, ao final da obra, muitas tabelas de recapitulação das indicações e contraindicações, vantagens e desvantagens de muitos bloqueios, bem como imagens compostas de diferentes regiões anatômicas.

Recomendamos ao médico-anestesista que se inicia em anestesia locorregional sob ecografia que comece o seu aprendizado com bloqueios fáceis de executar, como, por exemplo:

- Bloqueio axilar.
- Bloqueio femoral.
- Bloqueio poplíteo.
- Bloqueio do plano transverso do abdome (TAP).

Depois de ter adquirido os princípios básicos, ele terá tranquilidade para praticar bloqueios mais complexos, como:

- Bloqueio interescalênico.
- Bloqueio infraclavicular.
- Bloqueio paravertebral torácico.

Na opinião dos autores deste livro, os bloqueios mais profundos (bloqueio do plexo lombar ou bloqueio proximal do nervo isquiático) são reservados ao profissional experiente.

A anestesia locorregional sob ecografia faz parte da formação dos médicos-anestesistas. Além das competências reconhecidas em anestesia, o clínico que quiser aperfeiçoar-se neste domínio particular deve adquirir noções básicas da física dos ultrassons. Ele deve, também, dominar os aspectos técnicos ligados ao ultrassom que ele utiliza (escolha do *probe*, regulagem de profundidade, do ganho e da distância focal). Por outro lado, excelentes conhecimentos de anatomia clínica são indispensáveis para possibilitar ao clínico estabelecer as correspondências apropriadas com as imagens ecográficas. Esta obra contém todos os elementos teóricos úteis à prática cotidiana da anestesia locorregional ecoguiada, que é necessária, inicialmente, exercitar em ambientes de simulação para adquirir a habilitação prático-técnica indispensável.

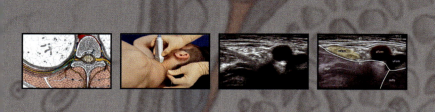

Elementos gerais

1 Introdução   3

2 Revisão da anatomia   5

3 Princípios físicos em ecografia   23

4 Seleção do material   35

5 Princípios básicos de um bloqueio sob ecografia   39

6 Princípios de procedimento   55

7 Especificidades da anestesia locorregional pediátrica   59

Capítulo 1

Introdução

A anestesia locorregional era efetuada no início com base em marcos anatômicos de superfície e na procura de parestesias que indicavam o contato entre a agulha e o nervo:[1,2] "Sem parestesia, sem anestesia", diziam os nossos predecessores.[3] Certos avanços acompanharam o advento da neuroestimulação: impulsos elétricos aplicados na extremidade de uma agulha posicionada próxima a um nervo desencadeiam a passagem de um influxo nervoso e uma resposta muscular específica do nervo em questão.[4,5] Com o auxílio de uma estimulação elétrica de dada intensidade, o clínico confia na resposta motora para avaliar a distância entre a agulha e o nervo. A utilização da ecografia demonstrou que as relações entre a intensidade elétrica, a posição da agulha e a resposta muscular não eram tão simples quanto se acreditava: o desaparecimento de uma resposta muscular quando o clínico diminui a intensidade da estimulação (0,3 a 0,5 mA) não significa, necessariamente, que a agulha esteja situada no exterior de um nervo; pelo contrário, a agulha pode estar posicionada dentro do nervo sem que exista resposta motora, e isto mesmo sob forte estimulação do nervo (> 1,5 mA).[6,7]

Estas duas técnicas "às cegas" apresentavam, portanto, desvantagens importantes: impossibilidade de confirmar a colocação correta da agulha e, por consequência, risco de punção e de lesão nervosa, múltiplas tentativas desconfortáveis, até mesmo dolorosas aos pacientes, procedimentos longos e atrasos dos programas operatórios.[6,8]

Os primeiros bloqueios nervosos periféricos efetuados sob direcionamento ecográfico datam de 1978. Apenas ao chegarem os anos 2000 é que estas técnicas se democratizaram graças aos progressos tecnológicos (resolução da imagem, visualização em tempo real, ultrassons móveis) e a custos mais acessíveis. Os mais recentes aperfeiçoamentos técnicos permitiram melhorar ainda mais a visualização das estruturas anatômicas (nervos, vasos, músculos, tecido adiposo, osso, pleura, vísceras), a difusão do anestésico local, bem como o direcionamento em tempo real das agulhas e dos cateteres, a fim de ajustar sua progressão no interior dos tecidos. Por essas razões, tornou-se mais fácil:

- Distinguir entre uma injeção extra e intraneural.[9-11]
- Distinguir entre uma injeção extra e intravascular.[12]
- Melhorar o índice de sucesso dos bloqueios locorregionais.[13-16]
- Acelerar a velocidade de instalação e a duração do bloqueio.[17,18]
- Diminuir o tempo do procedimento.[19,20]
- Diminuir as necessidades de anestésicos locais.[21-24]
- Diminuir as taxas de complicações locais e sistêmicas.[22,25,26]
- Proceder a um bloqueio mesmo em situações difíceis.[27-32]

Referências Bibliográficas

1. De Jong RH. Axillary block of the brachial plexus. Anesthesiology 1961;22:215-25.
2. Winnie AP. Interscalene brachial plexus block. Anesth Analg 1970;49:455-66.
3. Moore DC. Regional Block: A Handbook for Use in the Clinical Practice of Medicine and Surgery. Springfield, Il: Thomas; 1979. p. 83.
4. Montgomery SJ, Raj PP, Nettles D, Jenkins MT. The use of the nerve stimulator with standard unsheathed needles in nerve blockade. Anesth Analg 1973;52:827-31.
5. Smith BL. Efficacy of a nerve stimulator in regional analgesia; experience in a resident training programme. Anaesthesia 1976;31:778-82.
6. Tsai TP, Vuckovic I, Dilberovic F, et al. Intensity of the stimulating current may not be a reliable indicator of intraneural needle placement. Reg Anesth Pain Med 2008;33:207-10.
7. Robards C, Hadzic A, Somasundaram L, et al. Intraneural injection with low-current stimulation during popliteal sciatic nerve block. Anesth Analg 2009;109:673-7.
8. Selander D, Edshage S, Wolff T. Paresthesiae or no paresthesiae? Nerve lesions after axillary blocks. Acta Anaesthesiol Scand 1979;23:27-33.
9. Bigeleisen PE. Nerve puncture and apparent intraneural injection during ultrasound-guided axillary block does not invariably result in neurologic injury. Anesthesiology 2006;105:779-83.
10. Chan VW, Brull R, McCartney CJ, Xu D, Abbas S, Shannon P, et al. An ultrasonographic and histological study of intraneural injection and electrical stimulation in pigs. Anesth Analg 2007;104:1281-4, tables of contents.
11. Bigeleisen PE, Moayeri N, Groen GJ. Extraneural versus intraneural stimulation thresholds during ultrasound-guided supraclavicular block. Anesthesiology 2009;110:1235-43.
12. VadeBoncouer TR, Weinberg GL, Oswald S, Angelov F. Early detection of intravascular injection during ultrasound-guided supraclavicular brachial plexus block. Reg Anesth Pain Med 2008;33:278-9.

4   Elementos gerais

13. Chan VW, Perlas A, McCartney CJ, Brull R, Xu D, Abbas S, *et al.* Ultrasound guidance improves success rate of axillary brachial plexus block. Can J Anaesth 2007;54:176-82.

14. Perlas A, Brull R, Chan VW, McCartney CJ, Nuica A, Abbas S, *et al.* Ultrasound guidance improves the success of sciatic nerve block at the popliteal fossa. Reg Anesth Pain Med 2008;33:259-65.

15. Kapral S, Greher M, Huber G, *et al.* Ultrasonographic guidance improves the success rate of interscalene brachial plexus blockade. Reg Anesth Pain Med 2008;33:253-8.

16. Abrahams MS, Aziz MF, Fu RF, Horn JL. Ultrasound guidance compared with electrical neurostimulation for peripheral nerve block: a systematic review and meta-analysis of randomized controlled trials. Br J Anaesth 2009;102:408-17.

17. Marhofer P, Schrogendorfer K, Koinig H, Kapral S, Weinstabl C, Mayer N. Ultrasonographic guidance improves sensory block and onset time of three-inone blocks. Anesth Analg 1997;85:854-7.

18. Marhofer P, Sitzwohl C, Greher M, Kapral S. Ultrasound guidance for infraclavicular brachial plexus anaesthesia in children. Anaesthesia 2004;59:642-6.

19. Fredrickson MJ, Ball CM, Dalgleish AJ, Stewart AW, Short TG. A prospective randomized comparison of ultrasound and neurostimulation as needle end points for interscalene catheter placement. Anesth Analg 2009;108:1695-700.

20. Brull R, Lupu M, Perlas A, Chan VW, McCartney CJ. Compared with dual nerve stimulation, ultrasound guidance shortens the time for infraclavicular block performance. Can J Anaesth 2009;56:812-8.

21. Casati A, Baciarello M, Di Cianni S, *et al.* Effects of ultrasound guidance on the minimum effective anaesthetic volume required to block the femoral nerve. Br J Anaesth 2007;98:823-7.

22. Riazi S, Carmichael N, Awad I, Holtby RM, McCartney CJ. Effect of local anaesthetic volume (20 vs 5 mL) on the efficacy and respiratory consequences of ultrasound-guided interscalene brachial plexus block. Br J Anaesth 2008;101:549-56.

23. Danelli G, Ghisi D, Fanelli A, *et al.* The effects of ultrasound guidance and neurostimulation on the minimum effective anesthetic volume of mepivacaine 1.5% required to block the sciatic nerve using the subgluteal approach. Anesth Analg 2009;109:1674-8.

24. Renes SH, van Geffen GJ, Rettig HC, Gielen MJ, Scheffer GJ. Minimum effective volume of local anesthetic for shoulder analgesia by ultrasound-guided block at root C7 with assessment of pulmonary function. Reg Anesth Pain Med 2010;35:529-34.

25. Renes SH, Spoormans HH, Gielen MJ, Rettig HC, van Geffen GJ. Hemidiaphragmatic paresis can be avoided in ultrasound-guided supraclavicular brachial plexus block. Reg Anesth Pain Med 2009;34:595-9.

26. Orebaugh SL, Williams BA, Vallejo M, Kentor ML. Adverse outcomes associated with stimulator-based peripheral nerve blocks with versus without ultrasound visualization. Reg Anesth Pain Med 2009;34:251-5.

27. Sites BD, Gallagher J, Sparks M. Ultrasound-guided popliteal block demonstrates an atypical motor response to nerve stimulation in 2 patients with diabetes mellitus. Reg Anesth Pain Med 2003;28:479-82.

28. Minville V, Zetlaoui PJ, Fessenmeyer C, Benhamou D. Ultrasound guidance for difficult lateral popliteal catheter insertion in a patient with peripheral vascular disease. Reg Anesth Pain Med 2004;29:368-70.

29. van Geffen GJ, Scheuer M, Muller A, Garderniers J, Gielen M. Ultrasound-guided bilateral continuous sciatic nerve blocks with stimulating catheters for postoperative pain relief after bilateral lower limb amputations. Anaesthesia 2006;61:1204-7.

30. Plunkett AR, Brown DS, Rogers JM, CCr Buckenmaier. Supraclavicular continuous peripheral nerve block in a wounded soldier: when ultrasound is the only option. Br J Anaesth 2006;97:715-7.

31. Assmann N, McCartney CJ, Tumber PS, Chan VW. Ultrasound guidance for brachial plexus localization and catheter insertion after complete forearm amputation. Reg Anesth Pain Med 2007;32:93.

32. Bigeleisen PE. Ultrasound-guided infraclavicular block in an anticoagulated and anesthetized patient. Anesth Analg 2007;104:1285-7, tables of contents.

Capítulo 2

Revisão da anatomia

Introdução

Os nervos periféricos compreendem os 12 pares de nervos cranianos, bem como os 31 pares de nervos espinais. Os nervos espinais são formados pela fusão das raízes ventrais motoras e dorsais sensitivas ao nível do forame intervertebral. Eles dão origem aos nervos intercostais e às raízes dos plexos cervical, braquial, lombar e sacral. A Figura 2-1 representa a inervação radicular dos dermátomos.

Anatomia de um nervo

As fibras nervosas (axônios e células de Schwann) estão imersas no endoneuro, tecido conectivo rico em capilares. O perineuro, formado por muitas camadas de células achatadas repousando sobre uma lâmina basal, reúne estas fibras em feixes nervosos. Os feixes nervosos estão, eles próprios, dentro do epineuro, tecido conectivo frouxo e permeável que contém vasos sanguíneos que irrigam o nervo *(vasa nervorum)*. O epineuro envolve, igualmente, o nervo por inteiro (Fig. 2-2).

Os nervos são isolados das estruturas vizinhas, sobre as quais eles podem deslizar, por um tecido conectivo frouxo cuja terminologia varia dentro da literatura: paraneuro, mesoneuro, adventícia, ou, ainda, *gliding apparatus* (aparelho de deslizamento).

Plexo braquial (Quadro 2-1)

O plexo braquial é uma rede complexa de estruturas nervosas originadas das raízes C5 a T1 que se estende desde a base do pescoço até o oco axilar. Ele desce entre os músculos escalenos anterior e médio envolto pelas fáscias pré-vertebral e escalênica. É formado por três troncos (Fig. 2-3):

- Tronco superior, originado das raízes C5-C6.
- Tronco médio, originado da raiz C7.
- Tronco inferior, originado das raízes C8-T1.

Acima da clavícula, cada tronco se separa em uma divisão anterior e uma divisão posterior. Embaixo da clavícula, estas divisões se reúnem para formar fascículos, denominados conforme sua posição com relação à artéria axilar (Fig. 2-4):

- O fascículo lateral reúne as divisões anteriores dos troncos superior e médio.
- O fascículo medial é formado pela divisão anterior do tronco inferior.
- O fascículo posterior reúne as divisões posteriores dos três troncos.

Os fascículos se dividem ao nível do oco axilar para formar os ramos terminais do plexo braquial que inervam o braço e o antebraço:

- O fascículo lateral dá origem:
  - ao ramo lateral do nervo mediano (C5-C7).
  - ao nervo musculocutâneo (C5-C7).
- O fascículo medial dá origem:
  - ao ramo medial do nervo mediano (C8-T1).
  - ao nervo ulnar (C7-T1).
  - ao nervo cutâneo medial do braço (T1).
  - ao nervo cutâneo medial do antebraço (C8-T1).
- O fascículo posterior dá origem:
  - ao nervo axilar (C5-C6).
  - ao nervo radial (C5-T1).

Antes de atingir a clavícula, o plexo dá origem a uma série de nervos colaterais:

- Ao nervo dorsal da escápula (C5), destinado aos músculos romboides maior e menor e ao músculo levantador da escápula.

6 Elementos gerais

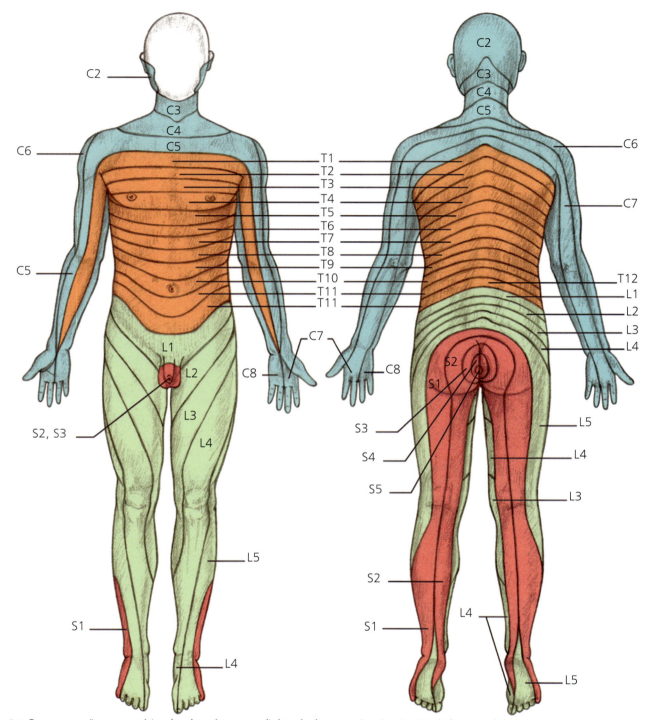

Fig. 2-1. Representação esquemática dos dermátomos: as linhas de demarcação não são tão nítidas na realidade porque dois dermátomos adjacentes podem se sobrepor.
Níveis dos principais dermátomos: C5, clavícula; C6, polegar; C7, médio; C8, mínimo; T4, mamilo; T6, processo xifoide; T10, umbigo; T12, região inguinal; L2, face superomedial da coxa; L3, face medial do joelho; L4, face medial do hálux; L5, dorso do pé; S1, face lateral do pé; S2, S3, S4, S5: períneo.

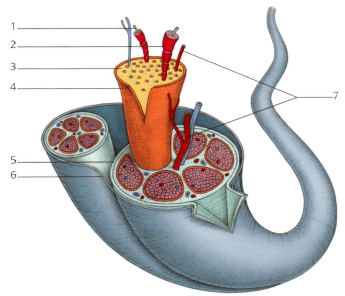

Fig. 2-2. Estrutura de um nervo periférico. Exemplo do nervo isquiático: os nervos tibial e fibular comum possuem, cada um, seu próprio epineuro e são envoltos em uma bainha comum chamada paraneuro.
1. Fibra nervosa; 2. bainha de mielina; 3. endoneuro;
4. perineuro; 5. epineuro; 6. paraneuro; 7. vasos.

- Ao nervo torácico longo (C5-C7), destinado ao músculo serrátil anterior.
- Ao nervo supraescapular (C5-C6, às vezes C4), destinado aos músculos supra e infraespinal, e à articulação glenoumeral.
- Ao nervo subclávio (C5-C6, às vezes C4), destinado ao músculo subclávio e à articulação esternoclavicular.
- Ao nervo subescapular superior (C5), destinado à parte superior do músculo subescapular.
- Ao nervo subescapular inferior (C6), destinado à parte inferior do músculo subescapular e ao conjunto do músculo redondo maior.
- Ao nervo toracodorsal (C6-C8), destinado ao músculo latíssimo do dorso.
- Ao nervo peitoral lateral (C5-C7), destinado ao músculo peitoral maior.
- Ao nervo peitoral medial (C8-T1), destinado ao músculo peitoral menor.

O exame ecográfico permite examinar as divisões do plexo braquial em toda a extensão do seu trajeto (Fig. 2-5):

- As raízes dentro da região interescalênica.
- Os troncos e divisões dentro da região supraclavicular.
- Os fascículos dentro da região infraclavicular.
- Os nervos dentro da região axilar.

As Figuras 2-6 e 2-7 apresentam os territórios de inervação dos nervos originados do plexo braquial. A Figura 2-8 resume a inervação radicular dos esclerótomos do membro superior. A Figura 2-9 descreve as estruturas nervosas responsáveis pelos diferentes movimentos do membro superior.

Elementos gerais

Quadro 2-1. Territórios de inervação do plexo braquial

Nervo	Inervação sensitiva	Inervação motora	Teste
Musculocutâneo	Parte lateral do antebraço (nervo cutâneo lateral do antebraço)	Músculos flexores do braço (músculos coracobraquial, bíceps braquial, braquial)	Motor: flexão do cotovelo Sensitivo: margem lateral do antebraço
Mediano	Eminência tenar e face palmar dos três primeiros dedos da mão Face dorsal das falanges distais dos 1°, 2°, 3° dedos e uma parte do 4° dedo	Músculos flexores e pronadores do antebraço, salvo o músculo flexor ulnar do carpo e a metade ulnar do músculo flexor profundo dos dedos Músculos da eminência tenar (músculos oponente, abdutor curto e feixe superficial do flexor curto do polegar), com exceção do músculo adutor curto do polegar e do feixe profundo do músculo flexor curto do polegar Músculos lumbricais 1 e 2	Motor: flexão dos dedos da mão Sensibilidade: polpa do 2° dedo
Ulnar	Parte medial do dorso da mão Eminência hipotenar	Músculos flexor ulnar do carpo e metade ulnar do flexor profundo dos dedos Músculos da eminência hipotenar (músculos oponente, abdutor curto e flexor curto do 5° dedo) Músculo adutor curto do polegar e feixe profundo do músculo flexor curto do polegar Músculos interósseos palmares e dorsais Músculos lumbricais 3 e 4	Motor: adução do polegar e abdução dos dedos 2 a 5 (ativação dos músculos interósseos dorsais e do abdutor curto do 5° dedo) Sensitivo: margem medial da mão e 5° dedo
Radial	Face lateral do braço (nervo cutâneo lateral inferior do braço) Face posterior do braço (nervo cutâneo posterior do braço) Face posterior do antebraço (nervo cutâneo posterior do antebraço) Parte lateral do dorso da mão Face posterior do polegar Face posterior das falanges proximais dos 2° e 3° dedos e uma parte do 4° dedo	Músculos extensores do braço, do antebraço e dos dedos	Motor: extensão do cotovelo, do punho e do polegar Sensitivo: face dorsal da 1ª comissura digital
Axilar	Margem lateral do ombro e do braço (nervo cutâneo do ombro) Articulação glenoumeral	Músculos redondo menor e deltoide	Motor: abdução do braço Sensitivo: margem lateral do ombro

Plexo lombossacral (Quadro 2-2)

Situado na parte posterior do músculo psoas maior, à frente dos processos transversos das vértebras lombares, o plexo lombar é constituído pelos ramos anteriores das raízes nervosas L1 a L4, às vezes um ramo de D12.

O plexo lombar dá origem aos seguintes nervos (Figs. 2-10 e 2-11):

- Nervo ílio-hipogástrico (D12-L1).
- Nervo ilioinguinal (L1).
- Nervo cutâneo lateral da coxa (L2-L3).
- Nervo genitofemoral (L1-L2).
- Nervo femoral (L2-L4).
- Nervo obturatório (L2-L4).

Capítulo 2. Revisão da anatomia

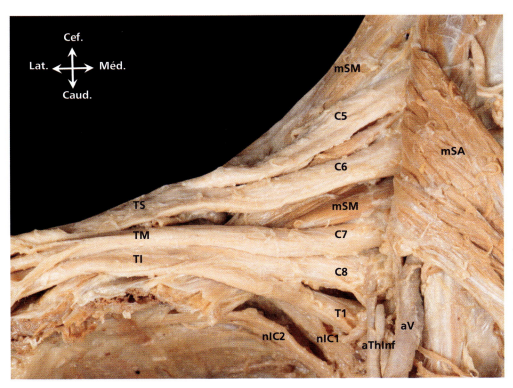

Fig. 2-3. Dissecção do plexo braquial proximal direito.
aV: artéria vertebral; aThinf: artéria tireóidea inferior; C5-T1: raízes do plexo braquial; mSA: músculo escaleno anterior rebatido; mSM: músculo escaleno médio; nIC1: nervo intercostal originado de T1; nIC2: nervo intercostal originado de T2; TS: tronco superior; TM: tronco médio; TI: tronco inferior.

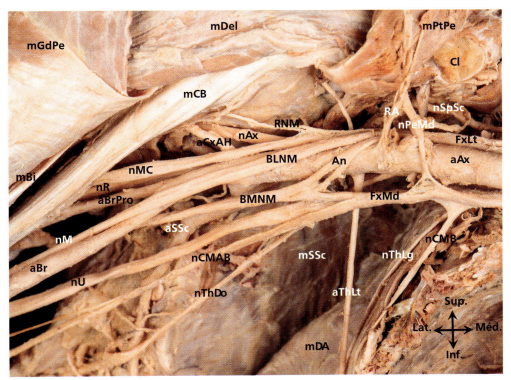

Fig. 2-4. Dissecção do plexo braquial distal direito.
aAx: artéria axilar: aBr: artéria braquial; aBrPro: artéria braquial profunda; aCxAH: artéria circunflexa anterior do úmero; An: anastomose entre os fascículos lateral e medial (variação); aSSc: artéria subescapular; aThLt: artéria torácica lateral; BLNM: ramo lateral do nervo mediano originado do fascículo lateral; BMNM: ramo medial do nervo mediano originado do fascículo medial; Cl: clavícula; FxLt: fascículo lateral; FxMd: fascículo medial; mBi: músculo bíceps braquial; mCB: músculo coracobraquial; mDA: músculo serrátil anterior; mDel: músculo deltoide; mGdPe: músculo peitoral maior; mPtPe: músculo peitoral menor; mSSc: músculo subescapular; nAx: nervo axilar; nCMAB: nervo cutâneo medial do antebraço; nCMB: nervo cutâneo medial do braço; nM: nervo mediano; nMC: nervo musculocutâneo; nPeMd: nervo peitoral medial; nR: nervo radial; nSpSc: nervo supraescapular; nThDo: nervo toracodorsal; nThLg: nervo torácico longo; nU: nervo ulnar; RA: ramo arterial; RNM: ramos nervosos musculares.

10 Elementos gerais

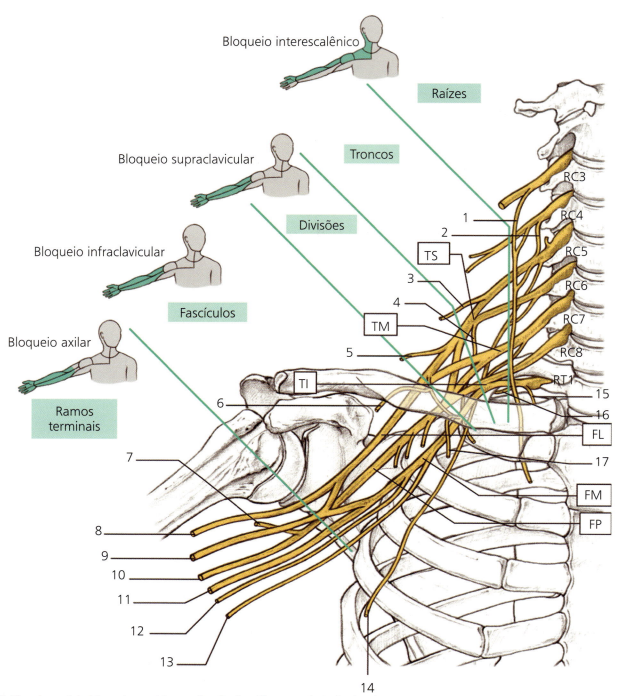

Fig. 2-5. Plexo braquial e bloqueio sensitivo em função dos diferentes níveis de abordagem.
1. Nervo frênico (C3-C5); 2. conexão de C4; 3. nervo dorsal da escápula (C5); 4. nervo subclávio (C5-C6); 5. nervo supraescapular (C5-C6); 6. nervo peitoral lateral (C5-C6-C7); 7. nervo axilar (C5-C6); 8. nervo musculocutâneo (C5-C7); 9. nervo mediano (C5-T1); 10. nervo radial (C5-T1); 11. nervo ulnar (C7-T1); 12. nervo cutâneo medial do antebraço (C8-T1); 13. nervo cutâneo medial do braço (T1); 14. nervo torácico longo (C5-C6-C7); 15. conexão de T2; 16. primeiro nervo intercostal; 17. nervo peitoral medial (C8-T1); FL: fascículo lateral; FM: fascículo medial; FP: fascículo posterior; RC: raiz cervical; RT: raiz torácica; TI: tronco inferior; TM: tronco médio; TS: tronco superior.

Capítulo 2. Revisão da anatomia   11

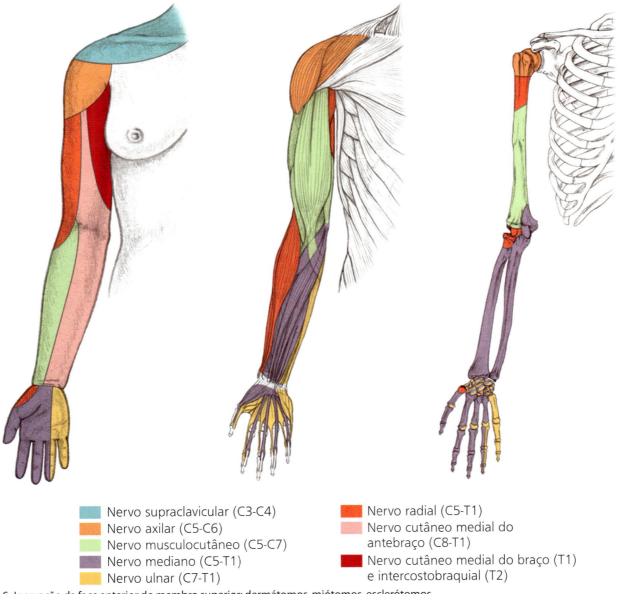

- ▇ Nervo supraclavicular (C3-C4)
- ▇ Nervo axilar (C5-C6)
- ▇ Nervo musculocutâneo (C5-C7)
- ▇ Nervo mediano (C5-T1)
- ▇ Nervo ulnar (C7-T1)
- ▇ Nervo radial (C5-T1)
- ▇ Nervo cutâneo medial do antebraço (C8-T1)
- ▇ Nervo cutâneo medial do braço (T1) e intercostobraquial (T2)

Fig. 2-6. Inervação da face anterior do membro superior: dermátomos, miótomos, esclerótomos.

O plexo sacral é constituído por ramos ventrais das raízes nervosas L4-L5 e S1-S4; ele inerva os membros inferiores e os órgãos genitais. Situa-se na parte posterolateral da pelve menor, próximo à superfície anterior do músculo piriforme (Figs. 2-10 e 2-12).

Os dois nervos mais importantes do plexo sacral são:

- O nervo isquiático (L4-S3) e seus ramos terminais, o nervo tibial e o nervo fibular comum (Fig. 2-13).
- O nervo pudendo (S2-S4).

Outros nervos que são emitidos são:

- Nervo glúteo superior (L4-S1).
- Nervo glúteo inferior (L5-S2).
- Nervos clúnios superior (L1-L3), médio (S1-S3) e inferior (ramo do nervo cutâneo posterior da coxa, S1-S3).
- Nervo cutâneo posterior da coxa (S1-S3).

Elementos gerais

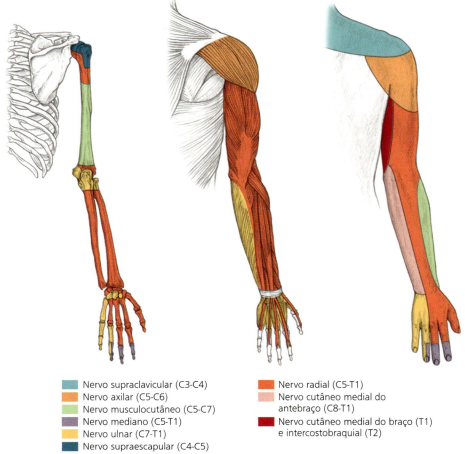

- Nervo supraclavicular (C3-C4)
- Nervo axilar (C5-C6)
- Nervo musculocutâneo (C5-C7)
- Nervo mediano (C5-T1)
- Nervo ulnar (C7-T1)
- Nervo supraescapular (C4-C5)
- Nervo radial (C5-T1)
- Nervo cutâneo medial do antebraço (C8-T1)
- Nervo cutâneo medial do braço (T1) e intercostobraquial (T2)

Fig. 2-7. Inervação da face posterior do membro superior: dermátomos, miótomos, esclerótomos.

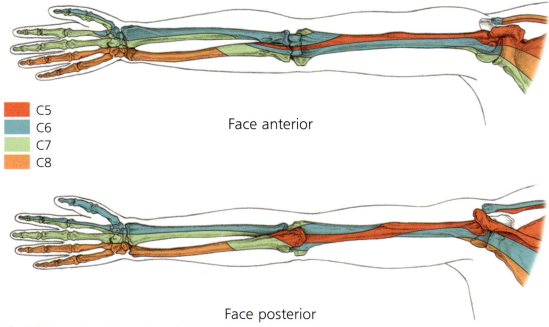

- C5
- C6
- C7
- C8

Face anterior

Face posterior

Fig. 2-8. Inervação radicular dos esclerótomos do membro superior.

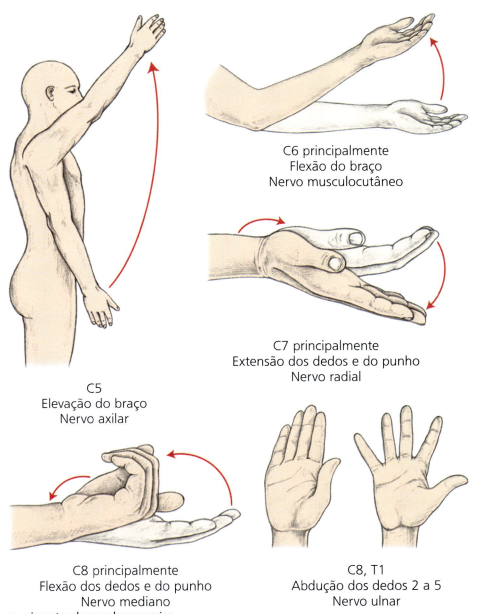

Fig. 2-9. Inervação dos movimentos do membro superior.

As Figuras 2-14 e 2-15 apresentam os territórios de inervação dos nervos originados do plexo lombossacral. A Figura 2-16 resume a inervação radicular dos esclerótomos do membro inferior. A Figura 2-17 descreve as estruturas nervosas responsáveis pelos diferentes movimentos do membro inferior.

14   Elementos gerais

Quadro 2-2. Territórios de inervação do plexo lombossacral

Nervo	Inervação sensitiva	Inervação motora	Teste
Ílio-hipogástrico	Região glútea Região pubiana e crural	Músculos largos do abdome	
Ilioinguinal	Parte superior do escroto e dos lábios maiores Monte do púbis	Músculos largos do abdome	
Cutâneo lateral da coxa	Região anterolateral da coxa		Sensitivo: margem lateral da coxa
Genitofemoral	Pele do escroto e dos lábios maiores (ramo genital) Região anterointerna da raiz da coxa (ramo femoral)	Músculo cremaster (ramo genital)	
Femoral	Região anterointerna da coxa Parte medial da perna do joelho ao hálux (nervo safeno)	Músculos flexores da coxa (músculos iliopsoas, sartório e reto femoral) Músculos extensores da perna (músculos quadríceps e sartório)	Motor: extensão da perna Sensitivo: face anterior da coxa
Obturatório	Parte posterointerna da coxa	Músculos adutores da coxa (músculos adutor longo, curto, magno, pectíneo e grácil) Músculo obturador externo	Motor: adução da coxa
Glúteo superior		Músculos glúteos médio e mínimo Músculo tensor da fáscia lata	
Glúteo inferior		Músculo glúteo máximo	
Clúnios superior, médio, inferior	Região glútea		
Isquiático		Músculos da região posterior da coxa (músculos bíceps femoral, semitendíneo e semimembranáceo)	Sensitivo: faces dorsal e plantar do pé
Tibial	Arco plantar (nervo plantar medial e nervo plantar lateral)	Músculos da região posterior da perna (músculos gastrocnêmio, poplíteo, sóleo, plantar, tibial posterior, extensores longos do hálux e dos dedos do pé, fibular terceiro)	Motor: flexão plantar do pé e dos dedos do pé e inversão do pé Sensitivo: planta do pé
Fibular comum Fibular superficial Fibular profundo Sural	Parte lateral proximal da perna Parte lateral distal da perna e dorso do pé, salvo o 1º espaço interdigital 1º espaço interdigital dorsal e plantar Parte distal posterolateral da perna e margem lateral do pé	Músculos da região lateral da perna (músculos fibulares curto e longo) Músculos da região anterior da perna (músculos tibial anterior, extensores longos do hálux e dedos do pé e extensores curtos do hálux e dedos do pé)	Motor: flexão dorsal do pé e dedos do pé e eversão Sensitivo: dorso do pé
Cutâneo posterior da coxa	Parte posterior da coxa e fossa poplítea		Sensitivo: face posterior da coxa
Nervo pudendo	Ânus, região perineal e 2/3 inferiores do reto Órgãos genitais externos	Músculos esfíncteres externos do ânus e da uretra, levantador do ânus, transversos superficial e profundo do períneo, bulboesponjoso e isquiocavernoso	–

Capítulo 2. Revisão da anatomia   15

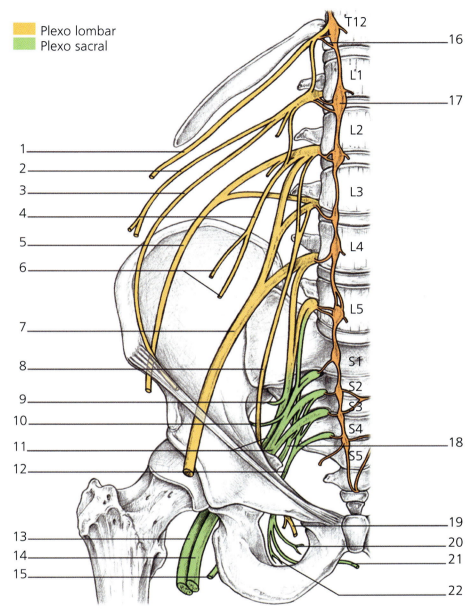

Fig. 2-10. Plexo lombossacral.
1. Nervo subcostal (T12); 2. nervo ílio-hipogástrico (T12-L1); 3. nervo ilioinguinal (L1); 4. nervo genitofemoral (L1-L2); 5. nervo cutâneo lateral da coxa (L2-L3); 6. ramos genital e femoral do nervo genitofemoral; 7. nervo femoral (L2-L4); 8. nervo obturatório (L2-L4); 9. nervo glúteo superior (L4-S1); 10. nervo glúteo inferior (L5-S2); 11. nervo isquiático (L4-S3); 12. nervo pudendo (S2-S4); 13. nervo fibular comum (L4-S2); 14. nervo tibial (L4-S3); 15. nervo cutâneo posterior da coxa (S1-S3); 16. ramos comunicantes; 17. tronco simpático; 18. nervo cutâneo posterior da coxa (S1-S3); 19. nervo obturatório; 20. nervo retal inferior; 21. nervo dorsal do pênis/clitóris; 22. nervo perineal e ramos posteriores escrotais/labiais.

16 Elementos gerais

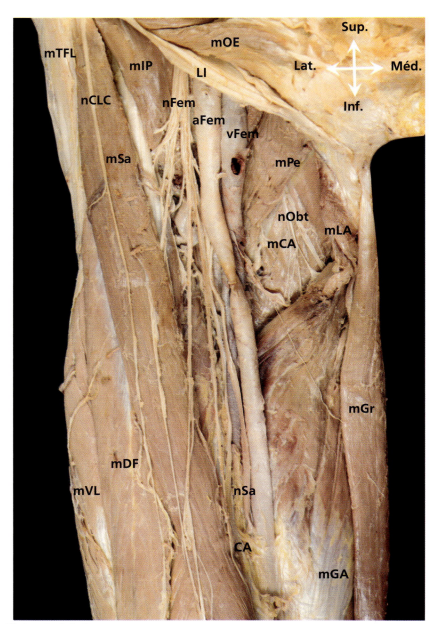

Fig. 2-11. Dissecção da região inguinal direita.
aFem: artéria femoral; CA: entrada do canal dos adutores; LI: ligamento inguinal; mCA: músculo adutor curto; mDF: músculo reto femoral; mGA: músculo adutor magno; mGr: músculo grácil; mIP: músculo iliopsoas; mLA: músculo adutor longo rebatido; mOE: músculo oblíquo externo; mPe: músculo pectíneo; mSa: músculo sartório; mTFL: músculo tensor da fáscia lata, recoberto pelo trato iliotibial; mVL: músculo vasto lateral; nCLC: nervo cutâneo lateral da coxa; nFem: nervo femoral; nObt: nervo obturatório, ramos anteriores; nSa: nervo safeno; vFem: veia femoral.

Capítulo 2. Revisão da anatomia

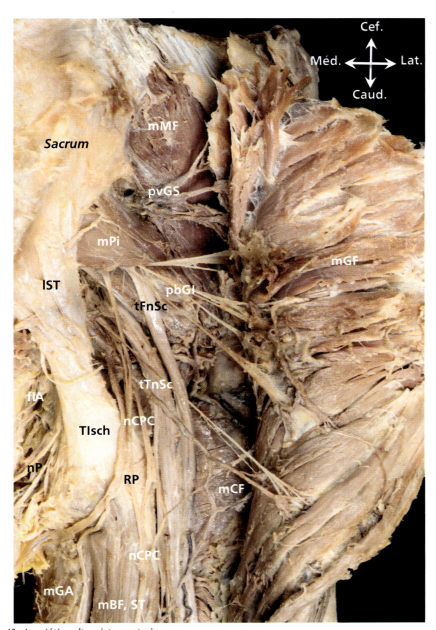

Fig. 2-12. Dissecção da região isquiática alta, vista posterior.
Nesta peça anatômica, o tronco fibular do nervo isquiático perfura o músculo piriforme (variação anatômica, cerca de 10%). fIA: fossa isquioanal; lST: ligamento sacrotuberal; mBF, ST: origem comum dos músculos bíceps femoral e semitendíneo; mCF: músculo quadrado femoral; mGA: músculo adutor magno; mGF: músculo glúteo máximo; mMF: músculo glúteo médio; mPi: músculo piriforme; nCPC: nervo cutâneo posterior da coxa; nP: nervo pudendo e seus ramos retais inferiores; pbGI: feixe vascular glúteo inferior; pvGS: feixe vascular glúteo superior; RP: ramos perineais; tFnSc: tronco fibular do nervo isquiático; TIsch: tuberosidade isquiática; tTnSc: tronco tibial do nervo isquiático.

18 Elementos gerais

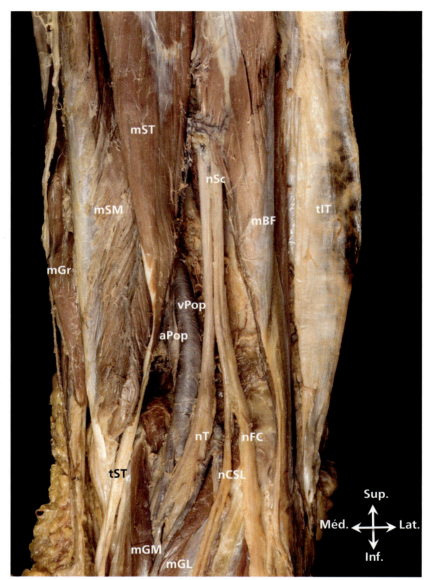

Fig. 2-13. Dissecção da região poplítea direita.
aPop: artéria poplítea; mBF: músculo bíceps femoral; mGM: músculo gastrocnêmio, cabeça medial; mGL: músculo gastrocnêmio, cabeça lateral; mGr: músculo grácil; mSM: músculo semimembranáceo; mST: músculo semitendíneo; nFC: nervo fibular comum; nCSL: nervo cutâneo sural lateral; nSc: nervo isquiático; nT: nervo tibial; tIT: trato iliotibial, reclinado lateralmente; tST: tendão do músculo semitendíneo; vPop: veia poplítea.

Capítulo 2. Revisão da anatomia 19

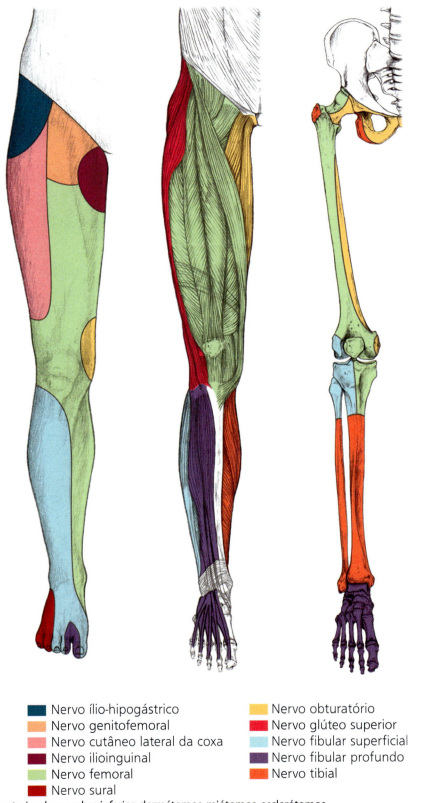

- Nervo ílio-hipogástrico
- Nervo genitofemoral
- Nervo cutâneo lateral da coxa
- Nervo ilioinguinal
- Nervo femoral
- Nervo sural
- Nervo obturatório
- Nervo glúteo superior
- Nervo fibular superficial
- Nervo fibular profundo
- Nervo tibial

Fig. 2-14. Inervação da face anterior do membro inferior: dermátomos, miótomos, esclerótomos.

20 Elementos gerais

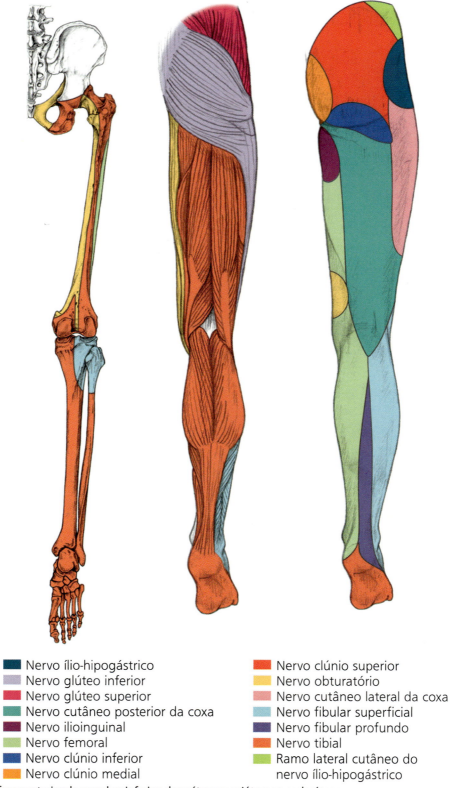

■ Nervo ílio-hipogástrico
■ Nervo glúteo inferior
■ Nervo glúteo superior
■ Nervo cutâneo posterior da coxa
■ Nervo ilioinguinal
■ Nervo femoral
■ Nervo clúnio inferior
■ Nervo clúnio medial
■ Nervo clúnio superior
■ Nervo obturatório
■ Nervo cutâneo lateral da coxa
■ Nervo fibular superficial
■ Nervo fibular profundo
■ Nervo tibial
■ Ramo lateral cutâneo do nervo ílio-hipogástrico

Fig. 2-15. Inervação da face posterior do membro inferior: dermátomos, miótomos, esclerótomos.

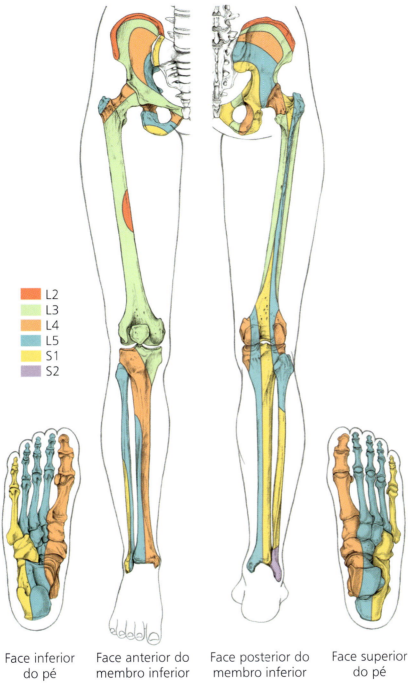

Fig. 2-16. Inervação radicular dos esclerótomos do membro inferior.

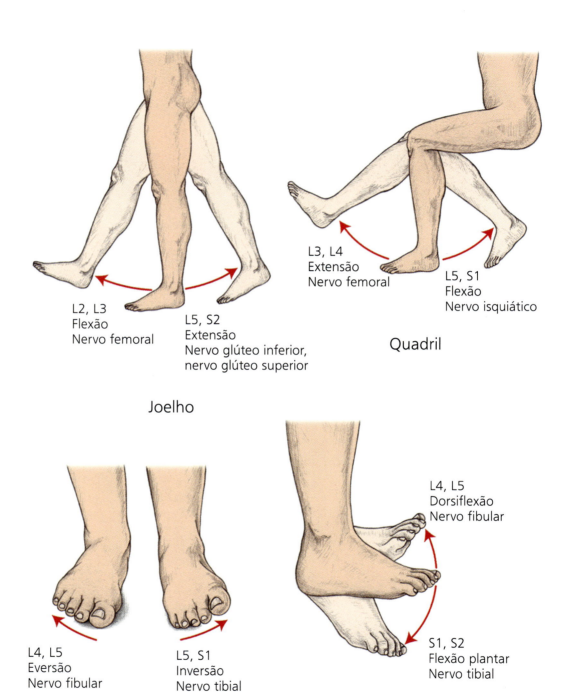

Fig. 2-17. Inervação dos movimentos do membro inferior.

Capítulo 3

Princípios físicos em ecografia

Características do ultrassom

A orelha humana detecta ondas cuja frequência varia de 20 a 20.000 Hz. Os ultrassons são ondas cuja frequência é superior a 20.000 Hz ou 20 kHz, portanto, inaudíveis ao homem. A tecnologia médica utiliza ondas de frequência de 2,5 a 15 MHz.

O ultrassom é uma forma de energia sonora mecânica que atravessa um meio condutor. É uma onda longitudinal que produz em alternância uma compressão (alta pressão) e uma rarefação (baixa pressão). Um ciclo é a combinação de uma rarefação e uma compressão. A propagação pode ser representada por uma onda senoidal caracterizada por (Fig. 3-1):

- Uma amplitude (A) ou pressão, força do sinal sonoro.
- Um comprimento de onda lambda (λ), distância entre duas cristas (ou dois vales) consecutivas de uma onda.
- Uma frequência (f), número de ciclos por segundo.
- Um período (T), quantidade de tempo necessário à realização de um ciclo.
- Uma velocidade (ν), velocidade com direção definida.

Uma vez que a velocidade do som varia em função dos diferentes tecidos biológicos que ele atravessa, adota-se, em geral, um valor médio de 1.540 m/s para a maioria dos tecidos moles humanos. A velocidade da onda, v, que é, portanto, uma constante, calcula-se multiplicando o comprimento de onda (λ) pela frequência (f).

$$\nu = \lambda \times f$$

Assim, um som de alta frequência tem comprimento de onda curto, e som de baixa frequência tem comprimento de onda elevado. Por exemplo, o comprimento de uma onda sonora de 2 MHz equivale a 0,77 mm, enquanto uma onda de 15 MHz tem um comprimento de 0,10 mm.

O Quadro 3-1 resume a velocidade das ondas ultrassônicas segundo o meio atravessado.

Produção de uma onda de ultrassom

Um campo elétrico aplicado a um mosaico de cristais piezoelétricos situados na superfície de um captador faz vibrar estes cristais. Cada um dos cristais piezoelétricos gera, então, uma onda ultrassônica; há, portanto, conversão de energia elétrica

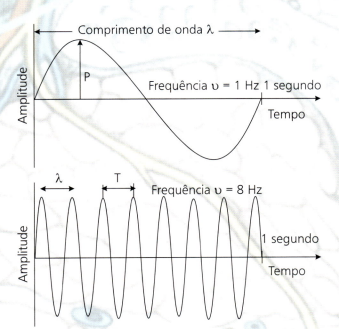

Fig. 3-1. Características de uma onda de ultrassom: uma onda é definida por sua amplitude ou pressão, seu comprimento de onda λ, sua frequência υ, seu período T e sua velocidade.

Quadro 3-1. Velocidade das ondas ultrassônicas segundo o meio atravessado

Meio	Velocidade das ondas ultrassônicas (m/s)
Ar	330
Pulmão	500
Gordura	1.450
Sangue	1.560
Músculo	1.580

24 Elementos gerais

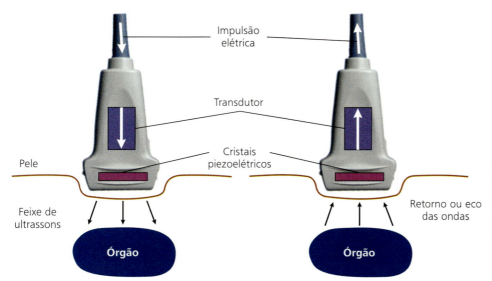

Fig. 3-2. Representação esquemática do efeito piezoelétrico. A impulsão elétrica é transformada em energia mecânica ou energia ultrassonora pelos cristais piezoelétricos. Depois da reflexão contra o órgão-alvo, a energia mecânica residual da onda é convertida em um sinal elétrico, que é convertido em imagem na tela por um transdutor.

em energia mecânica ou energia ultrassônica (Fig. 3-2). A soma das ondas produzidas forma um feixe de ultrassom. As ondas ultrassônicas são geradas sob forma de impulsões (sequências intermitentes de ondas de pressão), cada impulsão sendo composta de dois a três ciclos da mesma frequência (Fig. 3-3).

O comprimento de impulsão (PL, de *pulse length*) é igual à distância percorrida por uma impulsão antes da impulsão seguinte do mesmo ciclo.

As ondas que têm comprimentos de impulsão curtos melhoram a resolução axial da imagem ultrassônica. A presença dos materiais amortecedores do explorador não permite reduzir o número de ciclo de um comprimento de impulsão abaixo de dois ou três.

A frequência de repetição da impulsão representa o número de impulsões emitidas pelo explorador por unidade de tempo. As impulsões ultrassônicas devem ser suficientemente espaçadas no tempo para permitir ao som atingir seu alvo e retornar ao transdutor antes que a impulsão seguinte seja produzida. Na imagenologia médica, a frequência de repetição da impulsão varia de 1 a 10 kHz.

Tomemos o seguinte exemplo: se a frequência de repetição da impulsão for igual a 5 kHz, o intervalo de tempo entre duas impulsões (ou o período de repetição) é de 0,2 ms (1 segundo/ 5.000); é necessário, portanto, que a onda atinja o seu alvo em 0,1 ms e retorne ao transdutor em 0,1 ms. Isto significa que a onda se propaga por uma distância de 15,4 cm antes da emissão da impulsão seguinte (ou seja, 1.540 m/s × 0,1 ms).

Produção de uma imagem ultrassônica

Uma imagem ultrassônica é gerada quando as ondas emitidas por um transdutor atravessam os diferentes tecidos, são refratadas ou refletidas e captadas de novo pelos cristais da sonda (Fig. 3-4).

O transdutor aguarda o retorno da onda (ou seu eco) depois de cada impulsão, transforma a energia mecânica residual da onda em um sinal elétrico, que é ele próprio convertido em imagem na tela. A conversão do som em energia elétrica é chamada efeito piezoelétrico, descoberto pelos irmãos Curie em 1880 (Fig. 3-2).

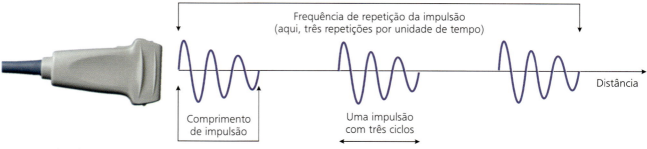

Fig. 3-3. As ondas ultrassonoras são geradas sob a forma de impulsões (sequências intermitentes de ondas de pressão), cada impulsão se compondo de 2 a 3 ciclos da mesma frequência.

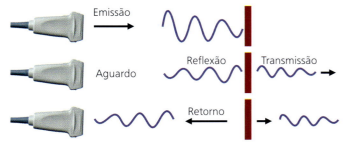

Fig. 3-4. A onda emitida é parcialmente refletida e refratada; o explorador capta a energia mecânica residual do seu eco.

A imagem pode ser exibida de diferentes maneiras:

- Modo amplitude (A de amplitude).
- Modo luminosidade (B de brilho).
- Modo movimento (M de movimento).

O modo B é o mais frequentemente utilizado em anestesia regional ecoguiada.

Para produzir, exibir e estocar imagens, o aparelho de ultrassom deve ser composto de cinco elementos:

- Um contator (ou *pulsador*), que permite aplicar alta voltagem de maneira a excitar os cristais.
- Um transmissor (trandutor), que converte a energia elétrica em energia mecânica (ultrassom), e vice-versa.
- Um receptor, que detecta e amplifica os sinais de fraca amplitude.
- Uma tela para exibir os sinais ultrassonoros conforme os diferentes modos.
- Uma memória para registrar os vídeos.

Interações entre ultrassom e tecidos

Dentro dos tecidos, a amplitude do sinal original é atenuada em função da profundidade de penetração do feixe de ultrassons. A atenuação ou perda de energia é devida:

- À absorção, que é a conversão de energia acústica em calor.
- À reflexão parcial da onda.
- À dispersão das ondas do feixe nas interfaces teciduais.

Nos tecidos moles, 80% da atenuação da onda sonora é provocada pela absorção, produtora de calor.

A atenuação, medida em decibéis por centímetro de tecido, é representada pelo coeficiente de atenuação do tecido específico. Quanto mais a onda ultrassônica for atenuada pelo tecido específico, mais elevado será o coeficiente de atenuação. O osso, que reduz sensivelmente a transmissão do feixe ultrassônico, tem um coeficiente de atenuação muito elevado. O grau de atenuação também varia, diretamente, com a frequência e a distância percorrida pela onda. De maneira geral, uma onda de alta frequência é associada a um coeficiente de atenuação elevado que limita a penetração tecidual; contrariamente, uma onda de baixa frequência penetra os tecidos em profundidade em razão de fraco coeficiente de atenuação.

Para compensar a atenuação, é possível amplificar a intensidade do sinal do eco, que é a onda de retorno. O grau de amplificação do receptor é chamado ganho. Aumentar o ganho permite amplificar o sinal repercutido, mas não o sinal transmitido. O aumento do ganho global intensifica a luminosidade da imagem, aí compreendido o ruído de fundo. É preferível ajustar a compensação do ganho dentro do tempo (*time gain compensation* ou TGC) para amplificar, seletivamente, os sinais mais fracos devolvidos pelas estruturas mais profundas.

A extensão da reflexão é diretamente proporcional à diferença das impedâncias acústicas na interface de dois tecidos diferentes. A impedância acústica representa a resistência de um tecido à passagem da onda ultrassônica. Assim, a quantidade de reflexão aumenta com o grau de disparidade entre duas impedâncias. O grau de reflexão do ar é muito elevado porque sua impedância acústica é extremamente fraca com relação aos tecidos ambientes. Por essa razão, é muito importante aplicar na superfície do transdutor uma quantidade suficiente de gel condutor (acoplamento acústico) para eliminar as bolsas de ar entre o explorador e a pele, evitar uma reflexão importante e favorecer a penetração das ondas em profundidade. O osso produz, igualmente, uma forte reflexão em razão de uma impedância acústica extremamente elevada com relação aos tecidos circunvizinhos.

O ângulo de incidência é também um elemento determinante da reflexão. Uma onda ultrassônica atingindo uma interface lisa em ângulo de 90° gera uma reflexão perpendicular. A um ângulo inferior a 90°, a onda incidente é desviada do explorador segundo um ângulo igual, mas de direção oposta ao ângulo de incidência (ângulo de reflexão). O sinal do eco é, então, mais fraco, a imagem mais escura. Isto explica porque razão é difícil distinguir uma agulha inserida nos tecidos fazendo um ângulo importante (> 45° com relação à superfície da pele).

A reflexão é dita especular quando o ângulo de reflexão é igual ao ângulo de incidência da onda. A reflexão especular aparece ao nível de interfaces planas e lisas, quando a onda transmitida é refletida em uma única direção em função do ângulo de incidência. As agulhas, as bainhas, as fáscias, o diafragma e as paredes dos grandes vasos constituem refletores especulares. Para que apareça uma reflexão especular, é necessário que o comprimento de onda do ultrassom seja inferior àquele da estrutura refletora (Fig. 3-5).

Nos tecidos biológicos, a reflexão nem sempre é especular. A dispersão (reflexão difusa) está presente quando a onda incidente encontra uma interface não lisa (p. ex., a superfície das vísceras). Os ecos recebidos dos refletores difusos são orienta-

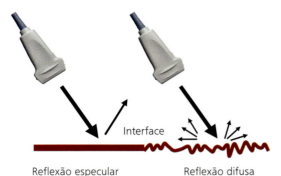

Fig. 3-5. Reflexão especular e reflexão difusa.
A reflexão é especular quando o ângulo de reflexão é igual ao ângulo de incidência da onda; ela aparece ao nível das interfaces planas e lisas quando a onda transmitida é refletida em uma única direção. A reflexão difusa ou dispersão está presente quando a onda incidente encontra uma interface não lisa (p. ex., a superfície das vísceras); os ecos, que retornam de refletores difusos, são orientados dentro de muitas direções e possuem uma amplitude mais fraca que os ecos devolvidos pelos refletores especulares.

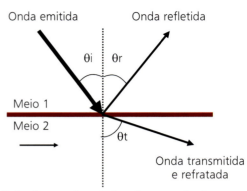

Fig. 3-6. Refração: a onda emitida sofre uma reflexão e uma refração. O ângulo de refração depende da alteração de velocidade da onda quando ela passa de um meio a outro. Neste exemplo, a velocidade da onda é retardada quando ela passa para dentro do meio 2; o ângulo de refração é mais importante: θt > θi = θr.

dos em muitas direções e possuem uma amplitude mais fraca que os ecos enviados por refletores especulares (Fig. 3-5).

A dispersão aparece igualmente quando o comprimento de onda do ultrassom é maior que as dimensões da estrutura refletora (p. ex., os eritrócitos). O eco se dispersa em muitas direções, criando ecos de fraca amplitude. A dispersão ultrassônica está na origem da maioria dos elementos diagnósticos em ecografia médica.

Depois de ter sido refletido e dispersado, o feixe incidente ainda sofre uma refração; as ondas transmitidas mudam de direção. A refração é um fenômeno que ocorre quando as velocidades do som diferem em cada lado da interface tecidual (Fig. 3-6). O grau de desvio do feixe depende da mudança de velocidade da onda durante a passagem de um meio para outro. Na imagenologia médica, a presença de gordura é uma causa de refração do ultrassom e de distorção importante da imagem, sendo a origem das dificuldades de interpretação às vezes encontradas nos pacientes obesos.

Resolução da imagem

A resolução espacial determina o grau de clareza da imagem. A resolução é a capacidade de um aparelho de ultrassom discernir a presença de duas estruturas vizinhas, porém distintas. A resolução espacial é influenciada pelas resoluções axial e lateral, todas as duas estreitamente ligadas à frequência do ultrassom.

A resolução axial se refere à capacidade de discernir duas estruturas paralelas ao feixe ultrassônico, vizinhas, mas distintas. A resolução axial é determinada pelo comprimento de impulsão (Fig. 3-7). Uma onda de alta frequência e curto com-

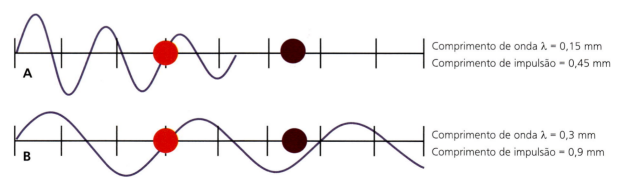

Fig. 3-7. Resolução axial. (A) Um explorador de 10 MHz gera ondas ultrassonoras que se propagam a 0,15 mm/ciclo (comprimento de onda = 0,15 mm = velocidade do som/frequência = 1.540 m/s dividida por 10×10^6 ciclos/s). O comprimento de impulsão representa a distância percorrida por um eco (3 ciclos no presente caso), que é, portanto, de 0,45 mm (comprimento de onda = 0,15 mm × 3 ciclos = comprimento de impulsão = 0,45 mm). Com um transdutor de 10 MHz, a resolução axial é suficiente para discriminar os dois alvos porque a onda incidente atinge o alvo vermelho antes do alvo violeta. (B) Com um transdutor de 5 MHz (comprimento de onda = 0,3 mm, comprimento de impulsão = 0,9 mm; 3 ciclos), a resolução axial não é mais adequada, porque a mesma onda atinge os dois alvos que se confundem em um só.

primento de impulsão produz melhor resolução axial que uma onda de baixa frequência.

A resolução lateral é a resolução de estruturas adjacentes situadas perpendicularmente ao eixo do feixe. A resolução lateral é ligada à largura do feixe; ela é fraca quando as estruturas adjacentes se situam dentro da mesma largura do feixe, e melhor quando as duas estruturas se encontram a uma largura superior àquela do feixe. Como os ecos que retornam das duas estruturas adjacentes se sobrepõem, estas se confundem e dão uma imagem única na tela (Fig. 3-8). A largura do feixe, ela própria, é inversamente proporcional à frequência do ultrassom. Uma sonda de alta frequência emite onda curta em feixe delgado. Na clínica, para obter uma excelente resolução lateral, é muito importante escolher um explorador de frequência muito alta para obter o feixe mais estreito possível. Entretanto, como a atenuação também aumenta com a frequência, é necessário encontrar o melhor equilíbrio entre resolução e atenuação.

A largura do feixe pode ser reduzida ajustando-se a distância focal. A resolução lateral é ótima a uma distância focal com que o feixe é o mais estreito. Para obter a melhor resolução lateral na clínica, é importante visar o alvo dentro da zona focal. A divergência do feixe, portanto sua largura, aumenta quando ele se propaga dentro da profundeza dos tecidos.

Ecogenicidade dos tecidos

Quando uma onda de ultrassom retorna na direção do transdutor, sua amplitude é representada pelo grau de luminosidade ou de ecogenicidade de um ponto na tela. A imagem final resulta da combinação de todos os pontos. O termo hiperecoica qualifica uma estrutura extremamente reflexiva (reflexão especular), na origem de uma imagem mais brilhante que as estruturas circundantes; o osso e a pleura são estruturas hiperecoicas. O termo hipoecoica designa uma estrutura fracamente reflexiva, na origem de uma imagem mais escura que as estruturas circunvizinhas as estruturas com conteúdo líquido (vasos, cistos) são hipoecoicas.

A ausência de reflexão produz pontos negros ou anecoicos porque o feixe atravessa facilmente estas estruturas sem sofrer reflexão significativa (p. ex., estruturas líquidas ou cheias de sangue). As estruturas profundas são hipoecoicas porque a atenuação limita a transmissão do feixe. O Quadro 3-2 descreve as representações ecográficas de diferentes tecidos. As Figuras 3-9 e 3-10 apresentam imagens ecográficas de diferentes estruturas.

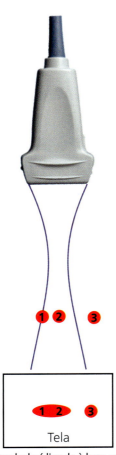

Fig. 3-8. Resolução lateral: ela é ligada à largura do feixe; ela é fraca quando as estruturas adjacentes se situam dentro da mesma largura do feixe, e melhor quando as duas estruturas se encontram a uma distância superior à largura do feixe. Como os ecos retornam das duas estruturas adjacentes que se sobrepõem (alvos 1 e 2), estas se confundem e dão uma imagem única na tela. A largura do feixe é inversamente proporcional à frequência do ultrassom.
Um transdutor de alta frequência emite uma onda curta com feixe fino. Na clínica, para obter uma excelente resolução lateral, é muito importante escolher um transdutor de frequência muito alta para obter o feixe mais estreito possível.

Quadro 3-2. Tecidos e sua representação ecográfica

Tecido	Imagem ecográfica
Veia	Anecoica (compressível, não pulsátil)
Artéria	Anecoica (não compressível, pulsátil)
Gordura	Hipoecoica, estriada com linhas hiperecoicas irregulares
Músculo	Heterogêneo (mistura de linhas hiperecoicas interrompidas no interior de um tecido hipoecoico)
Fáscia	Linhas hiperecoicas sem sombra acústica
Pleura	Linha hiperecoica com imagem de "cauda de cometa"
Tendão	Essencialmente hiperecoico
Osso	Linha muito hiperecoica acompanhada de uma sombra acústica
Nervo	Estrutura hiper ou hipoecoica

28 Elementos gerais

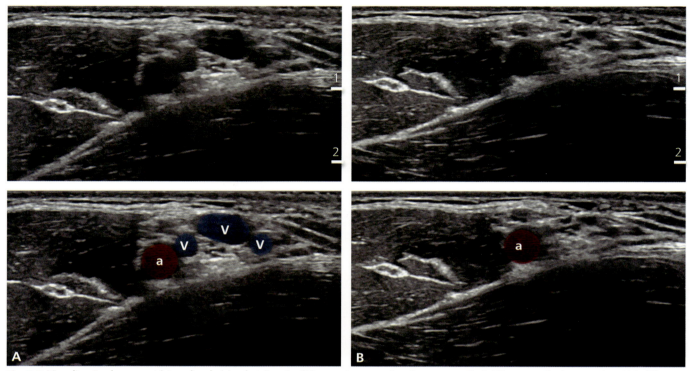

Fig. 3-9. Visualização de uma artéria redonda (a) e de três veias (V) anecoicas: as veias são compressíveis (**A**), o que não é o caso da artéria (**B**).

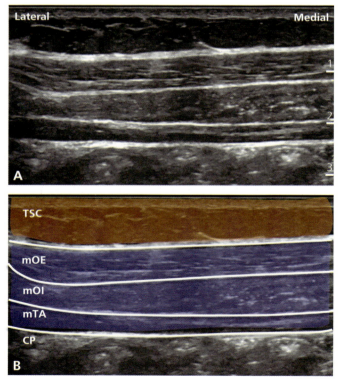

Fig. 3-10. Ecografia do tecido subcutâneo contendo gordura, de músculos e fáscias (linhas brancas). Exemplo com o bloqueio TAP (bloqueio do plano transverso do abdome).
A. Ecografia nativa.
B. Ecografia assinalada. Os músculos oblíquo externo (mOE), oblíquo interno (mOI) e transverso do abdome (mTA) formam uma parte da parede muscular abdominal, acima da cavidade abdominal, abaixo do tecido adiposo subcutâneo (TSC). Eles são separados por linhas hiperecoicas, as fáscias.

Capítulo 3. Princípios físicos em ecografia   29

As estruturas nervosas têm textura hipoecoica quando estão na proximidade do cordão medular (p. ex., raízes nervosas dentro do sulco interescalênico ou divisões anteriores do plexo braquial ao nível supraclavicular). Elas adquirem uma textura hiperecoica dita "em ninho de abelhas" na medida em que são mais periféricas (p. ex., nervo mediano do antebraço).

O grau de hipercogenicidade reflete a quantidade de tecido conectivo presente no interior da estrutura nervosa (Fig. 3-11).

Às vezes é difícil reconhecer um nervo hiperecoico distinguindo-o de um tendão. O nervo é oval, enquanto o tendão tem uma forma irregular. Além disso, o tendão se funde ao músculo, proximalmente, o que não é o caso do nervo (Fig. 3-12). Em eixo longo, as duas estruturas apresentam uma imagem ecográfica hiperecoica similar. O nervo apresenta textura interna composta de elementos longitudinais hipoecoicos ininterruptos (grupos de fascículos), alternando com lamelas de tecido conectivo perineural hiperecoico. O tendão apresenta uma ecotextura interna mais fibrilar e pontilhados hiperecoicos mais irregulares.

A anisotropia determina a mudança de ecogenicidade dos tecidos secundariamente à mudança do ângulo do explorador. Uma estrutura nervosa hiperecoica pode perder sua ecogenicidade quando o ângulo de incidência passa de 90° para 45° (Fig. 3-13).

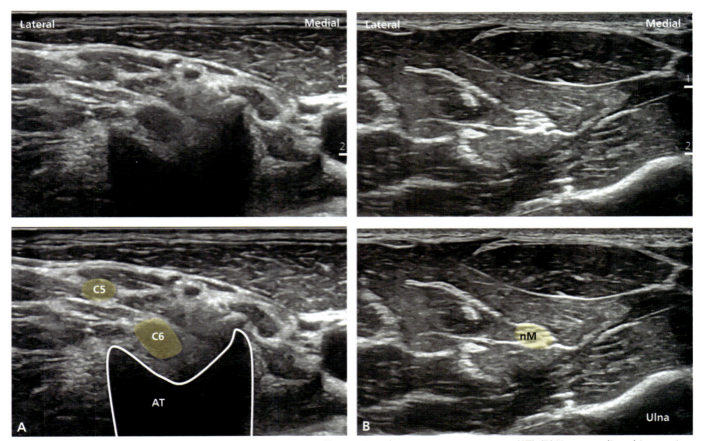

Fig. 3-11. (A) Raiz nervosa hipoecoica (C5, C6) na região interescalênica acima de um processo transverso (AT). (B) Nervo mediano hiperecoico do antebraço.

30 Elementos gerais

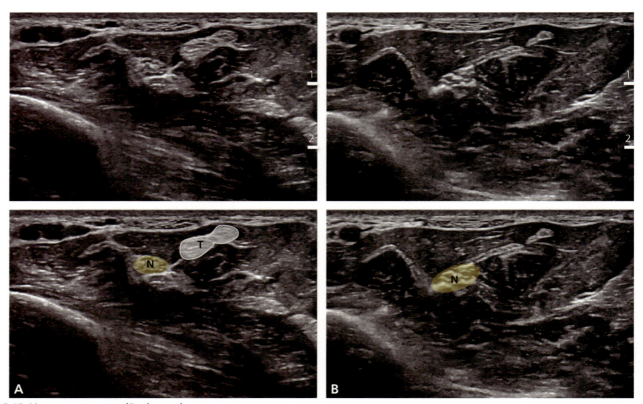

Fig. 3-12. Um nervo e um tendão do antebraço em corte.
(**A**) O nervo (N, aqui o nervo mediano ao nível do antebraço) é oval, enquanto o tendão (T) tem forma irregular. (**B**) O tendão se funde dentro do músculo, proximalmente, o que não é o caso do nervo.

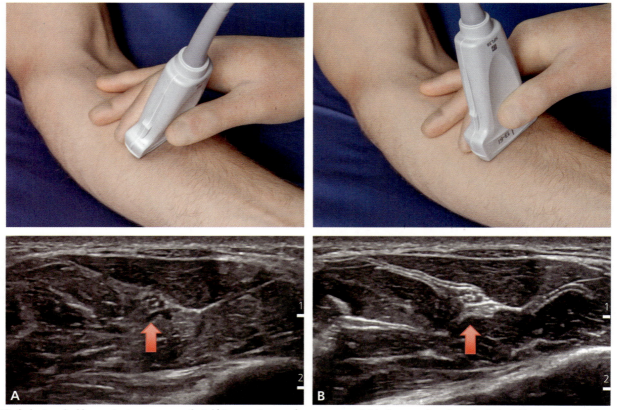

Fig. 3-13. Anisotropia. Uma estrutura nervosa *(seta)* hiperecoica perde sua ecogenicidade quando o ângulo de incidência entre o feixe e a estrutura nervosa passa de 90° a 45° (**A**). Quando o ângulo de incidência se aproxima de 90°, a ecogenicidade é reforçada (**B**).

Doppler em cores

Um Doppler colorido é um aparelho que serve para analisar o fluxo sanguíneo. O efeito Doppler é produzido quando existe um receptor imóvel, o transdutor, e uma fonte móvel, o fluxo de eritrócitos, produzindo uma percepção modificada da frequência das ondas. Se a fonte se desloca na direção do receptor, a frequência percebida é mais elevada que a frequência real, e ela aparece em vermelho na tela. Inversamente, quando a fonte se afasta do explorador, a frequência percebida é mais fraca, e aparece em azul na tela.

É importante observar que a detecção do fluxo e da sua direção pelo Doppler colorido é ruim quando o transdutor está perpendicular (90°) ao vaso, e excelente quando o explorador está paralelo ao vaso (0°) (Fig. 3-14).

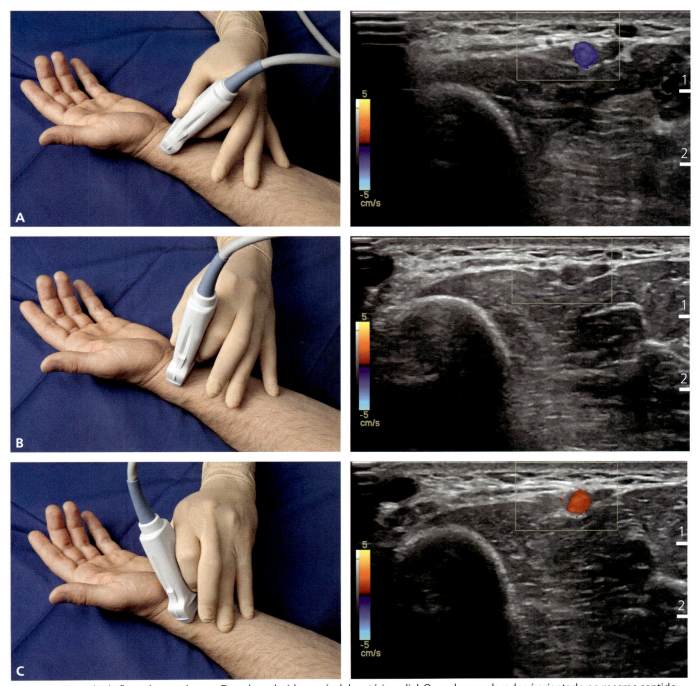

Fig. 3-14. Exemplo de fluxo detectado com Doppler colorido ao nível da artéria radial. Quando o explorador é orientado no mesmo sentido que o fluxo arterial (**A**), o fluxo aparece em azul. Quando o explorador está perpendicular à artéria radial (**B**), nenhum fluxo é detectado. Quando o explorador fica de face para o fluxo arterial, o fluxo é vermelho (**C**).

Em anestesia ecoguiada, o Doppler de potência (*power Doppler*) é utilizado para distinguir as estruturas vasculares dos tecidos não vasculares. O *power* Doppler é mais eficiente que o Doppler colorido para detectar um fluxo sanguíneo e depende menos do ângulo de incidência dos raios; em contraposição, ele não indica a direção do fluxo (Fig. 3-15).

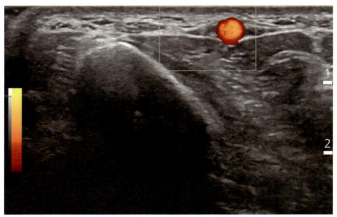

Fig. 3-15. Exemplo de fluxo arterial detectado com *power* Doppler (artéria radial).

Artefatos de imagem

Os artefatos são distorções ou erros de imagem que podem afetar a interpretação ou a aquisição das mesmas. Entre os artefatos de imagem, distinguimos:

- O reforço acústico.
- A sombra acústica.
- A reverberação.
- O artefato de ar.

O reforço acústico na profundidade de uma estrutura líquida resulta da penetração do feixe através de uma zona de baixo coeficiente de atenuação na direção de uma zona de coeficiente de atenuação superior. Por exemplo, em um bloqueio femoral, podemos perceber uma densidade hiperecogênica atrás da artéria femoral; não se trata do nervo femoral, mas de um artefato, chamado reforço acústico ou reforço posterior, gerado pelo cruzamento do feixe de ultrassons com um vaso de fraca impedância acústica (Fig. 3-16). O desaparecimento do sinal quando o explorador é inclinado dentro de um plano parassagital confirma seu caráter artificial.

A sombra acústica na profundidade do contorno hiperecoico de um osso resulta da atenuação do feixe ao nível da interface com o osso, cujo coeficiente de atenuação é elevado. A penetração do feixe de ultrassom é consideravelmente restringida (Fig. 3-17).

Os artefatos de reverberação tecidual são gerados por refletores fortemente especulares, como a pleura. A presença do ar pulmonar cria sinais acústicos em forma de "cauda de cometa" que se estendem da linha pleural hiperecoica ao parênquima pulmonar (Fig. 3-18). A agulha pode, igualmente, apresentar artefatos de reverberação (Fig. 3-19).

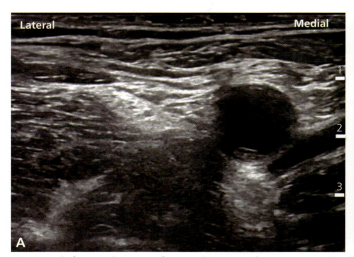
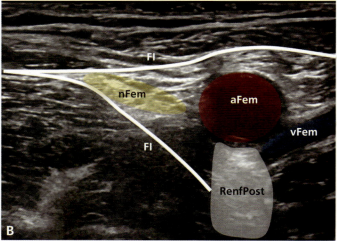

Fig. 3-16. Reforço acústico: o reforço acústico ou reforço posterior (RenfPost) atrás da artéria femoral (aFem) não deve ser confundido com o nervo femoral (nFem).
A. Ecografia nativa.
B. Ecografia assinalada.
FI: fáscia ilíaca; vFem: veia femoral.

Capítulo 3. Princípios físicos em ecografia 33

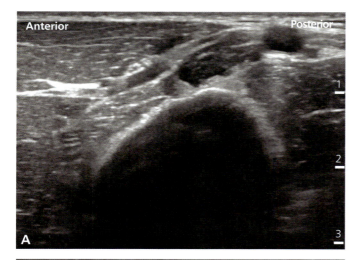

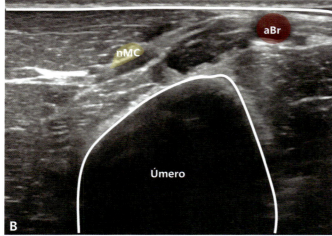

Fig. 3-17. Sombra acústica. Exemplo com o nervo musculocutâneo ao nível do braço (profundidade de campo: 1-3 cm).
A. Ecografia nativa.
B. Ecografia assinalada. O úmero projeta uma sombra óssea que impede o reconhecimento das estruturas na profundidade.
aBr: artéria braquial; nMC: nervo musculocutâneo.

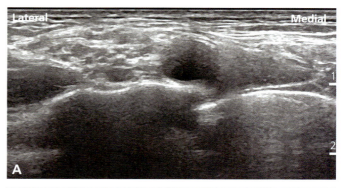

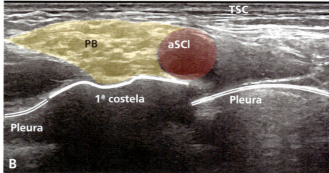

Fig. 3-18. Ecografia da pleura com "cauda de cometa". Exemplo do bloqueio supraclavicular direito (profundidade de campo: 2-4 cm).
A. Ecografia nativa.
B. Ecografia assinalada.
A primeira costela projeta um cone de sombra ao mesmo tempo em que a pleura apresenta uma imagem em "cauda de cometa".
aSCI: artéria subclávia; PB: plexo braquial; TSC: tecido subcutâneo.

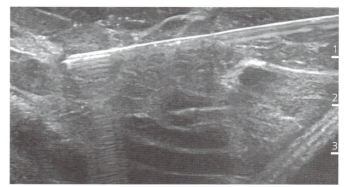

Fig. 3-19. Outro exemplo de reverberação com agulha.
A agulha, linha hiperecoica, produz uma série de linhas subjacentes, menos hiperecoicas.

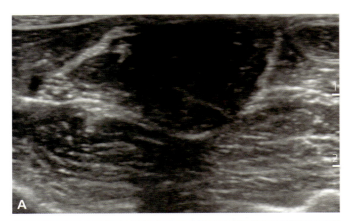

Os artefatos de ar aparecem por ocasião de um mau contato entre o explorador e a pele por falta de gel condutor, ou quando um curativo é mal aplicado sobre o explorador; então há perda de imagens (Fig. 3-20).

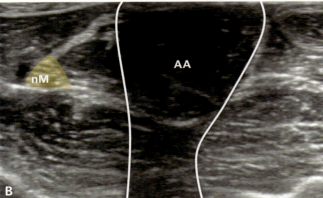

Fig. 3-20. Artefato de ar: os artefatos provocados pela presença de ar aparecem quando há um mau contato entre o explorador e a pele por falta de gel condutor, ou quando um curativo é mal aplicado sobre o explorador, como é o caso desta imagem.
A. Ecografia nativa.
B. Ecografia assinalada.
AA: artefato de ar; nM: nervo mediano do antebraço.

Capítulo 4

Seleção do material

Seleção da máquina

Numerosos tipos de aparelhos de ultrassom, alguns transportáveis, estão disponíveis atualmente. Eles são compostos dos seguintes elementos:

- Um transmissor ("pulsador"), que gera um eco pulsado por salvas de muito curta duração.
- Um explorador ("transdutor"), que converte a energia elétrica em impulsões acústicas, e vice-versa.
- Um receptor, que detecta, comprime e amplifica os sinais que retornam ao explorador ("ecos").
- Uma tela que apresenta os sinais em modo B (brilho), M (movimento) e A (amplitude).
- Uma memória que registra e guarda as imagens e os vídeos.

Antes de adquirir um ultrassom, vale a pena avaliar suas qualidades comparando-as com as de outros modelos: preço, qualidade da imagem e ajuste de contraste (controle de ganho), Doppler, capacidade de registro de imagens (fotos e sequências de vídeo), bem como o serviço pós-venda.

Seleção do transdutor

A forma e a frequência de emissão do transdutor determinam a qualidade da imagem ecográfica. As frequências sonoras utilizadas para os bloqueios nervosos periféricos se estendem de 3 a 15 MHz, e as sondas têm uma forma linear ou convexa.

Os exploradores modernos são transdutores de banda larga, projetados para gerar mais que uma frequência (p. ex., um explorador L 5-12 MHz gera ondas que têm frequência de 5 a 12 MHz). Com este tipo de explorador de banda larga, o operador pode escolher a frequência de exame mais apropriada ao alvo. A frequência de ressonância é a frequência em que a eficiência do transdutor piezoelétrico para converter a energia elétrica em energia acústica é a mais elevada (e vice-versa). A frequência de ressonância é determinada pela espessura do elemento piezoelétrico.

As sondas de alta frequência (10-12 MHz) oferecem melhor resolução de imagem, mas têm profundidade de penetração limitada (< 3-4 cm). Inversamente, os exploradores de baixa frequência (< 7 MHz) oferecem melhor visão das estruturas profundas e se prestam melhor ao exame de uma região extensa, mas a resolução da imagem é de menor qualidade.

De maneira geral, o anestesista utilizará um transdutor linear de alta frequência, salvo para bloqueios que requeiram um explorador convexo de baixa frequência:

- Bloqueios profundos, como o bloqueio do nervo isquiático proximal ou o bloqueio paravertebral lombar.
- Bloqueios infraclavicular, poplíteo ou TAP (bloqueio do plano transverso do abdome), quando as estruturas nervosas se situam a uma profundidade de 4-5 cm abaixo da superfície da pele.
- Exame da coluna vertebral.

Existem transdutores de diferentes tamanhos, segundo o bloqueio efetuado ou o tipo de paciente (paciente pediátrico).

A Figura 4-1 apresenta três tipos de transdutores.

A Figura 4-2 apresenta a imagem ecográfica da região poplítea de um mesmo paciente com dois transdutores diferentes.

36 Elementos gerais

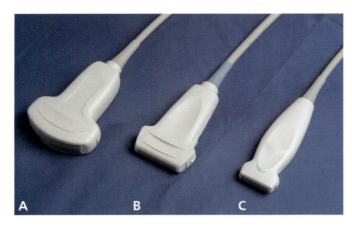

Fig. 4-1. Diferentes transdutores.
A. Transdutor convexo de baixa frequência (5-2 MHz).
B. Transdutor linear de alta frequência (13-6 MHz) de tamanho grande.
C. Transdutor linear de alta frequência (13-6 MHz) de tamanho pequeno.

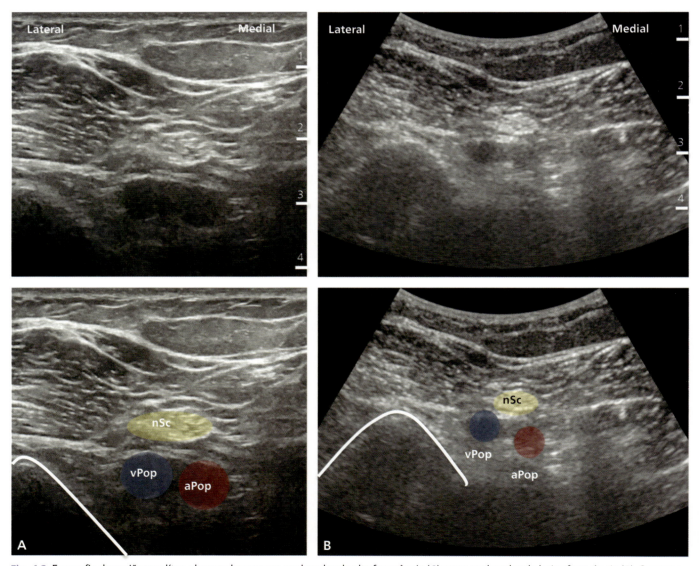

Fig. 4-2. Ecografia da região poplítea observada com um explorador de alta frequência (**A**) e um explorador de baixa frequência (**B**). O exame ecográfico de regiões superficiais necessita a utilização de um explorador de alta frequência para obter imagens de melhor qualidade.
aPop: artéria poplítea; F: fêmur; nSc: nervo isquiático; vPop: veia poplítea.

Seleção da agulha

Em anestesia locorregional, aconselha-se utilizar agulhas de bisel curto (20-30°) que limitam o risco de lesão nervosa, porque são menos cortantes que as agulhas padrão. As agulhas isoladas são utilizadas para os bloqueios ecodirigidos quando se procura estimular o nervo eletricamente. As agulhas com bisel "ponta de lápis" são desaconselhadas, porque penetram mal para dentro dos tecidos, são pouco toleradas pelo paciente e possuem um ponto de estimulação diferente do ponto de injeção.

Os três parâmetros importantes que condicionam o tipo das agulhas são:

- Comprimento.
- Diâmetro.
- Ecogenicidade.

Uma agulha curta (p. ex., 5-8 cm) é mais fácil de controlar que uma agulha longa e se presta à realização da maioria dos bloqueios. As agulhas mais longas (p. ex., 10-15 cm) são, às vezes, necessárias para atingir as regiões profundas.

As agulhas grossas (p. ex., 17 G) são mais fáceis de identificar e de dirigir sob ultrassons do que as agulhas finas (p. ex., 22 G), todavia elas produzem mais desconforto ao paciente e, provavelmente, mais lesões.

As agulhas hiperecogênicas são mais fáceis de identificar, sobretudo, durante a realização de bloqueios profundos ou de via de acesso fora do plano, quando o ângulo de inserção é superior a 30°.

As agulhas de biópsia ecogênicas, afiadas, não são indicadas para a realização de bloqueios nervosos.

Capítulo 5

Princípios básicos de um bloqueio sob ecografia

Generalidades

Em cirurgia adulta, os bloqueios periféricos ou perimedulares são efetuados em pacientes acordados, de maneira a poder reparar imediatamente as punções intraneurais e as intoxicações por anestésicos locais; é possível uma sedação leve assegurando um conforto mínimo, mas permitindo manter contato verbal. Nas anestesias combinadas, o bloqueio precede a anestesia geral ou perimedular. Os bloqueios de parede (p. ex., bloqueio TAP, bloqueio ilioinguinal e ílio-hipogástrico) constituem exceções a esta regra na medida em que o anestésico local é injetado dentro de um plano muscular.

Qualquer que seja o tipo de bloqueio, os padrões mínimos de anestesia devem ser respeitados:

- Acesso venoso periférico permeável.
- Monitorização: oxímetro de pulso, manguito de pressão, ECG (eletrocardiograma).
- Máscara facial e balão de ventilação, fonte de oxigênio em proximidade imediata.
- Material de intubação, ventilador e desfibrilador rapidamente disponíveis.
- Medicamentos de intubação e de reanimação, portanto, Intralipide®, facilmente acessíveis.

Existem duas maneiras de visualizar um nervo (Fig. 5-1):

- Em eixo longo, o nervo é visualizado em seu comprimento.
- Em eixo curto, então é a área de seção do nervo que é visualizada.

Existem duas maneiras de inserir uma agulha (Fig. 5-2):
- Acesso dentro do plano (*in plane*).
  - a agulha é inserida paralelamente ao feixe de ultrassom.
  - o conjunto da agulha é visualizado (linha hiperecogênica).
- Acesso fora do plano (*out of plane*).
  - a agulha é inserida perpendicularmente ao feixe de ultrassom.
  - só um pedaço de seção da agulha é visualizado (ponto hiperecogênico).

Embora seja possível adotar as quatro combinações, a maioria dos clínicos adota uma via de acesso dentro do plano e uma visualização dos nervos em eixo curto. A visualização do nervo em eixo longo é utilizada para controlar a posição de um cateter. A visualização em eixo longo por acesso dentro do plano pode ser utilizada para as canulizações vasculares. Qualquer que seja o tipo de via de acesso, é indispensável manter uma visão constante da extremidade da agulha antes de a mobilizar.

Afora a escolha do bom tipo de transdutor (alta ou baixa frequência), o sucesso de um bloqueio nervoso sob ecografia depende da capacidade do operador em:

- Se instalar de maneira ergonômica.
- Otimizar a qualidade da imagem.
- Visualizar o nervo.
- Manejar o transdutor.
- Manipular a agulha e localizar sua extremidade.

Estes elementos encontram-se descritos adiante. O leitor também encontrará informações complementares sobre as técnicas de hidrolocalização e hidrodissecção, os sinais de punção e de injeção intraneural, bem como algumas recomendações práticas.

40 Elementos gerais

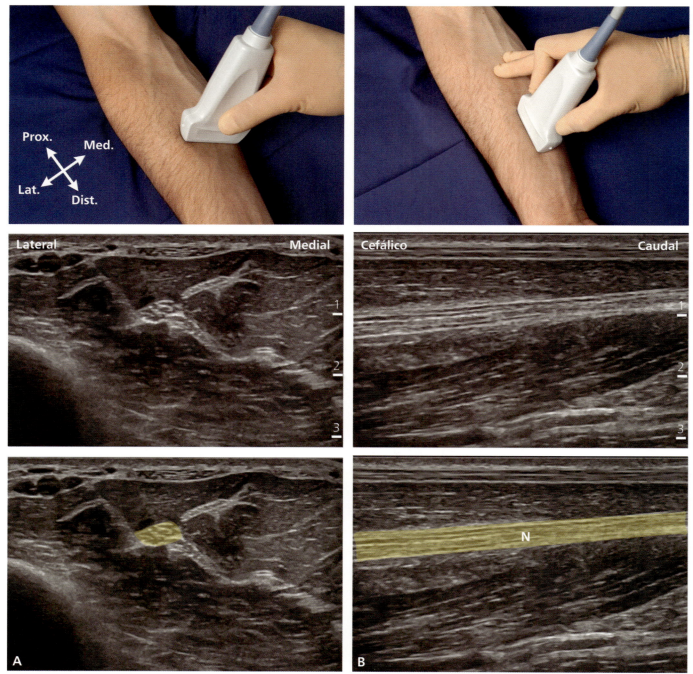

Fig. 5-1. Visualização do nervo em eixo curto (A) e longo (B). N: nervo.

Capítulo 5. Princípios básicos de um bloqueio sob ecografia 41

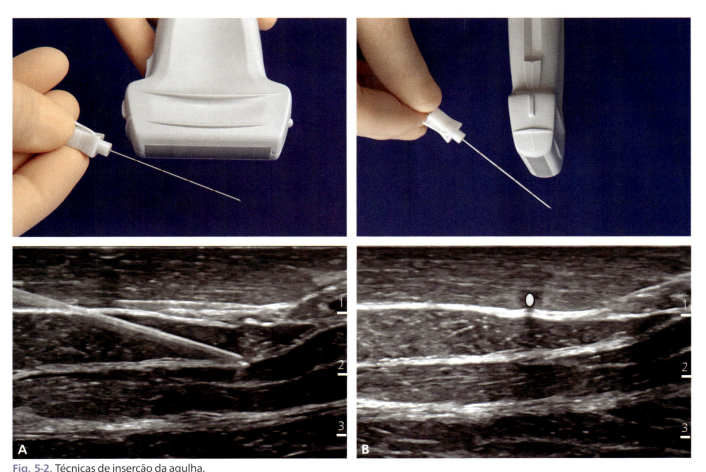

Fig. 5-2. Técnicas de inserção da agulha.
A. Acesso dentro do plano. A agulha está paralela ao explorador (ou seja, ao feixe de ultrassom). A agulha e sua extremidade são bem visíveis.
B. Acesso fora do plano. A agulha está perpendicular ao explorador. O bisel da agulha aparece sob a forma de um ponto hiperecoico.

Ergonomia

Para realizar um bloqueio nas melhores condições e evitar lesões e fadiga, o operador deve-se instalar da maneira mais ergonômica possível (Fig. 5-3). Ele não deve hesitar em deslocar a máquina de ecografia, o leito e o paciente, para encontrar a posição mais adequada:

- O local de punção deve-se encontrar entre o operador e a máquina de ecografia, a fim de que o operador tenha uma linha de visão direta sobre suas mãos e a tela.
- O local de punção deve ser próximo à borda do leito, para permitir ao operador manter suas costas retas.
- O leito deve ser de boa altura para que o operador possa flexionar seus antebraços à altura dos cotovelos.
- O transdutor é pego pela sua extremidade e estabilizado pelos outros dedos ou a mão que repousam sobre o paciente (Fig. 5-4).
- O transdutor deve ser orientado de maneira lógica, a parte direita da sonda correspondendo à parte direita da tela.

Otimização da qualidade da imagem

A otimização das capacidades do aparelho e, portanto, a melhora da qualidade da imagem compreende o ajustamento de:

- Profundidade: o aumento da profundidade acarreta uma diminuição do tamanho das estruturas na tela (Fig. 5-5).
- Comprimento focal: a qualidade da imagem e a regulagem do feixe são ótimas dentro da zona focal. A maioria dos transmissores atuais é equipada com uma regulagem eletronicamente ajustável à profundidade. É importante colocar o foco ao nível ou imediatamente abaixo do nível da estrutura-alvo (Fig. 5-6).
- Ganho: esta função compensa a atenuação (ou diminuição da amplitude da onda) do som que atravessa as regiões profundas do corpo. A intensidade dos sinais que retornam pode ser amplificada pelo receptor, a fim de que a imagem seja mais brilhante e mais visível na tela. O ganho pode ser ajustado para um campo próximo ou distante (ganho parcial ou *time gain compensation* [TGC]), ou para o conjunto do campo (ganho global). Um aumento global do ganho

42   Elementos gerais

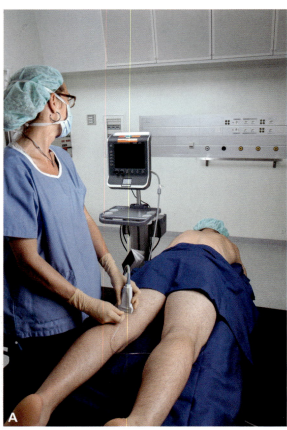
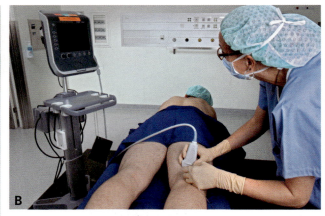
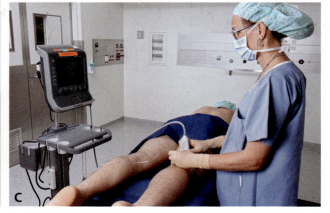

Fig. 5-3. Diferentes situações ergonômicas.
A. As posições da anestesista e da tela são inadequadas; a operadora precisa virar a cabeça 90° para olhar a tela.
B. A mesa está baixa demais, o que obriga a anestesista a se curvar.
C. A anestesista e a tela estão corretamente orientadas; o aparelho de ultrassom está colocado exatamente em frente a operadora na sua linha de visão direta. A mesa está em boa altura; os braços ficam levemente flexionados ao nível dos cotovelos.

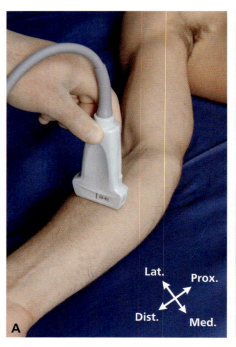
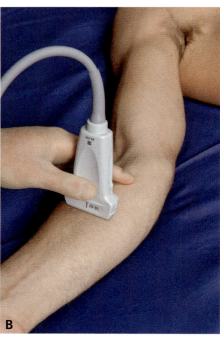

Fig. 5-4. Manejo do transdutor.
A. O transdutor está sendo manejado de modo instável.
B. O transdutor é manejado mais perto da superfície de contato, os dedos se apoiando sobre o paciente para estabilizar o transdutor.

Capítulo 5. Princípios básicos de um bloqueio sob ecografia

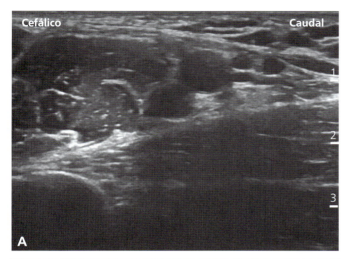

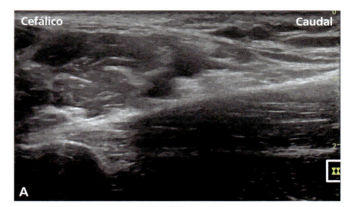

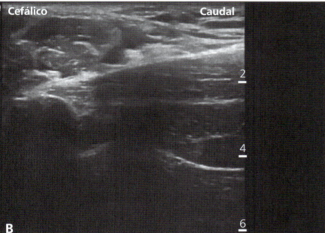

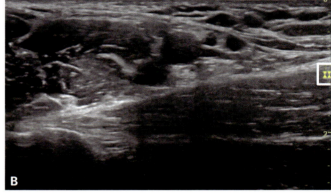

Fig. 5-6. Impacto da regulagem da distância focal. Exemplo do bloqueio axilar: uma regulagem inapropriada para um nível profundo (2,5 cm) altera a qualidade da imagem (**A**). A regulagem é adequada para 1 cm de profundidade (**B**).

Fig. 5-5. Impacto da regulagem da profundidade na qualidade da imagem. Exemplo do bloqueio axilar: para um bloqueio superficial, é preferível escolher uma profundidade de campo fraca (**A**), de maneira a distinguir melhor as estruturas superficiais (**B**).

aumentará a ecogenicidade do conjunto da imagem e não fará, portanto, senão juntar "ruído" à imagem. É preferível, então, ajustar a compensação do ganho dentro do tempo (ganho parcial ou TGC) para amplificar seletivamente os sinais mais fracos retornados pelas estruturas mais profundas. Desse modo, o ganho pode, então, ser aumentado seletivamente à profundidade desejada (Fig. 5-7).

- Utilização da imagem composta: a imagem composta é uma tecnologia de grandes bandas que combina múltiplas imagens coplanares, capturadas a partir de diferentes ângulos de visão com diferentes espectros de frequência ultrassônica, para formar uma imagem única em tempo real. A combinação espacial diminui o número de artefatos e melhora a resolução de contraste (Fig. 5-8).

Visualização do nervo

Os nervos não são facilmente identificáveis, a não ser para o perito prevenido. Reconhecer as estruturas adjacentes, como os ossos ou os vasos, é uma etapa inicial importante. Um bom conhecimento da anatomia topográfica é indispensável.

De maneira geral, as diferentes etapas para visualizar os nervos são as seguintes:

- Escolher uma profundidade de campo importante, a fim de ter uma vista de conjunto.
- Localizar as estruturas anexas: vasos, ossos.
- Varrer rapidamente de cima abaixo para encontrar uma estrutura contínua.
- Inclinar o transdutor nas duas direções, a fim de neutralizar o efeito anisotrópico dos nervos (modificação da ecogenicidade de um nervo em função do ângulo de incidência).
- Diminuir o ganho.
- Aplicar uma camada importante de gel sobre o explorador para os bloqueios muito superficiais.

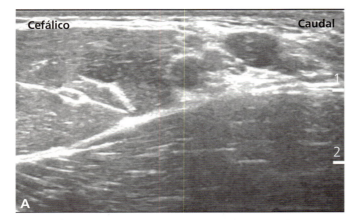

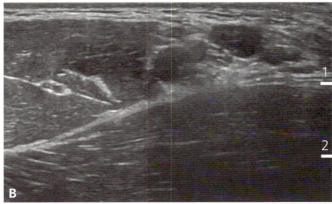

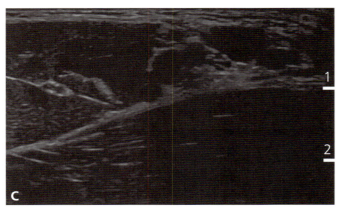

Fig. 5-7. Impacto da regulagem do ganho sobre a qualidade da imagem. Exemplo do bloqueio axilar: ganho excessivo (imagem demasiado brilhante) (**A**); ganho apropriado (**B**); ganho insuficiente (imagem escura demais) (**C**).

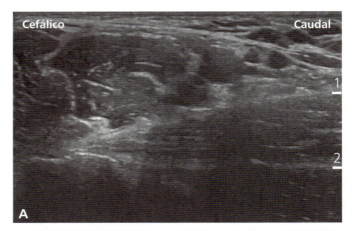

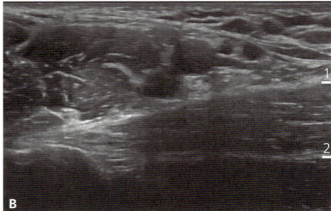

Fig. 5-8. Impacto da imagem composta em tempo real sobre a qualidade da imagem. Exemplo do bloqueio axilar: ausência de imagem composta (**A**); imagem composta espacial (**B**), a resolução da imagem é melhor.

Manejo do transdutor

Para melhor estabilidade do explorador, é aconselhável apoiar o antebraço, a mão ou os dedos sobre o paciente (Fig. 5-4).

Os movimentos do transdutor são resumidos pelo recurso mnemônico "TRIPE":

- **T**ranslação.
- **R**otação.
- **I**nclinação (ou *tilt,* em inglês).
- **P**ressão (ou *rocking* ou *angling*).
- **E**nfileirar ou alinhar a agulha e o transdutor.

A translação consiste em fazer deslizar o transdutor longitudinalmente, até que o seu feixe fique paralelo à agulha ou ao nervo (Fig. 5-9).

Imprimir uma rotação ao explorador é muito útil para alinhar o feixe de ultrassons com a agulha (acesso dentro do

É recomendável proceder a um reconhecimento inicial das estruturas antes de começar o procedimento. É mais fácil segurar o transdutor com as duas mãos pousando os dois antebraços sobre o paciente para varrer. Não se deve esquecer que a identificação das estruturas nervosas é mais fácil com imagens dinâmicas que estáticas.

Capítulo 5. Princípios básicos de um bloqueio sob ecografia

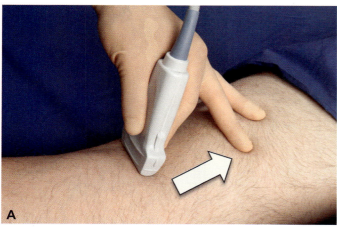
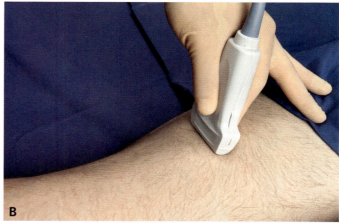

Fig. 5-9. (A e B) Movimento translacional do transdutor: uma translação delicada permite colocar o feixe de ultrassons paralelo ao nervo.

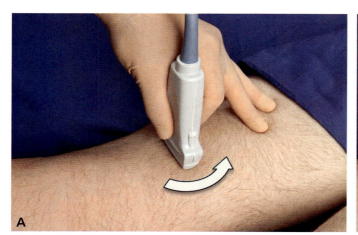
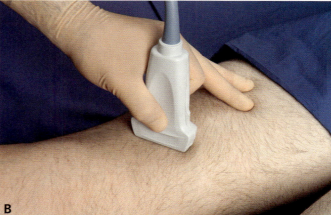

Fig. 5-10. (A e B) Movimento rotacional do transdutor: a rotação permite alinhar o feixe de ultrassons com a agulha em todo o seu comprimento.

plano) e distinguir claramente a agulha e sua ponta, ou para ter uma visão perfeita do nervo em eixo curto (Fig. 5-10).

A inclinação ou a angulação do transdutor permitem melhorar a qualidade da imagem até que o feixe ultrassônico fique perfeitamente perpendicular à estrutura-alvo (nervo, agulha). A importância do ângulo de incidência tem um efeito chamado anisotropia, que é a modificação da ecogenicidade de um nervo em função do ângulo de incidência (Fig. 5-11).

Aplicar uma pressão sobre um dos lados do transdutor permite melhorar o paralelismo entre o feixe de ultrassons e a agulha, principalmente quando a agulha é inserida dentro do plano para um bloqueio profundo (Fig. 5-12). Exercer uma pressão sobre o transdutor por inteiro permite comprimir as veias e reduzir a distância até o alvo.

O enfileiramento ou alinhamento da agulha e o transdutor consiste em colocar o transdutor exatamente em cima da agulha, a fim de melhor localizá-la antes de deslocar o transdutor na direção do alvo (Fig. 5-13).

Manipulação da agulha e localização da sua extremidade

Nos procedimentos ecoguiados, o domínio da manipulação das agulhas permite efetuar bloqueios de maneira delicada e precisa. É necessário que o operador seja ambidestro e utilize suas duas mãos de igual maneira. Qualquer que seja a via de acesso utilizada, sempre é necessário identificar e visualizar a extremidade da agulha antes de mobilizá-la, porque o risco de punção de estruturas nervosas ou vasculares é importante: não podemos nos contentar em observar somente os movimentos dos tecidos para localizar a extremidade da agulha. A visualização da agulha é facilitada pelo tamanho desta e pelo ângulo de incidência com os raios (ótima visualização, se ela estiver paralela em um acesso dentro do plano, ou a 90° em um acesso fora do plano).

46   Elementos gerais

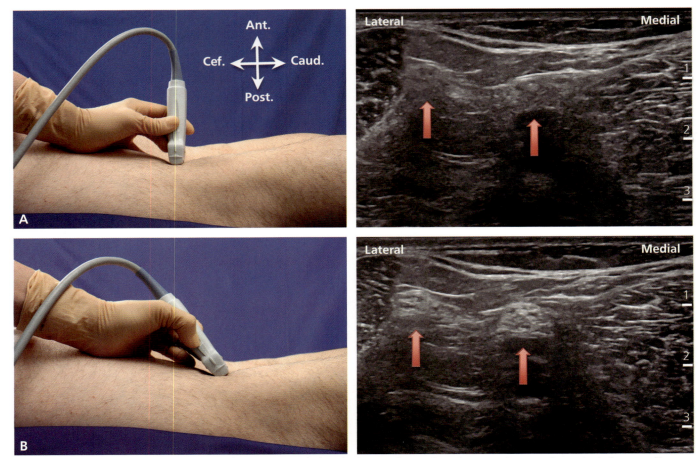

Fig. 5-11. Movimento de angulação do transdutor: impacto do ângulo do transdutor sobre a imagem do nervo. Exemplo da fossa poplítea: um ângulo de incidência diferente de 90° entre o feixe de ultrassons e os nervos fibular comum e tibial (e não entre o feixe e a pele) não permite identificar distintamente as estruturas nervosas (setas) em vista transversal (A). Com um ângulo de 90°, estas estruturas são mais bem visíveis (B).

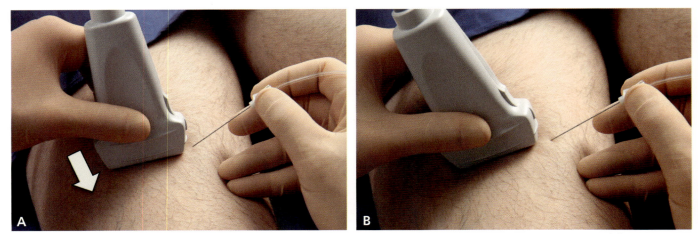

Fig. 5-12. (A e B) Aplicação de pressão lateral: aplicar uma pressão sobre um dos lados do transdutor permite melhorar o paralelismo entre o feixe de ultrassons e a agulha, principalmente quando a agulha é inserida dentro do plano para um bloqueio profundo.

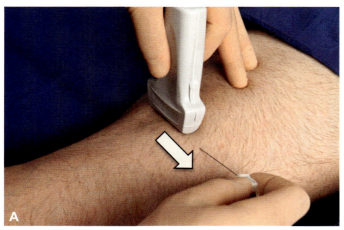
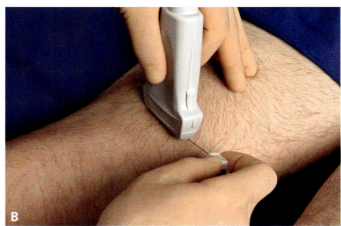

Fig. 5-13. (A e B) Enfileiramento (alinhamento): este movimento permite localizar mais facilmente a agulha; a sonda é, em seguida, deslocada no sentido oposto.

Qualquer que seja o acesso utilizado, os únicos movimentos autorizados da agulha são:

- Avançar e retroceder.
- Achatar e angular (Fig. 5-14).

Localizar a extremidade de uma agulha pode ser um exercício muito difícil, em particular em uma abordagem fora do plano. Qualquer que seja a via de acesso, a visualização da agulha se torna difícil quando ela se encaminha em profundidade. Quando a agulha não é mais visualizada, não se deve mais mobilizá-la. É necessário procurá-la, inicialmente, manipulando o transdutor (recurso mnemônico "TRIPE"), depois com a ajuda de movimentos da agulha.

Via de acesso dentro do plano

A inserção de uma agulha dentro do plano e sua progressão são efetuadas da seguinte maneira:

- Antes de inserir a agulha, orientar o bisel para cima ou para baixo.
- Puncionar a pele na proximidade imediata do transdutor no meio da sua largura (Fig. 5-15).
- Inserir a agulha em um ângulo agudo para os bloqueios superficiais, em um ângulo obtuso para os bloqueios profundos. Nos bloqueios profundos, é igualmente possível inserir a agulha a uma distância da sonda conservando uma orientação perfeitamente paralela (Fig. 5-16).
- Puncionar a pele e abaixar a agulha, a fim de que sua extremidade remonte à superfície.
- Deslocar o transdutor por sobre a agulha, identificá-la e dirigir o transdutor na direção do alvo.
- Apoiar sobre o transdutor para dirigir o feixe de ultrassons paralelamente à agulha ao mesmo tempo em que ela progride na direção do alvo.

Localizamos a extremidade da agulha graças a:

- Uma "dupla imagem" quando o bisel é orientado para cima ou para baixo (Fig. 5-17).
- Pequenas marcas nas agulhas hiperecogênicas, cuja natureza e número dependem do fabricante (Fig. 5-18).

Dicas para localizar a agulha são:

- Movimentos translacionais do transdutor até que o feixe de ultrassons fique paralelo à agulha.
- Deslocar o transdutor por cima da agulha, até que ela seja visível na tela, e depois trazer o transdutor para trás (enfileirar ou alinhar).
- Abaixar a mão que tem a agulha, a fim de diminuir o ângulo de inserção (achatar); a extremidade da agulha remonta à superfície.
- Imprimir à agulha movimentos ínfimos da direita para a esquerda, até que ela seja visível (movimentos de oscilação).
- Proceder a uma hidrolocalização (ou localização hídrica).

Se nenhum destes meios funcionar, o mais simples é recomeçar o procedimento a partir de um novo ponto de inserção.

48   Elementos gerais

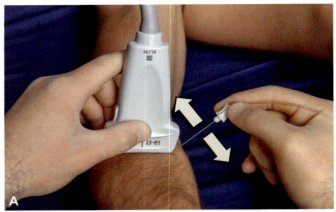

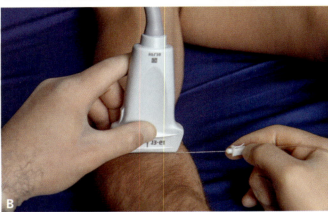

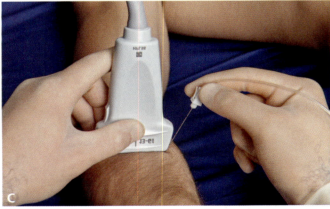

Fig. 5-14. Movimentos da agulha: achatar (**A** e **B**) e angular (**A** e **C**).

Via de acesso fora do plano

A inserção de uma agulha fora do plano e sua progressão são efetuadas da seguinte maneira:

- Colocar o alvo no meio da tela.
- Inserir a agulha no meio do feixe do explorador. Para os bloqueios superficiais, a agulha é inserida a certa distância sob um ângulo pequeno (Fig. 5-19); para os bloqueios profundos, a agulha é inserida em proximidade ao explorador sob um ângulo importante (Fig. 5-20).
- Para seguir a progressão da extremidade da agulha, é necessário deslocar o explorador: avançar a agulha até que sua extremidade desapareça, então deslocar o explorador até que a extremidade da agulha reapareça; progredir desse modo, passo a passo, até o alvo.

Localizamos a extremidade da agulha graças a um duplo ponto hiperecogênico sem projeção de cone de sombra, quando o bisel da agulha é orientado para cima ou para baixo (Fig. 5-20).

Existem diferentes formas para localizar uma agulha:

- Mobilizar o explorador para frente e para trás dentro da direção da agulha. Esta varredura permite determinar se o ponto ou os pontos ecogênicos que aparecem na tela representam a haste ou a ponta da agulha. O ponto branco mais profundo indica a presença da ponta da agulha. Este ponto desaparece quando o explorador não está exatamente em cima da ponta da agulha.
- Imprimir à agulha movimentos ínfimos da direita para a esquerda.
- Abaixar a mão que segura a agulha, a fim de diminuir o ângulo de inserção (achatar); a extremidade da agulha remonta à superfície.
- Proceder a uma hidrolocalização (ou localização hídrica). A injeção de uma pequena quantidade de líquido (0,5-1 mL) cria uma dilatação visível ao ultrassom que indica a posição da extremidade da agulha (ver adiante).

Enfim, se nenhum destes meios funcionar, o mais simples é recomeçar o procedimento a partir de um novo ponto de inserção.

Hidrolocalização/hidrodissecção

A hidrolocalização, ou localização hídrica, consiste em injetar uma pequena quantidade de líquido (0,5-1 mL) para criar uma dilatação visível pelo ultrassom que indica a posição da extremidade da agulha (Fig. 5-21).

A hidrodissecção consiste em injetar 2 a 5 mL de líquido. Isto permite:

- Separar os músculos das fáscias.
- Liberar um nervo pequeno, a fim de visualizá-lo melhor.
- Ou, ainda, criar bolsas de líquidos dentro das quais é possível mobilizar a agulha.

Capítulo 5. Princípios básicos de um bloqueio sob ecografia

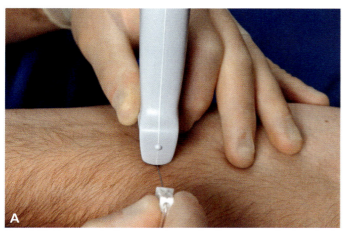 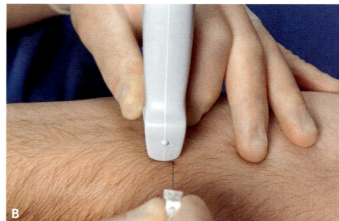

Fig. 5-15. Em uma via de acesso dentro do plano, a punção da pele deve ser feita na proximidade imediata do transdutor, no meio da sua largura (**A**) e não de maneira aproximativa (**B**).

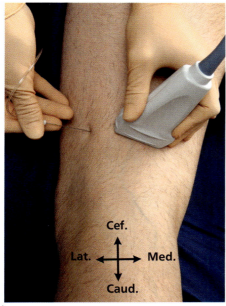

Fig. 5-16. É possível conservar uma orientação paralela quando se faz um acesso dentro do plano inserindo a agulha a uma distância do transdutor, como é o caso para o bloqueio poplíteo.

Acoplamento à neuroestimulação

O acoplamento à neuroestimulação permite confirmar a identidade dos nervos em casos de visualização difícil. A intensidade de estimulação é regulada entre 1,2 e 1,5 mA para os bloqueios superficiais, e entre 1,5 e 2 mA para os bloqueios profundos. Por exemplo, no bloqueio axilar, uma estimulação do nervo radial acarreta uma extensão do cotovelo ou uma flexão dorsal da mão; a estimulação do nervo ulnar produz uma inclinação medial da mão, a abdução dos dedos 2 a 5 e a adução do polegar; a estimulação do nervo mediano produz uma flexão da mão e dos dedos; a estimulação do nervo musculocutâneo produz uma flexão do cotovelo.

A neuroestimulação também pode ser utilizada de sentinela como instrumento suplementar para evitar uma injeção intraneural. A intensidade de estimulação é, então, regulada em 0,8-1 mA para os bloqueios superficiais, e em 1,5 mA para os bloqueios profundos. O aparecimento de uma resposta motora quando o operador avança a agulha adverte-o da proximidade de um nervo. O desaparecimento da resposta motora a um limiar de 0,3-0,5 mA atesta provável posição extraneural da agulha.

Nesta obra, as descrições de bloqueios incluem todas em um parágrafo destinado à neuroestimulação.

Sinais de uma punção e de uma injeção intraneural

O objetivo da anestesia locorregional é colocar a extremidade de uma agulha ao lado do nervo-alvo, e não no interior do nervo. O anestésico local (AL) deve ser injetado em torno e não dentro do nervo. A injeção perinervosa de AL aparece como uma coleção de líquido hipoecogênico em torno do nervo. A extensão circunferencial geralmente é um bom indicador de uma difusão adequada do anestésico local ("sinal da rosca"), mas não é necessário (Fig. 5-22).

O diagnóstico de injeção intraneural repousa sobre diversos elementos:

- A presença de parestesias ou de dores no momento do contato da agulha com o nervo ou durante a injeção.
- A persistência de contrações musculares a uma estimulação de intensidade mínima (< 0,3-0,5 mA).
- Pressões elevadas durante a injeção.

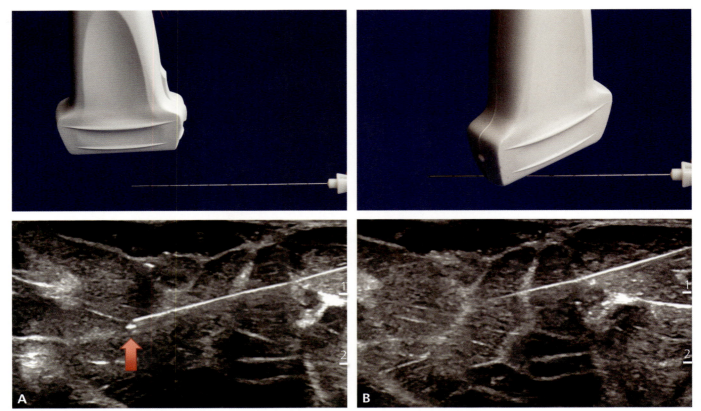

Fig. 5-17. (A e B) Durante um acesso dentro do plano, a extremidade da agulha é reconhecida pela presença de dupla imagem, representando o bisel *(seta)*. Esta dupla imagem não aparece a não ser que o bisel esteja orientado para cima ou para baixo. Esta dupla imagem não aparece quando o feixe de ultrassons não corta o revestimento da agulha.

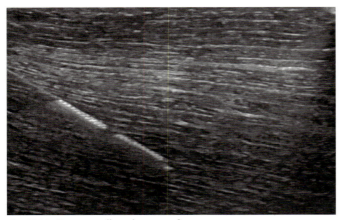

Fig. 5-18. Certas agulhas de ecografia apresentam marcas facilmente reconhecíveis que permitem identificar melhor a extremidade.

- O aumento do diâmetro do nervo, já visível depois da injeção de 1 mL de líquido (Fig. 5-23).
- O movimento do nervo na direção da agulha quando esta é retirada.

Recomendações práticas

A prática da ecografia não é fácil, exige conhecimentos sonoanatômicos e habilidade prática.

É importante que os anestesistas aproveitem todas as ocasiões para se exercitar na observação anatômica em tempo real escaneando seus próprios membros ou os de seus colegas. O reconhecimento anatômico deve ser efetuado de maneira sistemática. Os nervos são, às vezes, difíceis de localizar à primeira vista. Vasos, músculos e ossos são mais facilmente identificáveis e permitem definir o alvo. É indispensável localizar as estruturas que não podem ser ultrapassadas ou transfixadas (p. ex., a primeira costela, a pleura na região supraclavicular).

É possível exercitar-se na manipulação da agulha em peças de carne, de tofu ou bonecos de simulação. Aconselhamos treinar regularmente as duas mãos, experimentar os dois tipos de vias de acesso antes de praticar em pacientes. A preparação de dois modelos é descrita a seguir.

Capítulo 5. Princípios básicos de um bloqueio sob ecografia   51

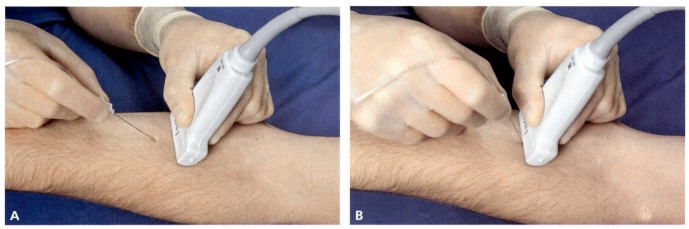

Fig. 5-19. Via de acesso fora do plano: a agulha é inserida à distância do explorador com um ângulo pequeno para a realização de um bloqueio superficial (**A**) e rente à sonda com um ângulo importante (**B**) para um bloqueio profundo.

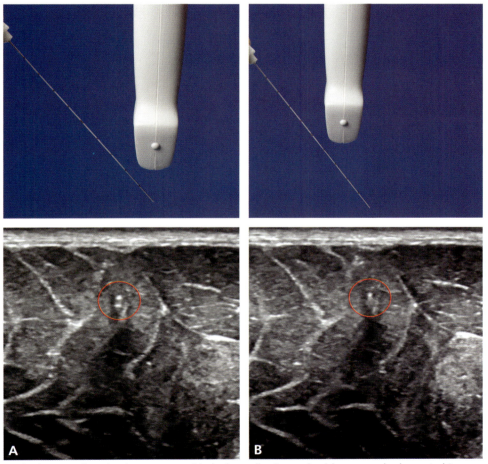

Fig. 5-20. Durante uma via de acesso fora do plano, a extremidade da agulha é reconhecida por um duplo ponto hiperecogênico, sem cone de sombra subjacente (**A**). O ponto branco mais profundo indica a presença da ponta da agulha; se o feixe de ultrassons cortar o revestimento da agulha, o anestesista distinguirá um único ponto hiperecogênico, às vezes associado a um cone de sombra (**B**). A inserção da agulha com um ângulo importante para um bloqueio profundo permite reduzir o comprimento da agulha que pode ser visualizado, tornando este erro menos provável.

52 Elementos gerais

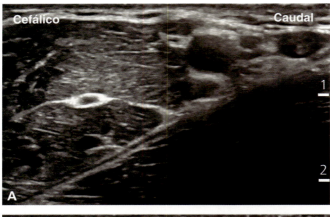
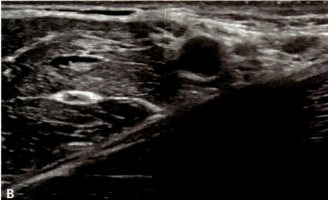
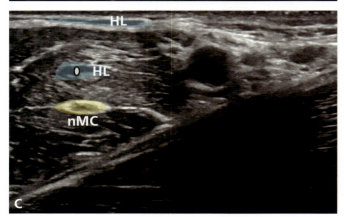

Fig. 5-21. Hidrolocalização (ou localização hídrica). A injeção de uma pequena quantidade de líquido (0,5-1 mL) cria uma dilatação visível com ultrassom que indica a posição da extremidade da agulha.
A. Ecografia da região axilar antes da hidrolocalização.
B. Ecografia da região axilar após duas hidrolocalizações sucessivas durante uma via de acesso fora do plano em direção ao nervo musculocutâneo.
C. Imagem assinalada; a agulha é visível sob a forma de um ponto hiperecogênico dentro da segunda hidrolocalização.

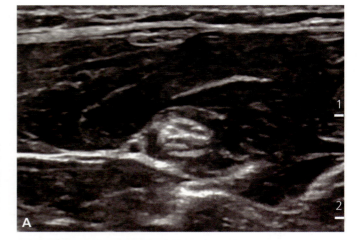
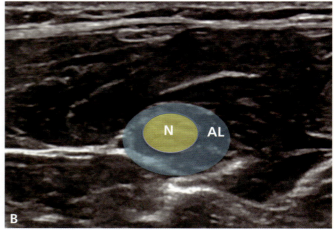

Fig. 5-22. Sinal da rosca (nervo mediano no antebraço, N): a extensão circunferencial geralmente é um bom indicador de uma difusão adequada do anestésico local (AL) ("sinal da rosca"), mas ela não é necessária para assegurar um bloqueio de qualidade.
A. Ecografia nativa.
B. Ecografia assinalada.

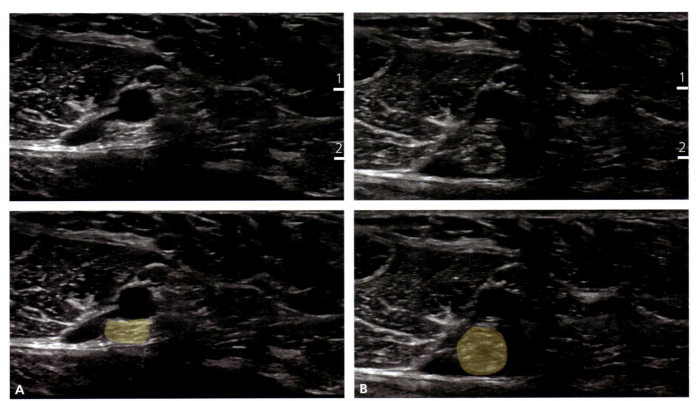

Fig. 5-23. Sinal ecográfico de uma injeção intraneural: o aumento do diâmetro do nervo já é visível depois da injeção de 1 mL de líquido.
A. Nervo radial na fossa axilar antes da injeção.
B. Nervo radial na fossa axilar após injeção intraneural.

Preparação de modelo porcino

- Adquirir uma paleta de porco com cerca de 20 cm de comprimento, 12 cm de largura e 8 cm de altura, com o úmero ainda no lugar.
- Tirar a pele e desodorizar a peça dentro de um saco plástico contendo cerca de 30 mL de álcool a 70% durante 8 a 10 horas a 4°C.
- Fazer um buraco de 10 cm de comprimento através das camadas musculares a cerca de 3 cm da superfície com o auxílio de uma haste de 8 cm de comprimento e 1 cm de diâmetro.
- Introduzir um tendão bovino (de cerca de 8 cm de comprimento e 1 cm de diâmetro) dentro do túnel; ao ultrassom, o tendão terá a mesma aparência que um nervo. As pessoas treinadas podem utilizar tendões mais finos.
- Embalar o modelo dentro de uma película transparente e reforçar com um campo cirúrgico de papel.
- Conservar o modelo a 4°C.

Preparação de modelo de tofu

- Obter um pedaço de tofu extrafirme.
- Cortar em dois para colocar azeitonas ou aspargos.
- Pode-se, também, utilizar fios elétricos de diâmetros variados ou hastes de madeira.
- Fechar depois as duas metades.
- Embalar o modelo com uma película transparente e reforçá-lo com um campo cirúrgico de papel.
- Conservar o modelo a 4°C.
- Com este tipo de modelo muito aquoso, é necessário otimizar as capacidades do ultrassom (aumento do ganho).

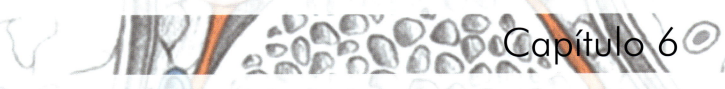

Capítulo 6

Princípios de procedimento

Os princípios de procedimento são comuns ao conjunto dos bloqueios e são descritos a seguir.

Monitorização e instalação do paciente

- Instalar um acesso venoso periférico.
- Instalar aparelhos de monitorização (monitorização idêntica àquela de uma anestesia geral): manguito de pressão, oxímetro de pulso, ECG.
- Posicionar o paciente, a mesa e a máquina de ecografia de maneira ergonômica: o ecógrafo sempre deve ficar de frente para você.
- Colocar máscara, gorro e luvas estéreis.

Preparação do material

- Escolher os anestésicos locais, segundo o tipo de bloqueio (analgésico ou anestésico) e a duração desejados (curta/longa).
- Preparar uma seringa de 5 mL de lidocaína 1% com uma agulha 24-25 G.
- Preparar uma seringa de 10 mL de glicose 5%.
- Escolher uma agulha hiperecogênica de bisel curto (20-30°), de diâmetro 21 a 25 G e de um comprimento apropriado para o bloqueio pretendido (50-150 mm).
- Selecionar e preparar o transdutor. Limpar, enxugar e desinfetar previamente o transdutor e o cabo.
- Cobrir o transdutor com uma bainha de proteção estéril descartável. Para colocação de um cateter, é necessário cobrir o cabo por uma grande extensão. Durante um bloqueio de injeção única, não é necessário cobrir o transdutor se um aparelho de descontaminação/esterilização for utilizado entre cada paciente.
- Utilizar gel estéril (unidose) como interface entre o transdutor e a bainha. Evitar pregas e ar retido.

Preparação do paciente

- Desinfetar amplamente o local de punção; a referência anatômica pode tornar necessária uma varredura extensa da região considerada.
- Com uma solução apropriada, uma antissepsia em dois tempos é suficiente.

Realização do bloqueio

- Aplicar gel estéril (unidose) sobre a pele asséptica.
- Verificar a boa orientação do transdutor antes de colocá-la sobre o paciente: tocar um dos lados do transdutor e verificar que o bordo direito do transdutor corresponde ao bordo direito da tela (Fig. 6-1).
- Regular e adaptar a imagem ao alvo utilizando as diferentes funções da máquina (profundidade, frequência, ganho, foco) e inclinando o transdutor.
- Identificar as estruturas anatômicas por uma varredura extensa e dinâmica da região considerada.
- Utilizar a função Doppler para localizar os vasos, evitá-los ou distingui-los de estruturas nervosas hipoecogênicas.
- Decidir a via de acesso (dentro ou fora do plano) e planejar a trajetória da agulha de acordo com a anatomia do paciente e os seus hábitos ou preferências.
- Infiltrar a pele com lidocaína 1%.
- Tirar o ar da agulha com glicose 5% (a injeção de ar cria artefatos que alteram a qualidade da imagem).
- Inserir a agulha conectada à seringa de glicose 5%.
- Se você utilizar um neuroestimulador em modo sentinela, deve ligá-lo e selecionar uma intensidade de 0,8 mA para os bloqueios superficiais e de 1,5-2 mA para os bloqueios profundos.
- Progredir em direção ao alvo combinando os diferentes recursos à disposição: neuroestimulação, hidrolocalização, hidrodissecção, desvio de tecidos secundários aos movimentos da agulha.

56   Elementos gerais

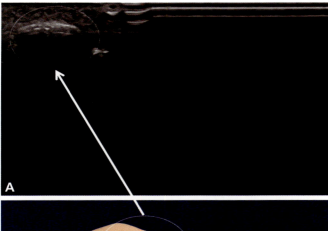

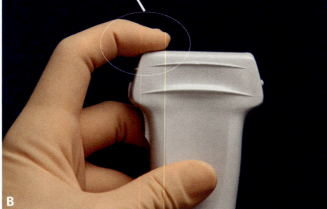

Fig. 6-1. (**A** e **B**) Orientação do transdutor antes do exame ecográfico: o bordo esquerdo do transdutor corresponde à parte esquerda da tela.

- Abordar o nervo de maneira tangencial, a fim de limitar os riscos de punção e de injeção intraneural.
- Confirmar, eventualmente, a identidade do nervo por estimulação elétrica.
- Injetar 1 a 2 mL de glicose 5% e observar sua difusão; reposicionar a agulha, se necessário.
- Injetar lentamente e de maneira fracionada toda a solução de AL efetuando um teste de aspiração a cada 5 mL, para evitar a toxicidade sistêmica em caso de injeção intravascular. Resistência à injeção, dores, parestesias ou inchaço do nervo atestam uma injeção intraneural e exigem a interrupção imediata do procedimento. A injeção deve, igualmente, ser suspensa se não visualizarmos a dispersão de AL, o que faz suspeitar de injeção intravascular.
- Controlar as modificações da onda T no ECG (sinais precoces de administração intravenosa de AL).
- Controlar os parâmetros vitais, se injetar uma solução contendo adrenalina (uma injeção intravascular provoca aumento da frequência cardíaca e da pressão arterial em mais de 20%).
- Controlar a difusão do AL ao longo do nervo por uma varredura proximal e distal.

Lembrar: nem sempre é fácil visualizar simultaneamente o nervo, a agulha e a dispersão do AL. Observar cada movimento da agulha quando a mobilizar. Não tirar os olhos da agulha, a não ser quando injetar o AL para poder observar sua dispersão.

Especificidades para bloqueio contínuo

Existem muitas técnicas que permitem combinar o eixo de visualização do nervo (eixo curto ou longo) e a via de acesso da agulha (dentro e fora do plano):

- Nervo em eixo "curto" e via de acesso fora do plano: a agulha e o cateter são conjuntamente posicionados tangencialmente ao nervo. O cateter é facilmente inserido muitos centímetros ao longo do nervo (cateterização). Ele, pelo contrário, não é visualizado diretamente, e o controle da sua posição necessita da utilização de meios indiretos (p. ex., hidrolocalização). O controle direto do cateter é possível se rotacionarmos o transdutor 90° durante o procedimento, mas esta manobra requer grande destreza por parte do operador.
- Nervo em eixo "curto" e via de acesso dentro do plano: nesta configuração, o cateter aborda o nervo perpendicularmente. Recomenda-se utilizar uma agulha do tipo de Tuohy para absorver a angulação e dirigir o cateter dentro da boa direção sob visão direta.
- Nervo em eixo "longo" e via de acesso dentro do plano: esta técnica permite visualizar a agulha, o cateter e o nervo sob o mesmo eixo longitudinal que o do transdutor. Esta técnica raramente é utilizada, porque ela exige grande destreza.

A Figura 6-2 apresenta estas três combinações.

Embora as agulhas utilizadas para inserir os cateteres tenham diâmetros maiores (17 a 19 G), a técnica de inserção do cateter é idêntica à técnica de injeção única, com exceção dos seguintes pontos:

- Envolver o transdutor e seu cabo dentro de um invólucro estéril para poder apoiar o cabo sobre o campo estéril durante o procedimento.
- Colocar campos estéreis na zona de punção.
- Usar máscara, gorro, blusa e luvas estéreis.
- Quando a agulha estiver posicionada corretamente, injetar 3 a 5 mL de glicose 5% para dilatar a bainha ou o espaço perineural e facilitar a progressão do cateter.
- Avançar o cateter por uma distância de 2 a 4 cm. O cateter muitas vezes é introduzido sem orientação ecográfica (técnica com as duas mãos), às cegas. Um controle constante da inserção do cateter exige a utilização de um suporte de transdutor específico ou a ajuda de um assistente (técnica com três mãos) para sustentar o transdutor: o operador segura a

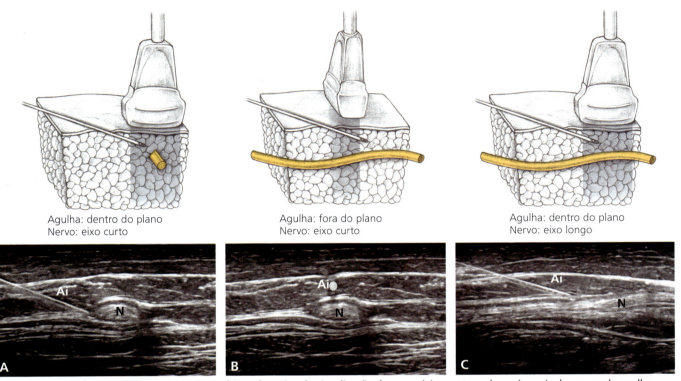

Fig. 6-2. Técnicas de inserção de um cateter combinando o eixo de visualização do nervo (eixo curto ou longo) e a via de acesso da agulha (dentro ou fora do plano).
A. Agulha dentro do plano e visualização do nervo em eixo curto.
B. Agulha fora do plano e visualização do nervo em eixo curto.
C. Agulha dentro do plano e visualização do nervo em eixo longo.
Ai: agulha; N: nervo.

agulha com uma das mãos e insere o cateter com a outra sob US (ultrassom) em tempo real, o procedimento, contudo, permanece difícil.

- Excluir refluxo de sangue.
- Administrar uma dose de teste de 3 mL de lidocaína com adrenalina. O aumento da frequência cardíaca ou da pressão arterial faz suspeitar uma injeção intravascular e obriga a retirada do cateter.
- Verificar a posição do cateter com o auxílio das técnicas descritas adiante.
- É possível "tunelizar" o cateter de maneira indireta, prolongando seu trajeto subcutâneo. Esta técnica que, supostamente, limitaria os movimentos e as retiradas inapropriadas de cateteres não foi validada.
- A utilização de cola biológica reduz os descolamentos de curativo e as fugas no ponto de punção.
- Injetar o AL.

Verificação da posição do cateter

Depois da retirada da agulha, a posição do cateter pode ser verificada em eixo longo. Dentro desta configuração, pode-se, igualmente, observar a injeção e a dispersão do AL em tempo real. Se o cateter não estiver corretamente posicionado, retirá-lo alguns milímetros antes de injetar novamente anestésicos locais.

Há algumas manobras que facilitam a visualização do cateter no lugar:

- A hidrolocalização (injeção de 1-2 mL de glicose 5% ou AL).
- A observação, com Doppler em cores, de microbolhas de ar obtidas por agitação de 1-2 mL de glicose 5% ou de AL.
- A aerolocalização (injeção de 0,5-1 mL de ar).

O ar utilizado nas duas últimas técnicas provoca artefatos que degradam a qualidade da imagem e complicam a repetição do procedimento, se o cateter for inserido em direção errada.

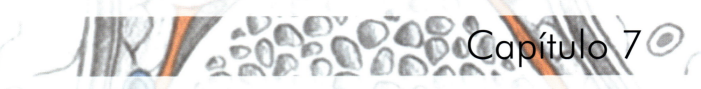

Capítulo 7

Especificidades da anestesia locorregional pediátrica

Princípios gerais

Os princípios ecográficos da anestesia locorregional adulta são aplicáveis na criança.[1,2] A diferença principal reside no fato de que os bloqueios geralmente são efetuados sob sedação ou sob anestesia geral, para manter as crianças imóveis e lhes poupar das dores causadas pelas punções. A maioria das técnicas locorregionais praticadas na criança tem por finalidade assegurar analgesia pós-operatória e não uma anestesia cirúrgica. A utilização de um transdutor de alta frequência e de pequena dimensão facilita a execução da manobra. O Quadro 7-1 resume as indicações de diferentes bloqueios na criança.

Quadro 7-1. Indicações dos bloqueios centrais e periféricos

Tipo de bloqueio	Tipo de cirurgia
Bloqueio central	
Peridural torácico	Toracotomias, mediastinotomias
Caudal	Cirurgia do abdome e dos membros inferiores
Espinal	Hérnia inguinal do recém-nascido ou do prematuro
Bloqueio periférico	
Infraorbitário	Fenda labial
Axilar	Cotovelo, antebraço e mão
Paraumbilical	Hérnia umbilical, piloromiotomia
Ilioinguinal, ílio-hipogástrico	Hérnia inguinal, hidrocele, orquidopexia
Peniano	Circuncisão, hipospadia
Cutâneo lateral da coxa	Retirada de enxerto da face lateral da coxa
Femoral	Fratura do fêmur, cirurgia do joelho
Isquiático	Cirurgia abaixo do joelho

Especificidades anatômicas

No adulto, o cone medular se situa ao nível de L1 no bebê, até que com 1 ano ele se encontra ao nível de L3. Essa disparidade resulta de um crescimento diferencial entre a medula e as estruturas ósseas que formam o canal vertebral. Na criança, a linha virtual de Tuffier corta o espaço L4-L5 ou L5-S1 e constitui, portanto, uma referência confiável, pois se situa bem abaixo do cone medular. No adulto, esta linha corta o espaço L3-L4.

De maneira mais específica, o exame ecográfico da coluna vertebral da criança permite ver a cauda equina sob a forma de pequenos pontos hiperecogênicos rodeados por um espaço anecogênico. Por uma varredura em direção cefálica, pode-se perceber a medula espinal, cujo centro hiperecoico representa a invaginação do sulco mediano.

Na criança, a anatomia e o exame ecográfico dos bloqueios de plexo e tronculares são similares aos do adulto.

Bloqueio periférico e caudal em injeção única

As doses administradas são calculadas em mg/kg. É importante conhecer a dose tóxica de anestésico local antes de proceder a um bloqueio periférico ou central. Os autores desta obra utilizam a bupivacaína 0,25%, a levobupivacaína 0,25% ou a ropivacaína 0,2% até uma dose máxima de 1 mL/kg. Desse modo, a dose relacionada com o peso real não ultrapassa a dose tóxica de 2,5-4 mg/kg. Concentrações mais elevadas raramente são utilizadas em pediatria; de fato, são preferidos volumes mais importantes de concentrações mais fracas do que o inverso.

Durante a injeção, é indispensável procurar eventuais modificações da onda T no ECG (sinais precoces de administração intravenosa de AL). Também é preciso controlar os

59

parâmetros vitais, quando se injeta uma solução contendo adrenalina, e suspeitar de injeção intravenosa, se a frequência cardíaca ou a pressão arterial aumentarem mais de 20%.

Embora a anestesia caudal permita assegurar uma analgesia de qualidade, esta técnica comporta mais riscos de complicações do que um bloqueio periférico.[3,4] As recomendações atuais preconizam dar, geralmente, preferência aos bloqueios periféricos e não executar o bloqueio caudal ou peridural senão para grande cirurgia.[5,6]

Anestesia peridural

No recém-nascido, o espaço peridural se situa a uma profundidade média de 10 mm. Três métodos permitem avaliar esta distância. A primeira fórmula leva em consideração a idade e se calcula da seguinte maneira: $10 + 2 \times$ idade (anos); assim, o espaço se situa a 12 mm na idade de 1 ano e a 20 mm na idade de 5 anos. O segundo método considera o peso da criança, avaliando a profundidade do espaço peridural em 1 mm por kg de peso corporal. Enfim, a profundidade do espaço pode ser determinada por ecografia, o método descrito no Capítulo 32 – "Bloqueio Perimedular".

Utiliza-se uma agulha 19 G quando a criança pesa menos de 30 kg, e uma agulha 18 G quando ela pesa mais de 30 kg. A solução preferida para a analgesia pós-operatória contém bupivacaína ou ropivacaína 0,1% com 2 mcg/mL de fentanil sem adrenalina, para limitar o risco de isquemia medular na criança. Se a mistura for utilizada durante a cirurgia, injeta-se uma primeira dose de AL a uma concentração de 0,25 a 0,5%, calculada em função da dose máxima, eventualmente associada a 1 mcg/kg de clonidina, se a criança tiver mais de 6 meses. A segunda injeção 60 a 90 minutos depois da primeira será de um terço ou a metade do volume precedente, sem adição de clonidina.

Prescrição quando da colocação de cateter para um bloqueio periférico ou peridural

Depois da inserção de um cateter, é necessário injetar uma dose de teste de AL contendo adrenalina, vigiando o ECG e os parâmetros vitais.

Dentro do período pós-operatório, o débito contínuo máximo administrado a um recém-nascido será de 0,2 mg/ kg/h com bolos de 1,5 mg/kg; para uma criança mais velha, o débito será de 0,4 mg/kg/h com bolos de 2,5 mg/kg.[7] Se utilizarmos bupivacaína 0,125% com fentanil 2 mcg/mL, prescreveremos as seguintes doses:

- Idade < 6 meses: 0,1-0,15 mL/kg/h (< 0,2 mg/kg/h).
- Idade > 6 meses: 0,20-0,35 mL/kg/h (< 0,4 mg/kg/h).

Anestesia espinal

A cura de hérnia inguinal é a indicação clássica da anestesia espinal. Para evitar apneias pós-operatórias, a anestesia espinal é preferível com relação à anestesia geral no recém-nascido de menos de 5 kg ou no prematuro de idade pós-concepcional inferior a 54 semanas; além desses limites, o bebê é mais agitado, e o risco de falha ou de lesão é mais elevado.

Há certo número de contraindicações à anestesia espinal: malformações e deformações da coluna vertebral, coagulopatias, infecções, hipertensão intracraniana, *shunt* ventriculoperitoneal.

O local de punção é anestesiado previamente com um pouco de creme EMLA®. A criança é mantida firmemente em posição sentada. O operador punciona o espaço L4-L5 ou L5-S1 com uma agulha 25 G. O espaço subaracnóideo se situa entre 7 e 15 mm de profundidade, a injeção é feita em 20 segundos, e o bloqueio dura entre 45 e 60 min. A instalação do bloqueio acarreta perda de tônus dos membros inferiores e perda de fezes A criança é, em seguida, deitada lentamente sobre o dorso; movimentos demasiado rápidos podem provocar uma parada cardiorrespiratória por causa da importante diminuição do retorno venoso.

Pode-se utilizar a ropivacaína ou a bupivacaína, hiperbárica ou isobárica, a uma dose de 0,6 mL a partir de 1 kg. Adiciona-se 0,1 mL suplementar por kg de peso suplementar: 0,7 mL para 2 kg, 0,8 mL para 3 kg, 0,9 mL para 4 kg, e 1 mL para 5 kg.

A avaliação do bloqueio se faz da seguinte maneira:

- Ausência de bloqueio: flexão máxima dos joelhos e dos pés.
- Bloqueio parcial (33%): flexão dos joelhos possível, flexão máxima dos pés.
- Bloqueio quase completo (66%): ausência de flexão dos joelhos, flexão dos pés possível.
- Bloqueio completo: ausência de flexão dos joelhos e dos pés.

A apneia pós-operatória dos prematuros depois de uma anestesia geral foi objeto de uma metanálise incluindo oito estudos e um total de 255 pacientes:[8] os fatores de risco são um hematócrito inferior a 30% e episódios de apneia em casa. O risco de apneia é inferior a 5% quando os bebês atingem idade pós-concepcional de 48 semanas e idade gestacional de 35 semanas. Ele é inferior a 1% quando a idade pós-concepcional é de 54 semanas e a idade gestacional de 35 semanas.

Referências Bibliográficas

1. Tsui B, Suresh S. Ultrasound imaging for regional anesthesia in infants, children, and adolescents: a review of current literature and its application in the practice of extremity and trunk blocks. Anesthesiology 2010;112:473-92.
2. Tsui BC, Suresh S. Ultrasound imaging for regional anesthesia in infants, children, and adolescents: a review of current literature and its application in the practice of neuraxial blocks. Anesthesiology 2010;112:719-28.
3. Giaufre E, Dalens B, Gombert A. Epidemiology and morbidity of regional anesthesia in children: a one-year prospective survey of the French-Language Society of Pediatric Anesthesiologists. Anesth Analg 1996;83:904-12.
4. Lacroix F. Epidemiology and morbidity of regional anaesthesia in children. Curr Opin Anaesthesiol 2008;21:345-9.
5. Ross AK, Eck JB, Tobias JD. Pediatric regional anesthesia: beyond the caudal. Anesth Analg 2000;91:16-26.
6. Ivani G, Tonetti F, Mossetti V. Update on postoperative analgesia in children. Minerva Anestesiol 2005;71:501-5.
7. Bosenberg A. Pediatric regional anesthesia update. Paediatr Anaesth 2004;14:398-402.
8. Cote CJ, Zaslavsky A, Downes JJ, *et al*. Postoperative apnea in former preterm infants after inguinal herniorrhaphy. A combined analysis. Anesthesiology 1995;82:809-22.

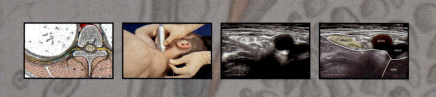

Bloqueios dos plexos braquial e cervical

8 Bloqueio interescalênico	65
9 Bloqueio supraclavicular	75
10 Bloqueio infraclavicular	81
11 Bloqueio axilar	87
12 Bloqueios tronculares do braço e do antebraço	95
13 Bloqueio do nervo supraescapular	103
14 Bloqueio do nervo axilar	107
15 Bloqueio cervical superficial	111

Capítulo 8
Bloqueio interescalênico

Indicação

O bloqueio interescalênico é indicado em cirurgia do ombro, dos dois terços laterais da clavícula e da metade superior do braço.

Anatomia

As raízes do plexo braquial se situam dentro do sulco interescalênico, que separa os músculos escalenos anterior e médio, sob o músculo esternocleidomastóideo, ao nível da cartilagem cricoide (Fig. 8-1).

Ao emergirem, as raízes nervosas passam através dos buracos de conjugação dos processos transversos das vértebras correspondentes. O processo transverso de C7 possui somente um tubérculo posterior, enquanto os processos transversos de C3, C4, C5 e C6 possuem dois, um anterior e um posterior.

Procedimento

Instalação e material

- Instalar o paciente deitado de costas, a cabeça voltada a 45° para o lado a não ser operado, o braço ipsolateral ao longo do corpo.
- Pegar um transdutor linear de alta frequência.
- Colocá-lo dentro de um plano coronal oblíquo dentro da fossa supraclavicular, paralelo à clavícula (Fig. 8-2).

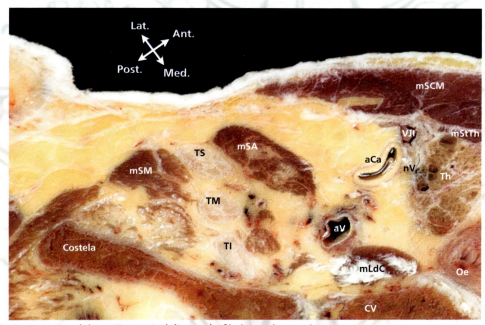

Fig. 8-1. Corte anatômico transversal da região cervical direita: desfiladeiros dos escalenos.
aCa: artéria carótida comum; aV: artéria vertebral; CV: corpo vertebral; mLdC: músculo longo do pescoço; mSA: músculo escaleno anterior; mSCM: músculo esternocleidomastóideo; mSM: músculo escaleno médio; mStTh: músculo esternotireóideo; nV: nervo vago; Oe: esôfago; Th: glândula tireoide; TI: tronco inferior (C8–T1); TM: tronco médio (C7); TS: tronco superior (C5–C6); VJI: veia jugular interna.

66 Bloqueios dos plexos braquial e cervical

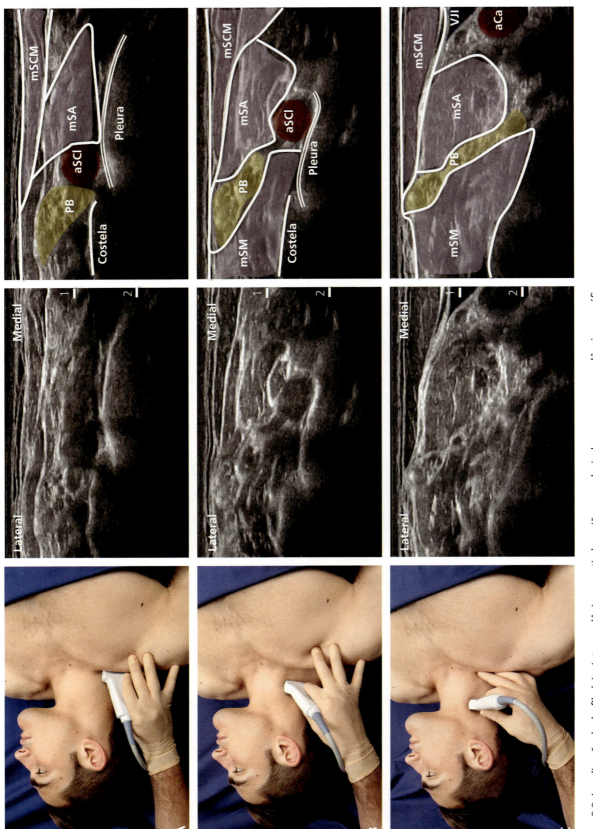

Fig. 8-2. Localização do desfiladeiro interescalênico a partir da região supraclavicular com correspondência ecográfica.
A. Transdutor colocado sobre a fossa supraclavicular.
B. Transdutor colocado sobre a região interescalênica distal.
C. Transdutor colocado sobre a região interescalênica proximal.
aCa: artéria carótida comum; aSCI: artéria subclávia; mSA: músculo escaleno anterior; mSCM: músculo esternocleidomastóideo; mSM: músculo escaleno médio; PB: plexo braquial; VJI: veia jugular interna.

- Selecionar uma profundidade de campo entre 2 e 3 cm.
- Pegar uma agulha 21-22 G, com 50 mm de comprimento.

Sonoanatomia

- Identificar (Fig. 8-3):
  - a artéria subclávia.
  - o plexo braquial pela face lateral. As estruturas nervosas se apresentam sob forma de um cacho de uvas redondas ou ovais, hipoecogênicas; em seguida, seguir os nervos em direção cefálica. O plexo braquial se encontra dentro do sulco interescalênico, entre os músculos escalenos anterior e médio. Os nervos se tornam estruturas distintas, redondas ou ovais, hipoecogênicas. Uma inclinação do transdutor em direção caudal ou cefálica permite visualizá-los mais claramente, dentro de um ângulo de 90° com o feixe de ultrassom.

- Localizar os processos transversos de C5, C6 e C7, a fim de terminar a posição das raízes C5, C6 e C7. Movimentos de inclinação cefálica e caudal do transdutor permitem visualizar, respectivamente, os processos transversos com as raízes nervosas emergindo ou o plexo, conforme o feixe de ultrassom seja orientado perpendicularmente à coluna vertebral ou aos troncos nervosos (Fig. 8-4): os processos transversos bituberculados de C4, C5 e C6 formam uma imagem em U associada a uma sombra óssea. O processo transverso de C7 possui um tubérculo anterior rudimentar, ou mesmo ausente, e um tubérculo posterior proeminente, dando um aspecto ecográfico assimétrico e permitindo a identificação da raiz C7 (Fig. 8-5); as raízes C6 e C5 são identificadas à altura dos processos transversos de C6 e C5, respectivamente, fazendo varredura em direção cefálica.
- Identificar a artéria vertebral sob o processo transverso de C6 (Fig. 8-5) e pesquisar outras estruturas vasculares que

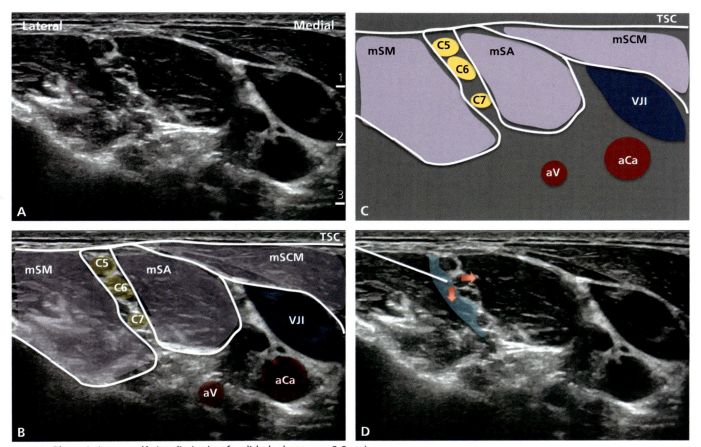

Fig. 8-3. Bloqueio interescalênico direito (profundidade de campo: 2-3 cm).
A. Ecografia nativa.
B. Ecografia assinalada.
C. Representação esquemática.
D. Inserção da agulha dentro do plano e injeção ao contato com a fáscia à altura das raízes nervosas C5 e C6. O anestésico local se difunde ao longo das diferentes raízes.
aCa: artéria carótida comum; aV: artéria vertebral; C5: raiz nervosa C5; C6: raiz nervosa C6; C7: raiz nervosa C7; mSA: músculo escaleno anterior; mSCM: músculo esternocleidomastóideo; mSM: músculo escaleno médio; VJI: veia jugular interna.

68 Bloqueios dos plexos braquial e cervical

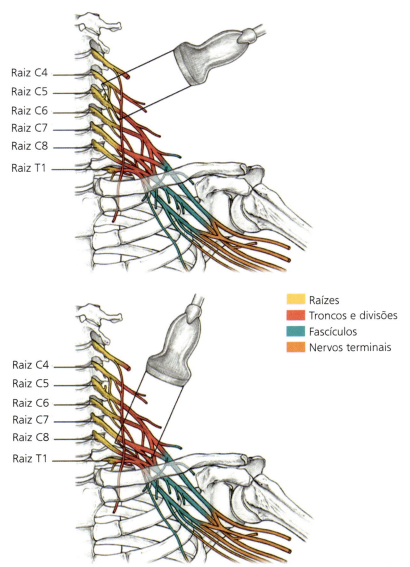

Fig. 8-4. Orientação do transdutor e visualização das raízes nervosas à sua emergência dos forames intervertebrais e dentro do desfiladeiro interescalênico. Movimentos de inclinação cefálica e caudal do explorador permitem visualizar, respectivamente, os processos transversos ou o plexo, conforme o feixe de ultrassons seja orientado perpendicularmente à coluna vertebral ou aos troncos nervosos.

podem cruzar o plexo: artéria dorsal da escápula, artéria cervical superficial, artéria cervical transversa, artéria supraescapular.

Via de acesso e injeção de AL

- Inserir a agulha dentro ou fora do plano à altura de C5-C6 (Fig. 8-6). A via de acesso dentro do plano pelo lado lateral do transdutor diminui o risco de bloqueio do nervo frênico, que passa medialmente ao plexo.
- Injetar 10 a 20 mL de AL sobre a fáscia lateral do plexo ou exatamente no interior do plexo entre C5 e C6 (Fig. 8-3).

Reposicionar a agulha, se o AL se difundir dentro do músculo escaleno médio e não na direção de C5 e C6. Um bloqueio cirúrgico exige a administração de 30 mL.
- Observar a difusão do AL ao longo dos nervos por uma varredura proximal e distal.

Bloqueio contínuo

A técnica geralmente recomendada é uma via de acesso fora do plano com inserção da agulha ao nível de C5-C6. A inserção muito distal do cateter pode acarretar anestesia da mão sem efeito analgésico ao nível do ombro. Recomenda-se "tunelizar" o

Capítulo 8. Bloqueio interescalênico 69

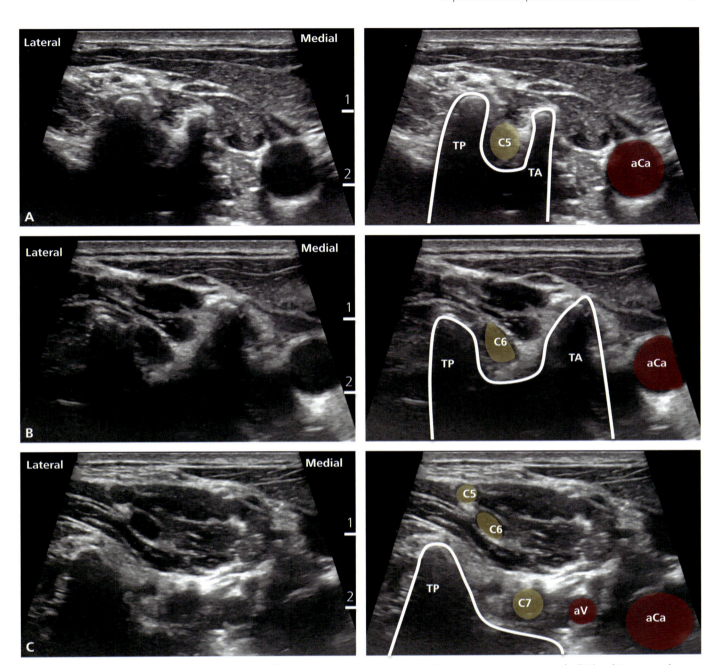

Fig. 8-5. Identificação das raízes nervosas C5 (**A**), C6 (**B**) e C7 (**C**). O tubérculo anterior (TA) do processo transverso de C7 é rudimentar, até mesmo ausente, enquanto o tubérculo posterior (TP) é proeminente; este aspecto assimétrico facilita a identificação da raiz C7; as raízes C6 e C5 são identificadas à altura dos processos transversos de C6 e C5, respectivamente, por uma varredura em direção cefálica. A raiz C4 nem sempre é visualizável.
aCA: artéria carótida comum; aV: artéria vertebral.

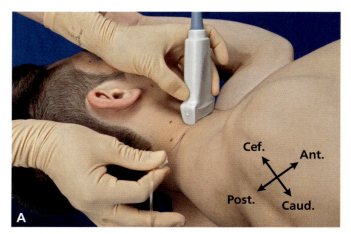

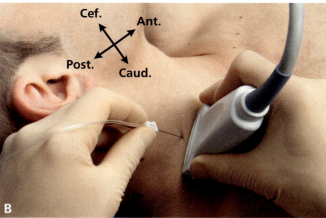

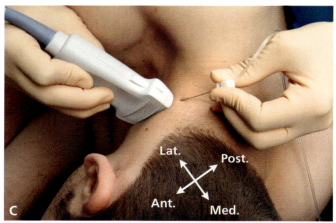

Fig. 8-6. Bloqueio interescalênico direito: posição do transdutor e inserção da agulha dentro do plano em direção lateromedial (**A**) e fora do plano (**B**); o paciente está em posição dorsal. A inserção de um cateter dentro do plano pode ser facilitada, se o paciente estiver em posição lateral (**C**).

cateter para evitar sua retirada acidental. A tunelização pode ser efetuada antes ou depois da inserção do cateter, a uma boa distância do ponto de punção, para alongar o trajeto subcutâneo do cateter. A dispersão do AL pode ser acompanhada em tempo real durante a injeção através do cateter.

Dicas clínicas

Acoplamento à neuroestimulação

A contração dos músculos deltoide ou bíceps confirma a boa posição da agulha.

Outra via de acesso ao plexo braquial dentro do sulco interescalênico

- Instalar o paciente sobre o dorso, cabeça voltada a 45° para o lado que não será operado, o braço ipsolateral ao longo do corpo. Pegar um transdutor linear de alta frequência e colocá-lo sobre o pescoço ao nível da cartilagem cricóidea dentro de um plano axial e oblíquo para obter uma vista transversa.
- Identificar de medial a lateral (Fig. 8-7):
  – a traqueia.
  – a tireoide.
  – a artéria carótida comum e a veia jugular interna, difíceis de ver se exercermos uma pressão grande demais sobre o transdutor.
  – o músculo esternocleidomastóideo, superficial, triangular, sobreposto aos grandes vasos.
  – o músculo escaleno anterior.
  – o músculo escaleno médio.
  – o plexo braquial dentro do sulco interescalênico, entre os músculos escaleno anterior e médio. Os nervos são estruturas distintas, redondas ou ovais, hipoecogênicas. Uma inclinação do transdutor em direção caudal ou cefálica permite visualizá-los claramente, dentro de um ângulo de 90° com o feixe de ultrassom.

Rotação da cabeça do paciente

Às vezes o músculo esternocleidomastóideo recobre o sulco interescalênico. Acentuar a rotação da cabeça do paciente para o lado que não será operado desvia o músculo em direção medial, abrindo, desse modo, o trajeto da agulha inserida dentro do plano (Fig. 8-8).

Fig. 8-7. Localização do desfiladeiro interescalênico a partir da glândula tireoide.
A-D. Imagens sequenciais em direção mediolateral.
aCa: artéria carótida comum; aSCl: artéria subclávia; gTh: glândula tireoide; mSA: músculo escaleno anterior; mSCM: músculo esternocleidomastóideo; mSM: músculo escaleno médio; PB: plexo braquial; VJI: veia jugular interna.

Capítulo 8. Bloqueio interescalênico 71

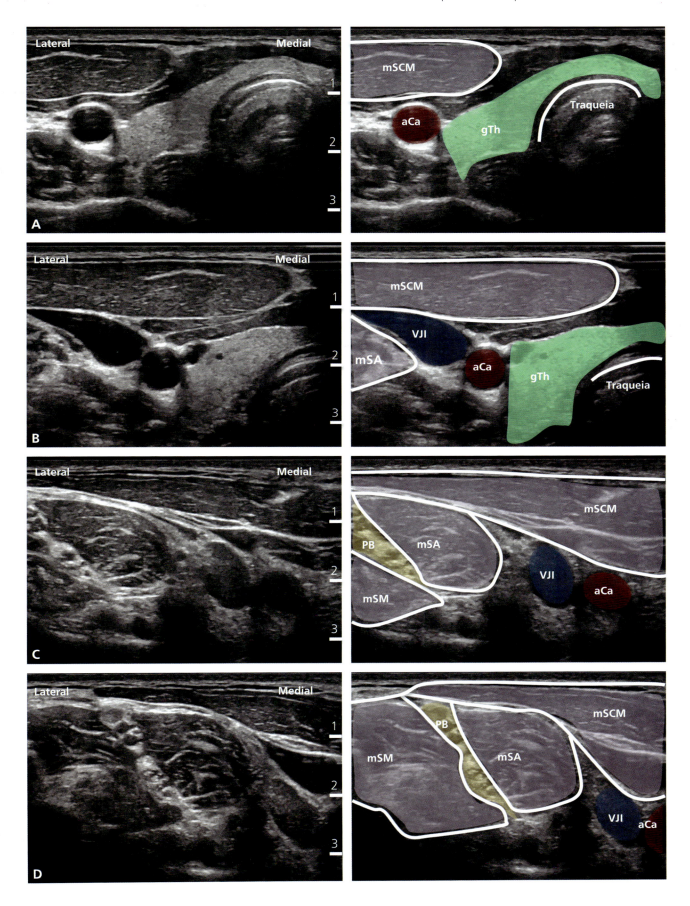

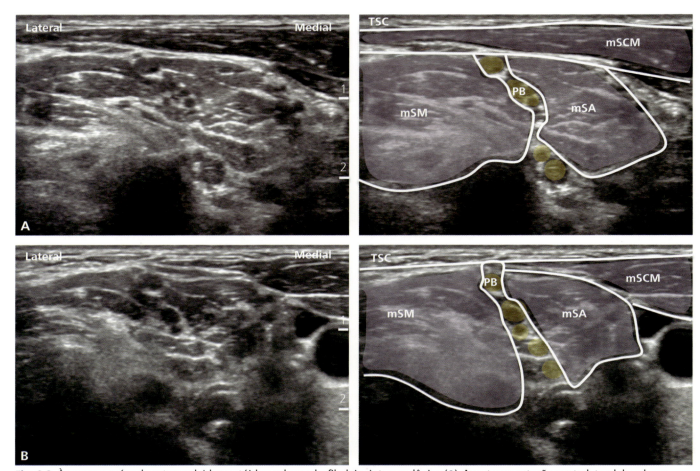

Fig. 8-8. Às vezes o músculo esternocleidomastóideo cobre o desfiladeiro interescalênico (A). Acentuar a rotação contralateral da cabeça desvia o músculo em direção medial e descobre o acesso ao desfiladeiro (B).

Paciente em decúbito lateral

A posição em decúbito lateral pode facilitar a via de acesso interescalênica liberando a região cervical (Fig. 8-6). Esta posição é útil nos pacientes de pescoço curto, ou para colocar cateteres no perineuro, porque permite alongar o trajeto de tunelização do cateter dentro de uma via de acesso dentro do plano.

Identificação de raiz nervosa particular e prevenção de anestesia perimedular

A forma singular dos processos transversos das vértebras cervicais possibilita identificar com precisão uma raiz nervosa. Ao nível dos processos transversos de C6 e acima, a presença de dois tubérculos, anterior e posterior, cria uma sombra em forma de U. A imagem do processo transverso de C7 é assimétrica por causa de um tubérculo anterior extremamente rudimentar.[1] A artéria vertebral geralmente é visível abaixo de C6 (Fig. 8-5).

O risco de anestesia epidural ou espinal é maior durante a injeção de AL na proximidade imediata dos processos transversos e das raízes nervosas emergindo dos foramens intervetebrais.

Variações anatômicas

As raízes C5 e C6 podem caminhar sozinhas ou juntas através do músculo escaleno anterior. É imperativo identificar sua posição respectiva, que influencia o posicionamento da agulha.

Identificação do nervo frênico

O bloqueio interescalênico acarreta, frequentemente, uma paresia do diafragma ipsolateral. O nervo frênico é uma estrutura fina de 1 a 1,5 mm de diâmetro, geralmente situada entre o músculo esternocleidomastóideo e o músculo escaleno anterior. Ele é facilmente identificável por estimulação elétrica. O Doppler em cores permite diferenciar o nervo frênico, hipocogênico, dos pequenos ramos da artéria cervical transversa (igualmente hipoecogênicos) (Fig. 8-9). Na via de acesso me-

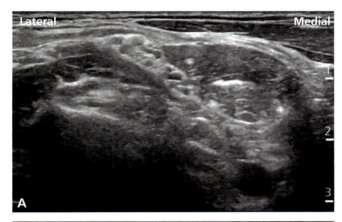
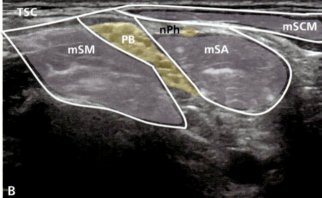

Fig. 8-9. O nervo frênico (nPh) pode ser identificado entre o músculo esternocleidomastóideo (mSCM) e o músculo escaleno anterior (mSA).
A. Ecografia nativa.
B. Ecografia assinalada.
mSM: músculo escaleno médio; PB: plexo braquial; TSC: tecido subcutâneo.

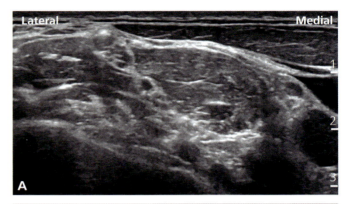
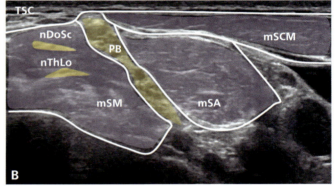

Fig. 8-10. Identificação dos nervos dorsal da escápula e torácico longo. A varredura da região cervical frequentemente faz aparecerem dois nervos hiperecogênicos, o nervo dorsal da escápula (nDoSc) e o nervo torácico longo (nThLo), que atravessam o músculo escaleno médio (mSM) à altura das raízes C5-C6.
A. Ecografia nativa.
B. Ecografia assinalada.
mSA: músculo escaleno anterior; mSCM: músculo esternocleidomastóideo; PB: plexo braquial; TSC: tecido subcutâneo.

diolateral, é importante identificá-lo e injetar o AL a uma boa distância do nervo.

Entretanto, recomenda-se evitar as vias de acesso acima da clavícula nos pacientes com insuficiência respiratória.

Identificação do nervo dorsal da escápula e do nervo torácico longo

A varredura da região cervical faz, muitas vezes, aparecer dois nervos hiperecogênicos que atravessam o músculo escaleno médio à altura das raízes C5-C6, o nervo dorsal da escápula e o nervo torácico longo.[2] Localizar estes dois nervos permite evitar puncioná-los inadvertidamente (Fig. 8-10).

Bloqueio anestésico isolado para cirurgia do ombro

O bloqueio interescalênico não é suficiente para assegurar uma anestesia cirúrgica para o ombro todo; ele deve ser completado por um bloqueio do nervo supraclavicular, originado do plexo cervical superficial, responsável pela inervação sensitiva da parte superior do ombro, a clavícula, as articulações esternoclaviculares e acromioclaviculares.[3]

Cirurgia da metade inferior do braço

A injeção única de um grande volume de AL (30 mL) abaixo de C6 se difunde ao longo do plexo e assegura um bloqueio de C5 a C8, às vezes T1.

Distribuição do anestésico local

A difusão do AL de um só lado do plexo é suficiente para produzir uma analgesia adequada. Não é, portanto, necessário procurar injetar o AL em cada lado do plexo.

Complicações

O bloqueio interescalênico é responsável pela grande incidência de lesões neurológicas depois da anestesia locorregional

74 Bloqueios dos plexos braquial e cervical

(ALR).[4] Prudência é, portanto, obrigatória. Recomenda-se não ultrapassar a fáscia do plexo e injetar o AL à distância dos nervos.[5]

Afora as complicações classicamente ligadas aos bloqueios de plexos e tronculares (hematoma, toxicidade dos AL, infecção), o bloqueio interescalênico com injeção no interior do plexo é acompanhado com frequência:

- De um bloqueio do nervo laríngeo recorrente, ocasionando uma disfonia passageira.
- De um bloqueio do nervo frênico responsável por uma hemiparesia do diafragma e de dispneia.
- De um bloqueio do gânglio estrelado, originando síndrome de Claude Bernard-Horner (enoftalmia, ptose palpebral, miose, anidrose) e congestão nasal. O tratamento consiste, simplesmente, em tranquilizar o paciente.

As complicações secundárias a uma injeção epidural, intratecal ou arterial (artéria vertebral), são tanto mais raras quando os princípios expostos, precedentemente, forem respeitados.

Revisão da literatura

Em um estudo prospectivo incluindo 60 pacientes operados do ombro, Plante *et al.* demonstraram que uma injeção praticada sob a raiz C6 (*versus* acima da raiz C5) produziu um bloqueio mais extenso dos diferentes nervos (nervo ulnar: 93 *versus* 19%; nervo radial: 96 *vs.* 28%; nervo mediano: 96 *vs.* 69%). Este acesso é interessante quando o bloqueio supraclavicular, infraclavicular ou axilar é difícil de efetuar em pacientes previstos para uma cirurgia do braço e do antebraço.[6]

A injeção exterior ao plexo (agulha apoiada sobre a fáscia) produz um bloqueio de mesma qualidade dentro da mesma demora que uma injeção praticada no interior do plexo. A duração da analgesia é, pelo contrário, diminuída de 2,6 h, resultado obtido por um modelo de análise de regressão multivariada com correção para a idade, sexo e volume de AL.[5]

Técnica e clinicamente, é significativamente mais vantajoso escolher a via de acesso fora do plano para a inserção de um cateter: dificuldades mínimas à inserção do cateter (33 *vs.* 13%, $p = 0,012$), duração inferior do procedimento (9 min *vs.* 6,5 min, $p < 0,0001$), diminuição das dores na sala de recuperação pós-anestésica (9 *vs.* 39%, $p = 0,005$), consumo inferior de opiáceos nos dias 1 e 2 pós-operatórios (48 *vs.* 27%, $p = 0,017$), respectivamente (35 *vs.* 27%, $p = 0,27$).[7]

Referências Bibliográficas

1. Martinoli C, Bianchi S, Santacroce E, Pugliese F, Graif M, Derchi LE, *et al.* Brachial plexus sonography: a technique for assessing the root level. AJR Am J Roentgenol 2002;179:699-702.

2. Hanson NA, Auyong DB. Systematic ultrasound identification of the dorsal scapular and long thoracic nerves during interscalene block. Reg Anesth Pain Med 2013;38:54-7.

3. Maybin J, Townsley P, Bedforth N, Allan A. Ultrasound guided supraclavicular nerve blockade: first technical description and the relevance for shoulder surgery under regional anaesthesia. Anaesthesia 2011;66:1053-5.

4. Brull R, McCartney CJ, Chan VW, El-Beheiry H. Neurological complications after regional anesthesia: contemporary estimates of risk. Anesth Analg 2007;104:965-74.

5. Spence BC, Beach ML, Gallagher JD, Sites BD. Ultrasound-guided interscalene blocks: understanding where to inject the local anaesthetic. Anaesthesia 2011;66:509-14.

6. Plante T, Rontes O, Bloc S, Delbos A. Spread of local anesthetic during an ultrasound-guided interscalene block: does the injection site influence diffusion? Acta Anaesthesiol Scand 2011;55:664-9.

7. Fredrickson MJ, Ball CM, Dalgleish AJ. Posterior versus anterolateral approach interscalene catheter placement: a prospective randomized trial. Reg Anesth Pain Med 2011;36:125-33.

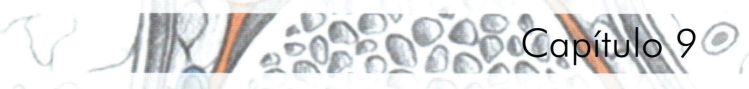

Capítulo 9
Bloqueio supraclavicular

Indicação

O bloqueio supraclavicular é indicado na cirurgia do cotovelo, do antebraço e da mão.

Quer ele seja efetuado ao nível axilar, supraclavicular ou infraclavicular, o bloqueio do plexo braquial não inclui nem o nervo cutâneo medial do braço, nem o nervo intercostobraquial (originado de T2), todos os dois responsáveis pela inervação sensitiva da parte medial e proximal do braço, nem o nervo axilar, responsável pela inervação sensitiva da parte inferolateral do braço, às vezes até o cotovelo:

- Os dois primeiros são bloqueados por uma infiltração subcutânea da face medial do braço, imediatamente abaixo da fossa axilar, para a cirurgia da margem medial do cotovelo.
- O último por uma infiltração beirando a margem inferior do deltoide, para a cirurgia da margem lateral do cotovelo.

O bloqueio supraclavicular é particularmente indicado em cirurgia da parte inferior do braço ou em fratura do membro superior (que não pode ser mobilizado).

O bloqueio pode ser difícil de realizar em um paciente caquético, porque não há lugar para apoiar o transdutor de ecografia dentro de uma fossa supraclavicular muito escavada. É melhor fazer um bloqueio infraclavicular ou axilar.

Anatomia

Os ramos ventrais primário de C5 e C6 se unem abaixo da clavícula para formar o tronco superior; C7 se transforma em um tronco médio; C8 e T1 se associam para constituir o tronco inferior. Cada um destes troncos dá uma divisão anterior e uma posterior, entre a clavícula e a primeira costela, à altura da artéria subclávia. O plexo se encontra em posição lateral à artéria, enquanto a veia subclávia e o músculo escaleno anterior se encontram em posição medial. A artéria subclávia repousa sobre a primeira costela, em proximidade à pleura (Fig. 9-1).

A artéria dorsal da escápula geralmente é originada do tronco tireocervical e irriga a escápula, os músculos romboides e o músculo trapézio. Ao nível da fossa supraclavicular, a artéria dorsal da escápula atravessa o plexo braquial, quando ele tem sua origem diretamente da artéria subclávia. No interior do plexo braquial pode-se, também, encontrar as artérias supraescapular e cervical transversa, originadas do tronco tireocervical.

Procedimento

Instalação e material

- Instalar o paciente em posição dorsal, a cabeça ligeiramente voltada para o lado contralateral; pedir ao paciente para tentar tocar na face lateral do seu joelho com o braço ipsolateral.
- Utilizar um transdutor linear de alta frequência.
- Apoiá-la dentro da fossa supraclavicular paralelamente à clavícula, a fim de obter um corte transverso da artéria subclávia e do plexo braquial (Fig. 9-2).
- Selecionar uma profundidade de campo entre 2 e 4 cm; o nervo se encontra, geralmente, a uma profundidade de 2 cm.
- Usar uma agulha 21-22 G, com comprimento de 50 a 80 mm.

76 Bloqueios dos plexos braquial e cervical

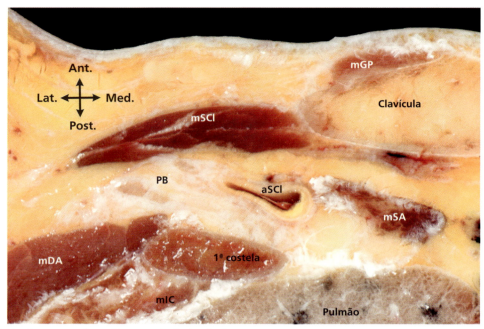

Fig. 9-1. Corte anatômico transverso da região supraclavicular direita.
aSCl: artéria subclávia; mDA: músculo serrátil anterior; mGP: músculo peitoral maior; mIC: músculos intercostais; mSA: músculo escaleno anterior; mSCl: músculo subclávio; PB: plexo braquial.

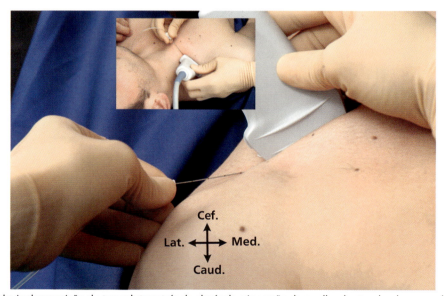

Fig. 9-2. Bloqueio supraclavicular: posição do transdutor atrás da clavícula e inserção da agulha dentro do plano em direção lateromedial (paciente em posição dorsal). A figura menor representa uma inserção dentro do plano em direção mediolateral.

Sonoanatomia

- Identificar do interior ao exterior (Fig. 9-3):
  - a artéria subclávia, pulsátil.
  - o plexo, situado sobre a face lateral da artéria subclávia, em cima da primeira costela. Na tela, os nervos se apresentam sob a forma de um cacho de uvas redondas ou ovais, hipoecogênicas.
  - a primeira costela, linha hiperecogênica e sua sombra óssea.
  - a pleura, linha hiperecogênica flutuando com a respiração, e sua imagem de "cauda de cometa".
- As outras estruturas visualizadas são:
  - músculo escaleno anterior.
  - veia subclávia.

Capítulo 9. Bloqueio supraclavicular

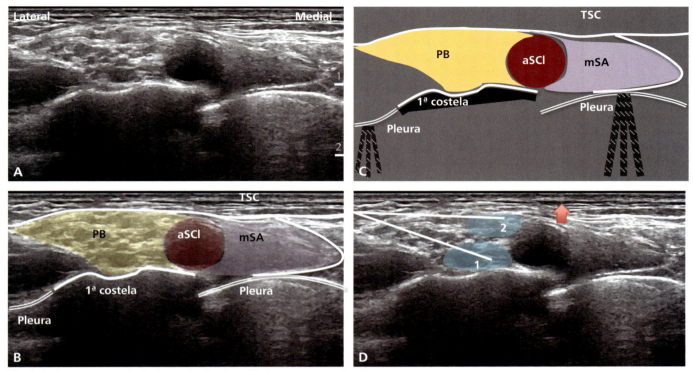

Fig. 9-3. Bloqueio supraclavicular direito (profundidade de campo: 2-4 cm).
A. Ecografia nativa.
B. Ecografia assinalada.
C. Representação esquemática.
D. Inserção da agulha dentro do plano e injeção em dois tempos, dentro da parte inferomedial (1) *(corner pocket)* do plexo, e depois superomedial (2). A injeção em posição inferomedial provoca um desvio da artéria para superfície.
O plexo braquial (PB) se encontra sobre a face lateral da artéria subclávia (aSCl). A primeira costela projeta um cone de sombra, enquanto a pleura apresenta uma imagem em "cauda de cometa".
mSA: músculo escaleno anterior; TSC: tecido subcutâneo.

- Inclinar o transdutor em direção caudal, até a obtenção de ótima imagem da artéria subclávia apoiada sobre a primeira costela; a imagem da artéria subclávia apoiada sobre a pleura deve ser rejeitada por causa do risco de pneumotórax.

Via de acesso e injeção de AL

- Inserir a agulha dentro do plano ao nível da extremidade lateral do explorador em direção ao ângulo formado pela artéria e a primeira costela (técnica do *corner pocket*) (Fig. 9-3).
- Injetar 15-20 mL de AL e observar a elevação da artéria subclávia.
- Reposicionar a agulha dentro da metade superior do plexo e injetar 15-20 mL.
- Controlar a difusão do AL em torno do plexo por uma varredura proximal e distal.

Bloqueio contínuo

O bloqueio supraclavicular contínuo oferece excelente analgesia depois de uma operação do cotovelo, do antebraço ou da mão.

A via de acesso dentro do plano é recomendada. A agulha deve ser dirigida para o ângulo lateral formado pela artéria e a primeira costela *(corner pocket)*. O cateter não deve ser introduzido mais que 2-3 cm.

Dicas clínicas

Acoplamento à neuroestimulação

Com auxílio da estimulação elétrica, procurar a contração do bíceps ou do tríceps para a cirurgia acima do cotovelo, e a contratura dos músculos da mão para a cirurgia abaixo do cotovelo.

Relação da artéria e do plexo com a primeira costela e a pleura

A inclinação caudal do transdutor possibilita visualizar a artéria e o plexo pousados sobre a primeira costela. Inversamente, a inclinação cefálica oferece regularmente uma imagem que mostra a artéria e o plexo pousados sobre a pleura (Fig. 9-4). Antes de cada procedimento, é indispensável efetuar estes movimentos, acompanhando-os, às vezes, de uma leve rotação do transdutor para distinguir claramente a pleura e a primeira costela.

Cirurgia da metade distal do braço

Na cirurgia distal do braço, para cobrir o território desejado, é necessário efetuar um "bloqueio supraclavicular alto", isto é, inserir a agulha 1-2 cm mais alto do que o que foi descrito acima.

Injeção única

Certos autores preferem efetuar uma injeção única de 25 a 40 mL de AL ao nível do *corner pocket*, a fim de limitar o número de punções e de parestesias.

Via de acesso mediolateral

A via de acesso mediolateral, preferida por certos autores, permite manter a agulha à distância da artéria subclávia e do tórax. Mas a artéria pode impedir o acesso à parte medial e inferior do plexo. Pode, então, ser necessário afastar-se da artéria manipulando a agulha.

Qualquer que seja a via de acesso escolhida, é extremamente importante manter a pleura e a agulha sob visão constante, a fim de evitar um pneumotórax.

Artéria dorsal da escápula, artéria supraescapular e artéria cervical transversa

Dentro da região supraescapular, os vasos hipoecogênicos são visíveis em corte transversal ou longitudinal em meio aos troncos e divisões nervosas, igualmente hipoecogênicos. A artéria dorsal da escápula, quando tem origem na artéria subclávia, é identificável, atravessando ou cobrindo o plexo (Fig. 9-5). Para evitar uma injeção intra-arterial de AL, o Doppler em cores permite diferenciar as artérias supraescapular e cervical transversa das estruturas nervosas.

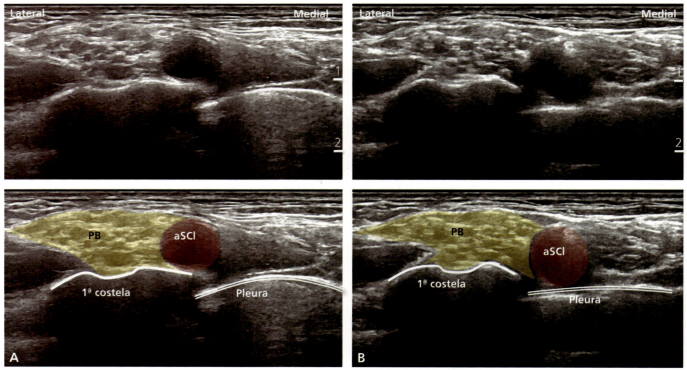

Fig. 9-4. Bloqueio supraclavicular: posição da artéria subclávia sobre a primeira costela (**A**) e a pleura (**B**).
PB: plexo braquial; aSCl: artéria subclávia.

Capítulo 9. Bloqueio supraclavicular

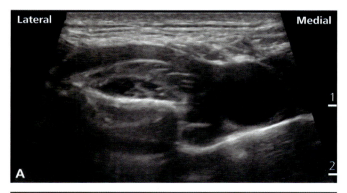

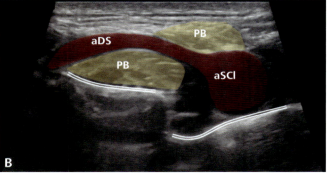

Fig. 9-5. Bloqueio supraclavicular: imagem ecográfica da artéria dorsal da escápula (aDS), originada da artéria subclávia (aSCl), atravessando o plexo braquial (PB). Esta artéria provém, geralmente, do tronco tireocervical.
A. Ecografia nativa.
B. Ecografia assinalada.

Revisão da literatura

A técnica do *corner pocket* foi descrita pela primeira vez em 2007.[1] Muitos autores confirmaram que uma injeção única executada dentro do ângulo formado pela artéria subclávia e a primeira costela *(corner pocket)* produz, dentro de um tempo semelhante, um bloqueio tão eficaz quanto uma injeção fracionada efetuada na mesma localização e na parte superior do plexo.[2,3] Enfim, as vias de acesso dentro do plano pela extremidade lateral ou medial do transdutor para atingir o *corner pocket* são equivalentes.[4]

Em um estudo que incluiu 1.169 pacientes submetidos a uma artroscopia do ombro, Liu *et al.* observam que o bloqueio supraclavicular proporciona uma analgesia e efeitos secundários semelhantes ao bloqueio interescalênico.[5]

Arcand *et al.* demonstram que uma injeção única por via infraclavicular produz um bloqueio tão eficaz quanto por via supraclavicular, com retardos de instalação de bloqueio semelhantes.[6]

- Em um estudo randomizado duplo-cego, incluindo 60 pacientes, Mariano *et al.* apoiam-se sobre uma diferença fracamente significativa dos escores de dores (2 *vs.* 4, $p = 0,03$) e sobre um consumo menor de oxicodona, exclusivamente entre a 18ª e a 24ª hora pós-operatória, para demonstrar que o bloqueio contínuo infraclavicular é mais eficaz que o bloqueio contínuo supraclavicular.[7]

Referências Bibliográficas

1. Soares LG, Brull R, Lai J, Chan VW. Eight ball, corner pocket: the optimal needle position for ultrasound-guided supraclavicular block. [letter]. Reg Anesth Pain Med 2007;32(1):94-5.
2. Tran de QH, Munoz L, Zaouter C, Russo G, Finlayson RJ. A prospective, randomized comparison between single- and double-injection, ultrasound-guided supraclavicular brachial plexus block. Reg Anesth Pain Med 2009;34:420-4.
3. Roy M, Nadeau MJ, Cote D, *et al.* Comparison of a single- or double-injection technique for ultrasound-guided supraclavicular block: a prospective, randomized, blinded controlled study. Reg Anesth Pain Med 2012;37:55-9.
4. Subramanyam R, Vaishnav V, Chan VW, Brown Shreves D, Brull R. Lateral versus medial needle approach for ultrasound-guided supraclavicular block: a randomized controlled trial. Reg Anesth Pain Med 2011;36:387-92.
5. Liu SS, Gordon MA, Shaw PM, Wilfred S, Shetty T, Yadeau JT, *et al.* A prospective clinical registry of ultrasound-guided regional anesthesia for ambulatory shoulder surgery. Anesth Analg 2010;111:617-23.
6. Arcand G, Williams SR, Chouinard P, *et al.* Ultrasound-guided infraclavicular versus supraclavicular block. Anesth Analg 2005;101:886-90, table of contents.
7. Mariano ER, Sandhu NS, Loland VJ, *et al.* A randomized comparison of infraclavicular and supraclavicular continuous peripheral nerve blocks for postoperative analgesia. Reg Anesth Pain Med 2011;36:26-31.

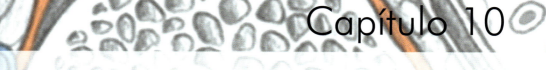

Capítulo 10
Bloqueio infraclavicular

Indicação

O bloqueio infraclavicular é indicado na cirurgia do cotovelo, do antebraço e da mão.

Quer ele seja efetuado ao nível axilar, supraclavicular ou infraclavicular, o bloqueio do plexo braquial não inclui nem o nervo cutâneo medial do braço, nem o nervo intercostobraquial (originado de T2), todos os dois responsáveis pela inervação sensitiva da parte medial e proximal do braço, nem o nervo axilar, responsável pela inervação sensitiva da parte inferolateral do braço, às vezes até o cotovelo:

- Os dois primeiros são bloqueados por uma infiltração subcutânea da face medial do braço, logo abaixo da fossa axilar, para a cirurgia da margem medial do cotovelo.
- O último por uma infiltração rastreando a margem inferior do deltoide, para a cirurgia da margem lateral do cotovelo.

O bloqueio infraclavicular é particularmente indicado nos pacientes magros ou caquéticos, cuja anatomia se presta pouco à via de acesso supraclavicular (fossa supraclavicular muito escavada) e em caso de fratura do membro superior (que não pode ser mobilizado).

Inversamente, o bloqueio infraclavicular é difícil de executar nos pacientes obesos ou musculosos por causa da profundidade do objetivo.

Anatomia

Ao nível do processo coracoide, os fascículos nervosos originados dos troncos superior, médio e inferior do plexo braquial circundam a artéria axilar da seguinte maneira (Fig. 10-1):

- Fascículo lateral acima da artéria, lateralmente.
- Fascículo posterior atrás da artéria.
- Fascículo medial em posição medial.

A veia axilar se situa, geralmente, abaixo da artéria, medialmente.

Neste nível, o plexo é protegido na frente, pelos músculos peitoral menor e peitoral maior, e atrás, pela escápula.

Em quase 50% dos casos, o nervo musculocutâneo e o nervo axilar saem do plexo antes de atingirem o processo coracoide.

Procedimento

Instalação e material

- Instalar o paciente em decúbito dorsal, o braço ipsolateral estendido ao longo do corpo.
- Utilizar um transdutor linear de alta frequência.
- Colocá-lo dentro de um plano parassagital sobre a face medial do processo coracoide, abaixo da clavícula (Fig. 10-2).
- Selecionar uma profundidade de campo entre 3 e 5 cm.
- Usar uma agulha 21-22 G, com comprimento entre 80-100 mm.

Sonoanatomia

- Identificar (Fig. 10-3):
  - a artéria axilar.
  - a veia axilar, abaixo da artéria.
  - o músculo peitoral maior, na superfície, e o peitoral menor, embaixo.
  - os fascículos lateral, medial e posterior, estruturas hiperecogênicas em torno da artéria. O fascículo lateral se encontra dentro do quadrante superoexterno (entre 9 e 12 horas no braço direito, entre 12 e 3 horas no braço esquerdo); o fascículo posterior dentro do quadrante inferior (nas 6 horas) e o fascículo medial dentro do quadrante inferointerno (entre 3 e 6 horas no braço direito, entre 6 e 9 horas no braço esquerdo).
- Inclinar o transdutor para o exterior para obter ótima imagem dos vasos e dos nervos.

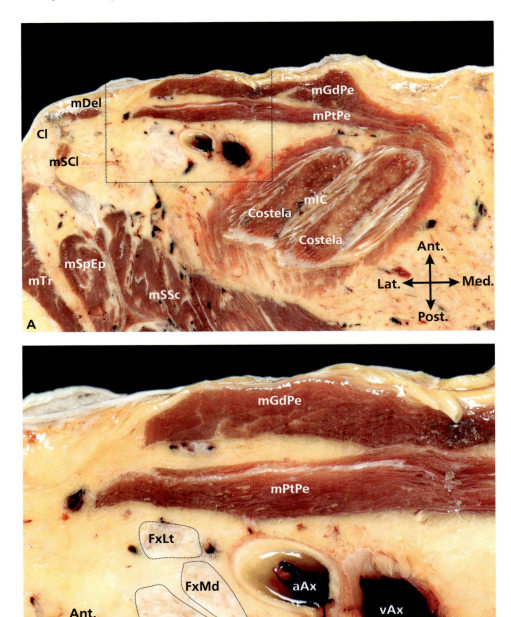

Fig. 10-1. (A e B) Corte anatômico transverso da região infraclavicular direita.
aAx: artéria axilar; FxLt: fascículo lateral; FxMd: fascículo medial; FxPost: fascículo posterior; mDel: músculo deltoide; mGdPe: músculo peitoral maior; mSCl: músculo subclávio; mSSc: músculo subescapular; mSpEp: músculo supraespinal; mPtPe: músculo peitoral menor; mIC: músculos intercostais; mTr: músculo trapézio; vAx: veia axilar.

Capítulo 10. Bloqueio infraclavicular

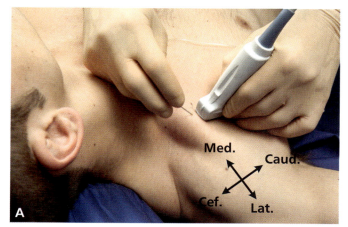

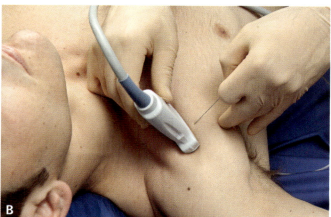

Fig. 10-2. Bloqueio infraclavicular: posição do transdutor e inserção da agulha (paciente em posição dorsal).
A. Posição perpendicular à clavícula e inserção dentro do plano.
B. Posição paralela à clavícula e inserção fora do plano.

Via de acesso e injeção de AL

- As vias de acesso dentro e fora do plano são possíveis. Em caso de via de acesso dentro do plano, introduzir a agulha ao nível da extremidade cefálica do transdutor, em direção caudal, sob um ângulo de 45 a 60°. Às vezes, a clavícula dificulta a manipulação da agulha, razão pela qual certos clínicos preferem puncionar lateralmente fora do plano em direção lateromedial, apesar do risco elevado de punção pleural.

- Colocar a extremidade da agulha embaixo da artéria axilar (nas 6 horas) e injetar 25 a 40 mL de AL.

- O AL deve se difundir em U em torno da artéria para assegurar um bloqueio completo do membro superior a partir do cotovelo. Se necessário, reposicionar a agulha dentro dos quadrantes inferoexterno e inferointerno.

Bloqueio contínuo

O bloqueio infraclavicular contínuo oferece excelente analgesia depois de uma operação do cotovelo, do antebraço ou da mão.

A via infraclavicular é tecnicamente mais difícil que a via supraclavicular. Contudo, oferece mais estabilidade para a inserção do cateter sob os músculos peitoral maior e peitoral menor. A via de acesso dentro do plano é recomendada. Introduzida dentro de um plano parassagital, em eixo longo com o transdutor, a agulha é dirigida para trás da artéria axilar, às 6 horas. É necessário evitar introduzir o cateter além de 1-2 cm, para evitar que ele saia do plexo e que a técnica falhe.

Dicas clínicas

Acoplamento à neuroestimulação

A estimulação elétrica acarreta, de início, as respostas motoras que emanam do fascículo lateral: flexão do cotovelo, da mão ou dos dedos; mais tarde, as do fascículo posterior: extensão da mão ou dos dedos.

Braço em abdução

A abdução do braço a 90° acarreta um reagrupamento dos três fascículos do plexo braquial, que são, então, mais facilmente visíveis e acessíveis: no braço direito, eles se deslocam em rotação horária, e ao inverso no braço esquerdo. O princípio de injeção permanece o mesmo: posição da agulha no quadrante inferolateral e dispersão do AL em U em torno da artéria (Fig. 10-4).

Artefato

Uma imagem densa, hiperecogênica, às vezes aparece atrás da artéria axilar. Ela lembra o fascículo posterior, mas se trata, habitualmente, de um artefato, chamado "reforço posterior", gerado pelo cruzamento do feixe de ultrassons com um vaso de fraca impedância acústica. Para confirmar o aspecto artificial da imagem, inclinar o transdutor no plano parassagital; este artefato desaparece.

Utilização de um transdutor de baixa frequência

A utilização de um transdutor curvilíneo de baixa frequência permite obter um campo visual maior: os pequenos transdutores microconvexos são preferíveis aos transdutores curvilíneos padrão.

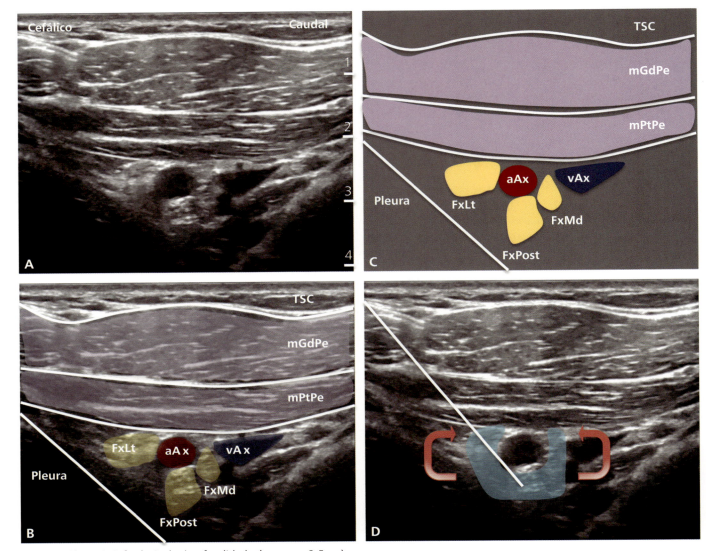

Fig. 10-3. Bloqueio infraclavicular (profundidade de campo: 3-5 cm).
A. Ecografia nativa.
B. Ecografia assinalada.
C. Representação esquemática.
D. Inserção da agulha dentro do plano e injeção do anestésico local.
aAx: artéria axilar; FxLt: fascículo lateral; FxMd: fascículo medial; FxPost: fascículo posterior; mGdPe: músculo peitoral maior; mPtPe: músculo peitoral menor; TSC: tecido subcutâneo; vAx: veia axilar.

Agulha hiperecogênica

A profundidade do bloqueio infraclavicular justifica a utilização de uma agulha hiperecogênica que se possa visualizar ao longo da sua progressão.

Visualização da extremidade da agulha

O ângulo de acesso complica a visualização da extremidade da agulha. Mobilizar a extremidade da agulha para revelar sua posição: se você colocá-la nas 6 horas, levanta a artéria subclávia; se colocá-la lateralmente, desloca a artéria subclávia em direção caudal.

Injeção fracionada

Certos clínicos fracionam as injeções: 10-15 mL nas 6 horas, 10-15 mL em posição lateral (nas 9 horas no braço direito, nas 3 horas no braço esquerdo), 10-15 mL em posição medial, entre a artéria e a veia axilar.

Via de acesso fora do plano

Certos clínicos preferem uma via de acesso fora do plano. O explorador é então colocado embaixo da clavícula, paralelamente a esta última, em posição transversa. A agulha é inserida no meio da borda inferior do explorador (Figs. 10-2 e 10.5).

Capítulo 10. Bloqueio infraclavicular

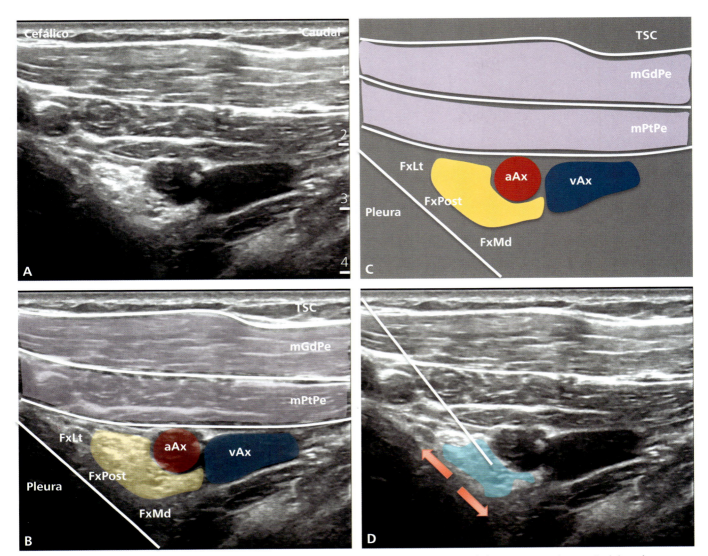

Fig. 10-4. Bloqueio infraclavicular com o braço em abdução. Os fascículos lateral, posterior e medial são reagrupados ao nível do polo inferoposterior da artéria axilar.
A. Ecografia nativa.
B. Ecografia assinalada.
C. Representação esquemática.
D. Inserção da agulha dentro do plano, e injeção do anestésico local.
aAx: artéria axilar; FxLt: fascículo lateral; FxMd: fascículo medial; FxPost: fascículo posterior; mGdPe: músculo peitoral maior; mPtPe: músculo peitoral menor; TSC: tecido subcutâneo; vAx: veia axilar.

Revisão da literatura

Muitos estudos randomizados, incluindo coletivos de mais de 80 pacientes, mostraram que uma injeção única nas 6 horas foi tão eficaz quanto uma injeção fracionada nos diferentes quadrantes.[1-3] A injeção única reduziu o tempo de procedimento.[3]

A injeção única por via infraclavicular é equivalente à injeção única por via supraclavicular em termos de tempos de procedimento e de qualidade do bloqueio.[4]

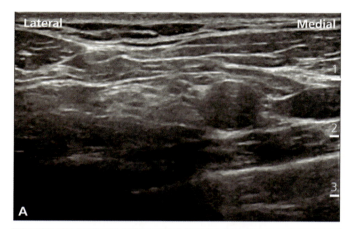
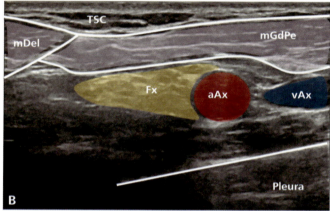

Fig. 10-5. Bloqueio infraclavicular: imagem ecográfica com um transdutor paralelo à clavícula. É difícil fazer a distinção entre os fascículos lateral, medial e posterior (Fx).
A. Ecografia nativa.
B. Ecografia assinalada.
aAx: artéria axilar; mDel: músculo deltoide; mGdPe: músculo peitoral maior; TSC: tecido subcutâneo; vAx: veia axilar.

Dentro de um estudo prospectivo randomizado duplo cego, incluindo 60 pacientes, Mariano *et al.* demonstram que a analgesia obtida por um cateter infraclavicular é superior à analgesia obtida por um cateter colocado acima da clavícula. Este resultado se apoia em uma fraca significância dos escores médios de dor (2 *vs.* 4, *p* = 0,03) e de um consumo mínimo de oxicodona pelos pacientes entre a 18ª e a 24ª hora pós-operatória, unicamente.[5]

Referências Bibliográficas

1. Desgagnes MC, Levesque S, Dion N, et al. A comparison of a single or triple injection technique for ultrasound-guided infraclavicular block: a prospective randomized controlled study. Anesth Analg 2009;109:668-72.
2. De Tran QH, Bertini P, Zaouter C, Munoz L, Finlayson RJ. A prospective, randomized comparison between single- and double-injection ultrasound-guided infraclavicular brachial plexus block. Reg Anesth Pain Med 2010;35:16-21.
3. Fredrickson MJ, Wolstencroft P, Kejriwal R, Yoon A, Boland MR, Chinchanwala S, et al. Single versus triple injection ultrasound-guided infraclavicular block: confirmation of the effectiveness of the single injection technique. Anesth Analg 2010;111:1325-7.
4. Arcand G, Williams SR, Chouinard P, et al. Ultrasound-guided infraclavicular versus supraclavicular block. Anesth Analg 2005;101:886-90 table of contents.
5. Mariano ER, Sandhu NS, Loland VJ, et al. A randomized comparison of infraclavicular and supraclavicular continuous peripheral nerve blocks for postoperative analgesia. Reg Anesth Pain Med 2011;36:26-31.

Capítulo 11

Bloqueio axilar

Indicação

O bloqueio axilar é indicado para a cirurgia do cotovelo, do antebraço e da mão.

Quer ele seja efetuado ao nível axilar, supraclavicular ou infraclavicular, o bloqueio do plexo braquial não inclui nem o nervo cutâneo medial do braço, nem o nervo intercostobraquial (originado de T2), ambos responsáveis pela inervação sensitiva da parte medial e proximal do braço, nem o nervo axilar, responsável pela inervação sensitiva da parte inferolateral do braço, às vezes até o cotovelo:

- Os dois primeiros são bloqueados por uma infiltração subcutânea da face medial do braço, imediatamente abaixo da fossa axilar, para a cirurgia da margem medial do cotovelo.

- O último, por uma infiltração rastreando a margem inferior do deltoide, para cirurgia da margem lateral do cotovelo.

Anatomia

O bloqueio axilar implica os ramos terminais do plexo braquial, a saber, os nervos radial, ulnar, mediano, cutâneo medial do antebraço e musculocutâneo, geralmente situados a menos de 1 cm sob a pele:

- Os nervos radial, ulnar, mediano e cutâneo medial do antebraço, protegidos pelos músculos bíceps, tríceps e coracobraquial, circundam a artéria axilar (Fig. 11-1).

- O nervo musculocutâneo, originado do fascículo lateral, geralmente sai do plexo diante do processo coracoide. Ele se situa à distância da artéria axilar, em posição lateral, entre os músculos bíceps braquial e coracobraquial.

O nervo intercostobraquial, originado de T2, caminha dentro do tecido subcutâneo. Ele é responsável pela inervação sensitiva da parte proximal interna do braço conjuntamente com o nervo cutâneo medial do braço.

A utilização da ecografia permitiu observar numerosas variações anatômicas: pode-se, por exemplo, encontrar o nervo musculocutâneo na proximidade do nervo mediano. Um grande reconhecimento prévio é, portanto, indispensável para determinar a posição exata de todos os nervos antes de proceder ao bloqueio.

Procedimento

Instalação e material

- Instalar o paciente em posição dorsal, o braço em abdução a 90°.
- Usar um explorador linear de alta frequência.
- Colocá-lo em plano transverso dentro da fossa axilar, contra o músculo peitoral maior (Fig. 11-2).
- Selecionar uma profundidade de campo entre 2 e 3 cm, a fim de ter uma vista de conjunto das estruturas.
- Utilizar uma agulha 21-22 G, com comprimento entre 50 a 80 mm.

Sonoanatomia

- Identificar (Fig. 11-3):
  - a artéria axilar, pulsátil.
  - as veias axilares, facilmente compressíveis.
  - o tendão conjunto dos músculos latíssimo do dorso e redondo maior (limite profundo), embaixo da artéria, inserindo-se no úmero.
  - a fáscia braquial (limite superficial).
  - o nervo radial, hipo ou hiperecogênico, que se localiza entre a artéria axilar e o tendão conjunto.
  - o nervo ulnar, hipo ou hiperecogênico, medial, acima da artéria.
  - o nervo mediano, hipo ou hiperecogênico, lateral, acima da artéria.
  - o nervo musculocutâneo, hiperecogênico, geralmente situado entre o músculo bíceps braquial (lateral à artéria) e o músculo coracobraquial (abaixo da artéria); se-

88 Bloqueios dos plexos braquial e cervical

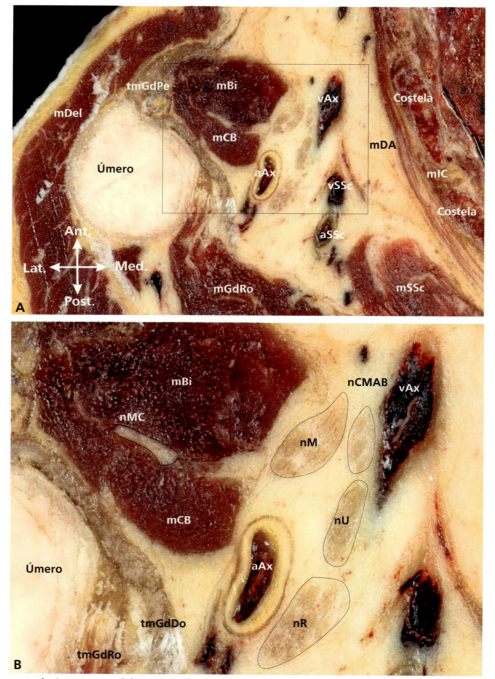

Fig. 11-1. (A e B) Corte anatômico transversal da região axilar.
aAx: artéria axilar; aSSc: artéria subescapular; mBi: músculo bíceps braquial; mCB: músculo coracobraquial; mDA: músculo serrátil anterior; mDel: músculo deltoide; mGdRo: músculo redondo maior; mIC: músculos intercostais; mSSc: músculo subescapular; nCMAB: nervo cutâneo medial do antebraço; nM: nervo mediano; nMC: nervo musculocutâneo; nR: nervo radial; nU: nervo ulnar; tmGdPe: tendão do músculo peitoral maior; tmGdRo: tendão do músculo redondo maior; vAx: veia axilar; vSSc: veia subescapular.

Capítulo 11. Bloqueio axilar 89

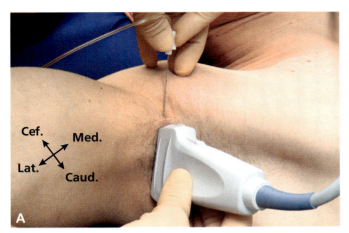

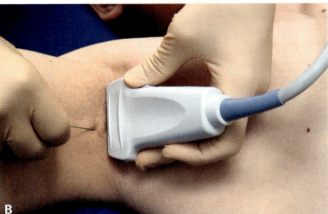

Fig. 11-2. Bloqueio axilar: posição do transdutor e inserção da agulha dentro do plano (**A**) em direção anteroposterior, e fora do plano (**B**) (paciente em posição dorsal, braço direito em abdução).

não, procurar na proximidade da artéria axilar ou do nervo mediano.
- Procurar visualizar os quatro nervos na mesma imagem; o nervo cutâneo medial do antebraço, mais difícil de identificar (ver adiante "dicas clínicas"), é sistematicamente bloqueado quando da injeção de AL na proximidade dos nervos mediano ou ulnar.
- A utilização do Doppler é indispensável para distinguir os vasos dos nervos hipoecogênicos.
- Seguir o trajeto de cada nervo por uma varredura sistemática para confirmar sua identidade.

Via de acesso e injeção de AL

- As vias de acesso dentro e fora do plano podem ser utilizadas; em caso de via de acesso dentro do plano, inserir a agulha no bordo anterior do transdutor, em direção posterior,

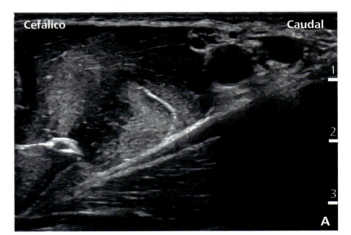

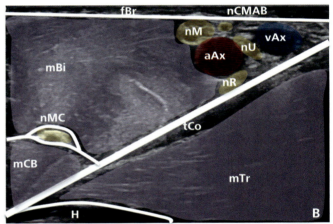

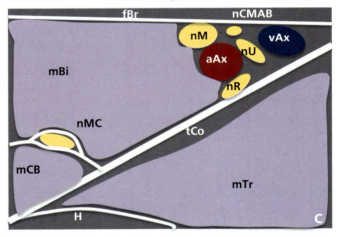

Fig. 11-3. Bloqueio axilar direito (profundidade de campo: 2-3 cm).
A. Ecografia nativa.
B. Ecografia assinalada.
C. Representação esquemética.
aAx: artéria axilar; fBr: fáscia braquial; mBi: músculo bíceps braquial; mCB: músculo coracobraquial; mTr: músculo tríceps braquial; nCMAB: nervo cutâneo medial do antebraço; nM: nervo mediano; nMC: nervo musculocutâneo; nR: nervo radial; nU: nervo ulnar; tCo: tendão conjunto; vAx: veia axilar.

segundo um ângulo agudo porque os nervos são muito superficiais.
- Qualquer que seja o tipo de via de acesso, um único ponto de inserção é habitualmente suficiente; uma segunda punção é, às vezes, necessária se o nervo musculocutâneo estiver distante da artéria.
- Injetar, sucessivamente, 5-10 mL de AL dentro da seguinte ordem para não mascarar as estruturas profundas pela injeção de AL: um volume total de 20 mL geralmente é suficiente (Fig. 11-4):
  - nervo radial.
  - nervo ulnar.
  - nervo mediano.
  - nervo musculocutâneo.
- Observar a difusão do AL em torno dos nervos por meio de uma grande varredura distal e proximal.

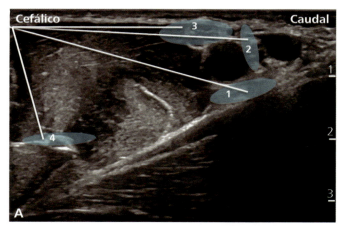

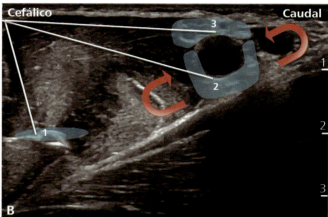

Fig. 11-4. Bloqueio axilar direito: técnicas de injeção.
A. Técnica perineural: inserção da agulha dentro do plano e injeção de anestésico local na proximidade dos nervos radial (1), ulnar (2), mediano (3) e musculocutâneo (4).
B. Técnica perivascular: inserção da agulha dentro do plano e injeção do anestésico local na proximidade do nervo musculocutâneo (1), depois, atrás da artéria nas 6 horas (2) e acima nas 12 horas (3). O anestésico local deve se difundir todo em torno da artéria.

Bloqueio contínuo

A inserção de um cateter axilar é desaconselhada por causa dos riscos de retirada acidental do cateter, de infecção e de distribuição inconstante de AL no seio do plexo. As vantagens de uma via de acesso dentro do plano para inserir um cateter pela face posterior da artéria axilar (nas 6 horas) permanecem por se definir.[1]

Os cateteres supra e infraclaviculares são mais apropriados para a anestesia e a analgesia continuada do braço e da mão.

Dicas clínicas

Acoplamento à neuroestimulação

A neuroestimulação permanece útil para identificar os nervos difíceis de visualizar, embora a difusão do AL possa alterar certas respostas musculares (p. ex., uma injeção na proximidade do nervo mediano ou do nervo cubital pode atenuar ou fazer desaparecer a resposta do nervo musculocutâneo à estimulação).

A estimulação:

- Do nervo radial provoca a extensão do cotovelo, a flexão dorsal da mão, ou dos dedos.
- Do nervo ulnar acarreta uma inclinação medial da mão, a abdução dos dedos 2 a 5 e a adução do polegar.
- Do nervo mediano desencadeia a flexão palmar da mão ou dos dedos.
- Do nervo musculocutâneo induz a flexão do cotovelo.

Injeção periarterial

O bloqueio axilar pode ser realizado de modo mais simples (Fig. 11-4):
- Bloquear o nervo musculocutâneo.
- Colocar a extremidade da agulha atrás da artéria, nas 6 horas, e injetar 10-15 mL de AL.
- Colocar, em seguida, a agulha atrás da artéria, mas nas 12 horas, e injetar 10-15 mL de AL.
- Acompanhar a difusão periarterial do AL.

Reconhecimento do tendão conjunto dos músculos latíssimo do dorso e redondo maior

A visualização do tendão conjunto dos músculos latíssimo do dorso e redondo maior indica uma via de acesso ideal: dentro desta configuração, os diferentes elementos anatômicos estão em contato com a artéria axilar.

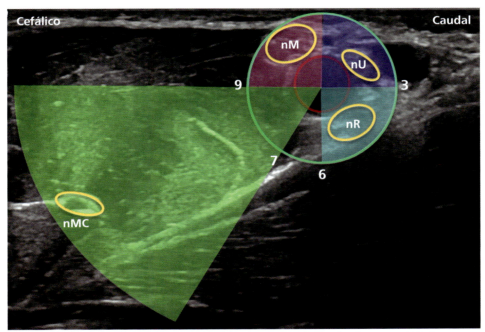

Fig. 11-5. Posição dos nervos mediano, musculocutâneo, radial e ulnar dentro da região axilar. Em quase 90% dos casos, o nervo ulnar (nU) se situa entre 12 e 3 horas, o nervo radial (nR) entre 3 e 6 horas, o nervo musculocutâneo (nMC) entre 7 e 9 horas, e o nervo mediano (nM) entre 9 e 12 horas.

Variações anatômicas

Em 2001, Retzl *et al.* realizaram o primeiro estudo anatômico da região axilar sob ecografia.[2] Os autores foram criticados por não terem confirmado as descrições com auxílio da estimulação elétrica. A observação ultrassonográfica acoplada à estimulação elétrica permitiu anotar com precisão as variações anatômicas da região axilar em 153 pacientes.[3] Em quase 90% dos casos (Fig. 11-5):

- O nervo radial se situa entre 3 e 6 horas.
- O nervo ulnar se situa entre 12 e 3 horas.
- O nervo mediano se situa entre 9 e 12 horas.
- O nervo musculocutâneo entre 7 e 9 horas.

A localização prévia permite confirmar a localização precisa dos nervos em torno da artéria.

As Figuras 11-6 e 11-7 apresentam outras variações anatômicas dos nervos musculocutâneo, ulnar e radial.

Técnica de varredura

A fim de identificar e de localizar os ramos terminais do plexo braquial na fossa axilar, aconselha-se seguir o trajeto de cada um dos nervos, da fossa axilar até o cotovelo.

Identificação do nervo ulnar

O nervo ulnar se situa, geralmente, entre a artéria e a ou as veias axilares. Pode ser útil comprimir e depois relaxar as veias axilares para fazê-lo aparecer. Se a localização for difícil, aconselha-se identificar o nervo ulnar na fossa epitrócleo-olecraniana e acompanhá-lo até a fossa axilar.

Identificação do nervo radial

O nervo radial está quase sempre situado entre a artéria e o tendão conjunto dos músculos latíssimo do dorso e redondo maior. O deslocamento do transdutor em direção ao cotovelo permite vê-lo penetrar dentro do tríceps e reaparecer atrás da diáfise umeral.

Identificação do nervo mediano

O nervo mediano geralmente se encontra em posição lateral, sobre a artéria, que ele acompanha até o cotovelo.

Identificação do nervo cutâneo medial do antebraço

Caminhando entre a veia e a artéria axilares, o nervo cutâneo medial do antebraço é bloqueado pela injeção de AL na proximidade dos nervos mediano ou ulnar. À varredura distal, ele é distinguido entre a veia basílica e a artéria braquial, emergindo das camadas profundas em direção à superfície.[4]

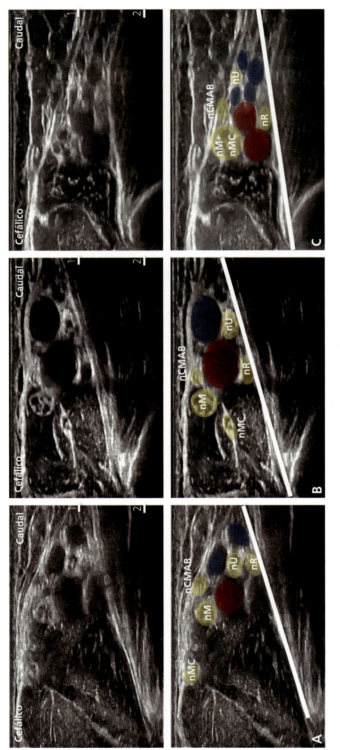

Fig. 11-6. Posição não habitual do nervo musculocutâneo (nMC) dentro da região axilar.
A. Localização superficial.
B. Localização em contato com o nervo mediano e a artéria axilar.
C. Volumosa estrutura nervosa que lembra adesão dos nervos mediano (nM) e musculocutâneo; neste último exemplo, o paciente apresenta numerosos vasos arteriais e venosos identificáveis com Doppler em cores.
nCMAB: nervo cutâneo medial do antebraço; nM: nervo mediano; nR: nervo radial; nU: nervo ulnar.

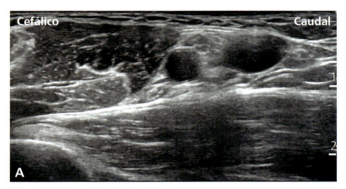
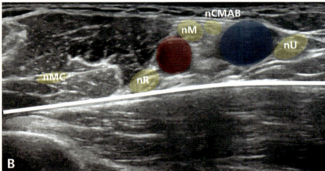

Fig. 11-7. Posição não habitual dos nervos ulnar (nU, sobre o lado medial da veia axilar) e radial (nR, sobre o lado inferolateral da artéria axilar) dentro da região axilar.
A. Ecografia nativa.
B. Ecografia assinalada.
nCMAB: nervo cutâneo medial do antebraço; nM: nervo mediano; nMC: nervo musculocutâneo.

Prevenção de uma injeção intravascular

As veias axilares, geralmente situadas entre 0 e 2 horas e entre 7 e 9 horas, devem ser visualizadas durante todo o procedimento. O calibre destas veias é aumentado nos pacientes portadores de uma fístula arteriovenosa.

A penetração em um vaso é revelada por refluxo de sangue, aparecimento de turbulências dentro do vaso ou falta de difusão do AL; a injeção deve ser interrompida imediatamente.

Revisão da literatura

A injeção periarterial de AL (nas 6 horas, ou nas 6 e 12 horas) permite obter um bloqueio tão eficaz quanto a injeção perineural seletiva dos nervos radial, mediano e ulnar.[1,5,6] Afora um risco teórico menor de lesão intraneural (diminuição do número de punções), esta técnica é mais rápida. Ela não permite, no entanto, a anestesia do nervo musculocutâneo que deve ser bloqueado separadamente.

O bloqueio do canal umeral pode ser considerado uma variante distal do bloqueio axilar. A localização das estruturas nervosas se efetua por varredura distal a partir da fossa axilar. O transdutor é colocado ao nível do terço superior do úmero. As duas vias de acesso, dentro e fora do plano, são possíveis. Esta técnica, descrita pela primeira vez em 2009, nunca foi objeto de um estudo comparativo, razão pela qual os autores deste livro não a recomendam.[7]

Referências Bibliográficas

1. Bernucci F, Gonzalez AP, Finlayson RJ, Tran de QH. A prospective, randomized comparison between perivascular and perineural ultrasound-guided axillary brachial plexus block. Reg Anesth Pain Med 2012;37:473-7.
2. Retzl G, Kapral S, Greher M, Mauritz W. Ultrasonographic findings of the axillary part of the brachial plexus. Anesth Analg 2001;92:1271-5.
3. Christophe JL, Berthier F, Boillot A, et al. Assessment of topographic brachial plexus nerves variations at the axilla using ultrasonography. Br J Anaesth 2009;103:606-12.
4. Thallaj A, Marhofer P, Kettner SC, Al-Majed M, Al-Ahaideb A, Moriggl B, et al. High-resolution ultrasound accurately identifies the medial antebrachial cutaneous nerve at the midarm level: a clinical anatomic study. Reg Anesth Pain Med 2011;36:499-501.
5. Imasogie N, Ganapathy S, Singh S, Armstrong K, Armstrong P. A prospective, randomized, double-blind comparison of ultrasound-guided axillary brachial plexus blocks using 2 versus 4 injections. Anesth Analg 2010;110:1222-6.
6. Tran de QH, Pham K, Dugani S, Finlayson RJ. A prospective, randomized comparison between double-, triple-, and quadruple-injection ultrasound-guided axillary brachial plexus block. Reg Anesth Pain Med 2012;37:248-53.
7. Guntz E, Van den Broeck V, Dereeper E, El Founas W, Sosnowski M. Ultrasound-guided block of the brachial plexus at the humeral canal. Can J Anaesth 2009;56:109-14.

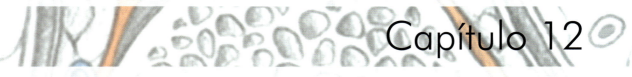

Capítulo 12
Bloqueios tronculares do braço e do antebraço

Indicação

Os bloqueios tronculares do braço e do antebraço são indicados para os atos cirúrgicos limitados a um ou dois territórios nervosos. Eles permitem, igualmente, completar um bloqueio supraclavicular, infraclavicular ou axilar parcial. Com este tipo de bloqueio, a aplicação de um torniquete cirúrgico não deve ultrapassar a duração de 20 minutos.

Anatomia

O nervo musculocutâneo (C5, C6, C7), sensitivomotor, originado do fascículo lateral do plexo braquial, sai da fossa axilar e perfura o músculo coracobraquial, depois caminha entre os músculos bíceps braquial e braquial (Fig. 12-1). Na parte inferior do braço, ele toma o sulco bicipital lateral e se torna o nervo cutâneo lateral do antebraço, responsável pela sensibilidade da face lateral do antebraço. A parte motora do nervo musculocutâneo é responsável pela flexão do cotovelo (músculos coracobraquial, bíceps braquial, braquial).

O nervo radial (C5, C6, C7, C8, T1), sensitivomotor, originado do fascículo posterior, caminha embaixo da artéria axilar. Ele se afasta lateralmente, desce sob o músculo redondo maior, contorna posteriormente o úmero sob o músculo tríceps braquial e segue o sulco do nervo radial (Fig. 12-1). Perfura, em seguida, o septo intermuscular lateral a cerca de 10 cm da interlinha articular do cotovelo para ser encontrado dentro do compartimento anterior do braço. Abaixo do epicôndilo, ele desce ao longo da face lateral do antebraço, na proximidade da artéria radial, entre os diferentes músculos extensores do antebraço (Fig. 12-2).

O ramo profundo do nervo radial inerva os músculos extensores do braço, do antebraço e dos dedos; os ramos superficiais inervam a pele da face posterior do braço, do antebraço, e da metade radial do antebraço e da mão.

O nervo mediano, originado dos fascículos medial (C6, C7) e lateral (C8, T1), desce ao longo do braço próximo à artéria braquial. De início lateral à artéria braquial, ele a cruza no meio do braço, coloca-se medialmente, e desce dentro do sulco bicipital medial (Fig. 12-1). Ao nível da fossa cubital, ele passa entre os músculos bíceps braquial e pronador redondo. Perfura este último e depois caminha ao longo da face anterior do antebraço, entre o grupo muscular superficial (músculo flexor superficial dos dedos, músculo flexor radial do carpo, músculo longo palmar) e o grupo profundo (músculo flexor profundo dos dedos, músculo flexor longo do polegar) (Fig. 12-2). Ele inerva todos os músculos do compartimento anterior do antebraço com a exceção do músculo flexor ulnar do carpo e a metade ulnar do músculo flexor profundo dos dedos. Proximalmente, imediatamente antes de entrar no túnel do carpo, ele se divide em dois ramos. O ramo motor inerva os músculos da eminência tenar (músculos abdutor curto do polegar, flexor curto do polegar, e oponente do polegar), com a exceção do músculo adutor do polegar, e os dois primeiros lumbricais. O território sensitivo compreende a eminência tenar e a metade radial da palma da mão.

O nervo ulnar (C8, T1), originado do fascículo medial, caminha, inicialmente, entre a artéria e a veia axilar, depois sobre a face medial da artéria braquial (Fig. 12-1). Próximo ao meio do braço, ele atravessa o septo intermuscular medial e entra no compartimento posterior do braço. Ao nível do cotovelo, toma o sulco posterior no epicôndilo medial, depois entra no antebraço, passando entre as duas cabeças do músculo flexor ulnar do carpo (Fig. 12-2). Ao nível do punho, a artéria ulnar junta-se ao nervo e juntos eles atravessam a fáscia antebraquial para caminhar dentro do canal ulnar. A inervação motora concerne ao músculo flexor ulnar do carpo, à metade ulnar do músculo flexor profundo dos dedos e ao conjunto dos músculos da mão, com exceção dos três músculos da eminência tenar inervados pelo nervo mediano (músculos abdutor curto do polegar, flexor curto do polegar e oponente do

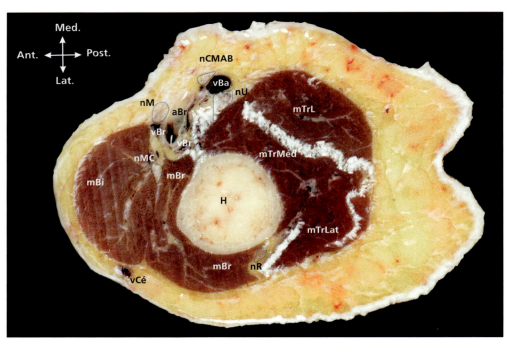

Fig. 12-1. Corte anatômico transversal do braço.
aBr: artéria braquial; H: úmero; mBi: músculo bíceps braquial; mBr: músculo braquial; mTrLat: músculo tríceps braquial, cabeça lateral; mTrMéd: músculo tríceps braquial, cabeça medial; mTrL: músculo tríceps braquial, cabeça longa; nCMAB: nervo cutâneo medial do antebraço; nM: nervo mediano; nMC: nervo musculocutâneo; nR: nervo radial; nU: nervo ulnar; vBa: veia basílica; vBr: veias acompanhantes da artéria braquial; vCé: veia cefálica.

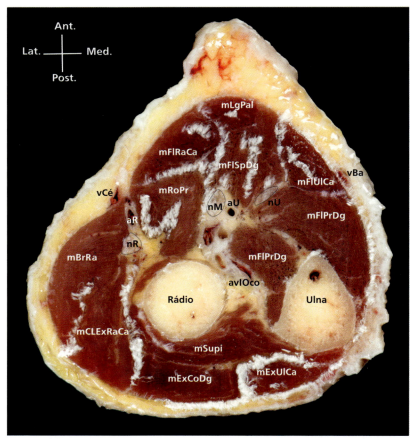

Fig. 12-2. Corte anatômico transversal do antebraço.
aR: artéria radial; aU: artéria ulnar; avIOCo: artérias e veias interósseas comuns; mBrRa: músculo braquirradial; mCLExRaCa: músculos extensor radial curto do carpo e extensor radial longo do carpo; mExCoDg: músculo extensor comum dos dedos; mExUlCa: músculo extensor ulnar do carpo; mFlPrDg: músculo flexor profundo dos dedos; mFlRaCa: músculo flexor radial do carpo; mFlSpDg: músculo flexor superficial dos dedos; mFlUlCa: músculo flexor ulnar do carpo; mLgPal: músculo palmar longo; mRoPr: músculo pronador redondo; mSupi: músculo supinador; nM: nervo mediano; nR: nervo radial; nU: nervo ulnar; vBa: veia basílica; vCé: veia cefálica.

polegar), e os primeiro e segundo lumbricais, igualmente inervados pelo nervo mediano. O território sensitivo recobre a metade medial da palma da mão, o 5º dedo e a metade medial do 4º dedo.

Procedimento comum

Instalação e material

- Instalar o paciente em decúbito dorsal, o braço em abdução entre 45° e 90°.
- Utilizar um transdutor linear de alta frequência.
- Colocá-lo em posição transversal, qualquer que seja o nervo visado.
- Selecionar uma profundidade de campo entre 1 e 3 cm.
- Usar uma agulha 21-22 G, com 50 mm de comprimento.

Sonoanatomia

- Identificar o nervo visado, segundo a descrição adiante.
- Confirmar sua identidade por uma varredura proximal e distal.

Via de acesso e injeção de AL

- As vias de acesso dentro e fora do plano são possíveis.
- Injetar 5-10 mL de AL na proximidade do nervo.
- Observar a difusão do AL em torno do nervo por uma varredura proximal e distal.

Sonoanatomia seletiva na região do braço

Nervo musculocutâneo

- Colocar o transdutor em posição transversa sobre a metade superomedial do braço (Fig. 12-3A).
- Identificar (Fig. 12-4):
  - artéria braquial.

- músculo bíceps braquial, lateral à artéria.
- músculo braquial, abaixo da artéria.
- nervo musculocutâneo, hiperecogênico, entre os músculos bíceps braquial e braquial, à distância da artéria braquial.

Nervo radial

- Colocar o transdutor em posição transversa sobre a metade inferior e externa do braço (Fig. 12-3B).
- Identificar (Fig. 12-5):
  - úmero.
  - músculo tríceps braquial, posteriormente.
  - artéria braquial profunda sobre a face posterior do úmero.
  - nervo radial, hiperecogênico, em proximidade imediata da artéria braquial profunda, entre o tríceps braquial e o úmero; eventualmente, o nervo cutâneo posterior do braço, ramo do nervo radial.

Nervo mediano

- Colocar o transdutor em posição transversa sobre a metade inferior e interna do braço (Fig. 12-3C).
- Identificar (Fig. 12-6):
  - artéria braquial.
  - músculos bíceps braquial e braquial em profundidade.
  - nervo mediano, hiperecogênico, junto da artéria, acima do plano muscular.

Nervo Ulnar

- Colocar o transdutor em posição transversa sobre a metade inferior e interna do braço (Fig. 12-3D).
- Identificar (Fig. 12-7):
  - artéria braquial.
  - nervo mediano, hiperecogênico, junto da artéria.
  - úmero.
  - músculo tríceps braquial em cima do úmero.
  - nervo ulnar mais superficial e mais medial que o nervo mediano, acima do músculo tríceps braquial.

98 Bloqueios dos plexos braquial e cervical

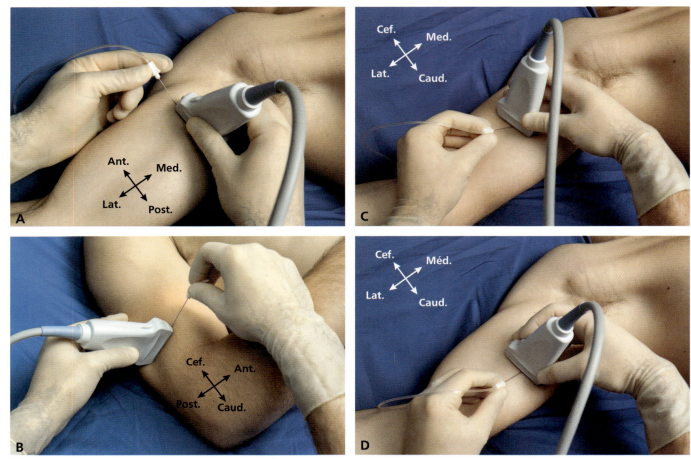

Fig. 12-3. Bloqueios tronculares do braço: posição do transdutor e inserção da agulha (paciente em posição dorsal).
A. Bloqueio do nervo musculocutâneo: inserção da agulha dentro do plano em direção lateromedial.
B. Bloqueio do nervo radial: inserção da agulha dentro do plano em direção mediolateral.
C. Bloqueio do nervo mediano: inserção da agulha fora do plano.
D. Bloqueio do nervo ulnar: inserção da agulha fora do plano.

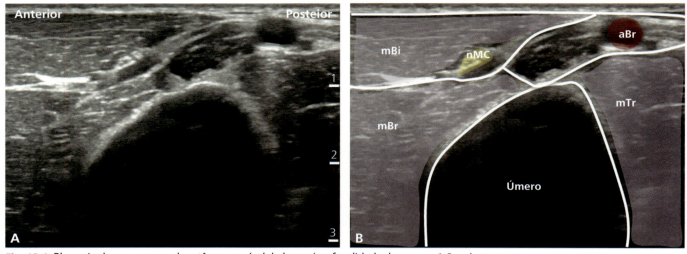

Fig. 12-4. Bloqueio do nervo musculocutâneo ao nível do braço (profundidade de campo: 1-3 cm).
A. Ecografia nativa.
B. Ecografia assinalada. O nervo musculocutâneo (nMC) se encontra entre o músculo bíceps braquial (mBi) e o músculo braquial (mBr), à distância da artéria braquial (aBr).
mTr: músculo tríceps braquial.

Capítulo 12. Bloqueios tronculares do braço e do antebraço

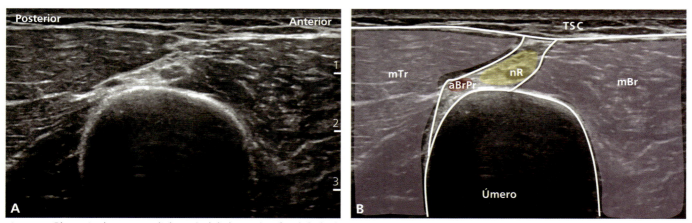

Fig. 12-5. Bloqueio do nervo radial ao nível do braço (profundidade de campo 1-3 cm). O nervo radial (nR) se encontra na proximidade imediata da artéria braquial profunda (aBrPr), entre o músculo tríceps braquial (mTr) e o úmero.
A. Ecografia nativa.
B. Ecografia assinalada.
TSC: tecido subcutâneo; mBr: músculo braquial.

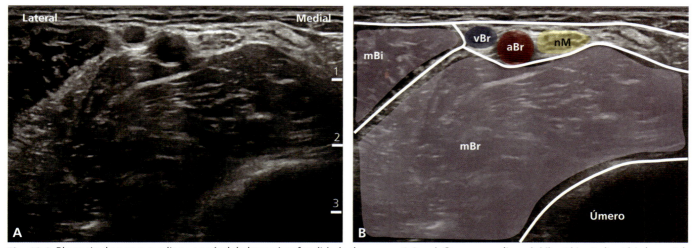

Fig. 12-6. Bloqueio do nervo mediano ao nível do braço (profundidade de campo: 1-3 cm). O nervo mediano (nM) está junto à artéria braquial (aBr), acima dos músculos bíceps braquial (mBi) e braquial (mBr).
A. Ecografia nativa.
B. Ecografia assinalada.
vBr: veia braquial.

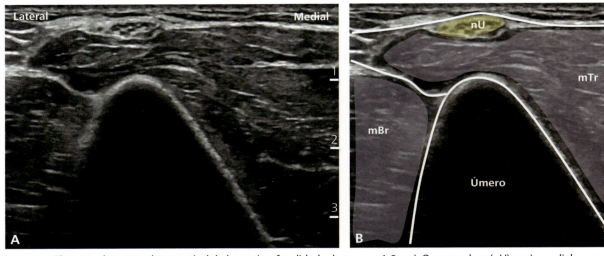

Fig. 12-7. Bloqueio do nervo ulnar ao nível do braço (profundidade de campo: 1-3 cm). O nervo ulnar (nU), mais medial que o nervo mediano (nM), encontra-se acima do músculo tríceps braquial (mTr).
A. Ecografia nativa.
B. Ecografia assinalada.
mBr: músculo braquial.

Sonoanatomia seletiva na região do antebraço

Nervo radial
- Colocar o transdutor em posição transversa sobre a metade superior e externa do antebraço (Fig. 12-8A).
- Identificar (Fig. 12-9):
  - o rádio.
  - o músculo braquiorradial, em superfície.
  - o compartimento muscular posterior, constituído, entre outros, pelos músculos extensor radial longo e curto do carpo.
  - o nervo radial, hiperecogênico, achatado entre os dois grupos musculares.
- É igualmente possível identificar a artéria radial ao nível do punho, localizar o nervo hiperecogênico, que está junto dele, e varrer proximalmente.

Nervo mediano
- Colocar o explorador em posição transversa sobre a face anterior do antebraço (Fig. 12-8B).
- Identificar (Fig. 12-10):
  - o compartimento muscular anterior superficial do antebraço, que compreende os músculos palmar longo, flexor radial do carpo, flexor superficial dos dedos, flexor ulnar do carpo e pronador redondo.
  - o compartimento muscular anterior profundo do antebraço, composto pelos músculos flexor longo do polegar e flexor profundo dos dedos.
  - o nervo mediano, hiperecogênico, dentro da fáscia que separa os dois grupos musculares.

Nervo ulnar
- Colocar o transdutor em posição transversa sobre a metade inferior e interna do antebraço (Fig. 12-8C).
- Identificar (Fig. 12-11):
  - a artéria ulnar.
  - os músculos flexores superficial dos dedos e ulnar do carpo na superfície.
  - o músculo flexor profundo dos dedos, profundo.
  - o nervo ulnar, hiperecogênico, de forma triangular ou arredondada, junto da artéria, entre os planos musculares.
- É igualmente possível identificar o nervo em sua emergência do sulco epitroclear e fazer varredura distalmente.

Capítulo 12. Bloqueios tronculares do braço e do antebraço   101

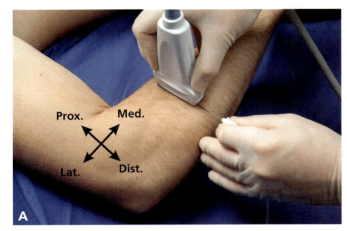

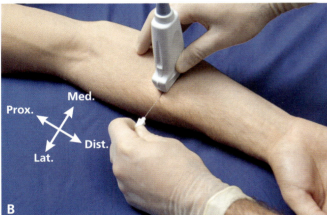

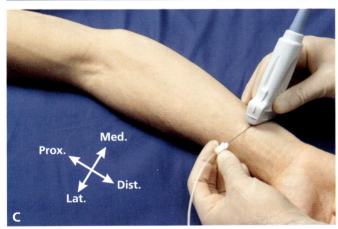

Fig. 12-8. Bloqueios tronculares do antebraço: posição do explorador e inserção da agulha (paciente em posição dorsal).
A. Bloqueio do nervo radial: inserção da agulha dentro do plano.
B. Bloqueio do nervo mediano: inserção da agulha dentro do plano em direção lateromedial.
C. Bloqueio do nervo ulnar: inserção da agulha fora do plano.

Bloqueio contínuo

Não existe nenhuma indicação, que seja do nosso conhecimento, de bloqueios tronculares contínuos do braço ou do antebraço (para a analgesia contínua pós-operatória, ver Ca-

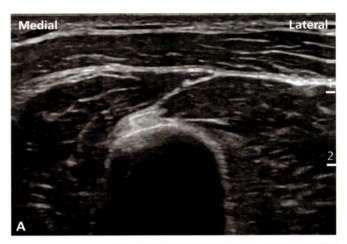

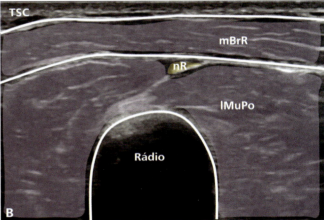

Fig. 12-9. Bloqueio do nervo radial ao nível do terço superior do antebraço (profundidade de campo: 1-3 cm). O nervo radial (nR) se encontra dentro da fáscia, entre o músculo braquirradial (mBrR), na superfície, e o compartimento muscular posterior do antebraço (lMuPo).
A. Ecografia nativa.
B. Ecografia assinalada.
aR: artéria radial; vR: veia radial.

pítulo 9, "Bloqueio Supraclavicular", e Capítulo 10, "Bloqueio Infraclavicular").

Dicas clínicas

Acoplamento à neuroestimulação

A estimulação elétrica é útil em caso de identificação difícil dos nervos; entretanto, pode acontecer que as respostas musculares de um nervo estejam alteradas por um bloqueio efetuado previamente em outro nervo:

- A estimulação do nervo musculocutâneo acarreta a flexão do cotovelo.
- A estimulação do nervo radial provoca a extensão do cotovelo ou a flexão dorsal da mão.

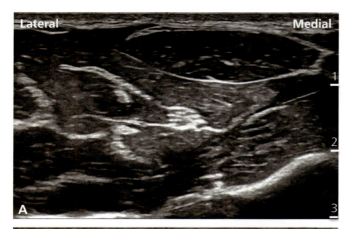
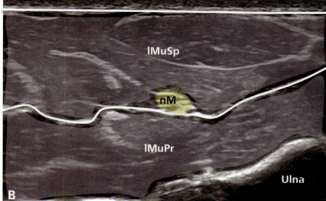

Fig. 12-10. Bloqueio do nervo mediano ao nível do antebraço (profundidade de campo: 1-3 cm). O nervo mediano (nM) se encontra dentro da fáscia que separa o compartimento muscular anterior superficial do antebraço (lMuSp) e o compartimento profundo (lMuPr).
A. Ecografia nativa.
B. Ecografia assinalada.

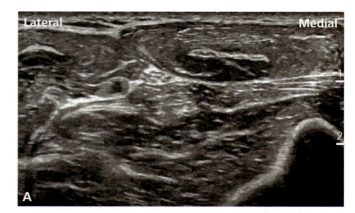
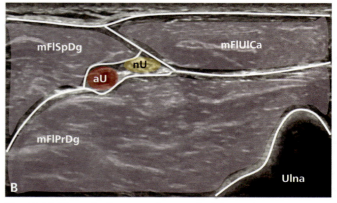

Fig. 12-11. Bloqueio do nervo ulnar ao nível do antebraço (profundidade de campo: 1-3 cm). O nervo ulnar (nU), de forma triangular ou arredondada, situa-se na proximidade da artéria ulnar (aU), entre os músculos flexores superficial dos dedos (mFlSpDg) e ulnar do carpo (mFlUlCa), na superfície, e o músculo flexor profundo dos dedos (mFlPrDg), na profundidade.
A. Ecografia nativa.
B. Ecografia assinalada.

- A estimulação do nervo mediano produz a flexão palmar da mão.
- A estimulação do nervo ulnar provoca a adução do polegar e a abdução dos outros dedos.

Varredura distal a partir da fossa axilar

Em caso de identificação difícil, localizar os nervos ao nível da fossa axilar e varrer em direção distal.

Bloqueio deficitário na face lateral do antebraço

Em caso de bloqueio incompleto ao nível da face lateral do antebraço, uma injeção subcutânea na face anterolateral do braço, imediatamente abaixo do cotovelo, permite bloquear os ramos superficiais do nervo musculocutâneo.

Revisão da literatura

A qualidade de um único bloqueio infraclavicular foi comparada à qualidade do mesmo bloqueio combinado com bloqueios tronculares distais, utilizando o mesmo volume total de AL.[1] A qualidade do bloqueio combinado é apenas significativamente melhor em um só momento do procedimento, 15 minutos depois da injeção. Em vista destes resultados pouco convincentes e do risco mais elevado de complicações, recomendamos não praticar este tipo de bloqueio cujo benefício clínico é duvidoso.

Referência Bibliográfica

1. Fredrickson MJ, Ting FS, Chinchanwala S, Boland MR. Concomitant infraclavicular plus distal median, radial, and ulnar nerve blockade accelerates upper extremity anaesthesia and improves block consistency compared with infraclavicular block alone. Br J Anaesth 2011;107:236-42.

Capítulo 13

Bloqueio do nervo supraescapular

Indicação

O bloqueio do nervo supraescapular é indicado para a analgesia depois da cirurgia de ombro, em complemento ao bloqueio do nervo axilar.

A combinação destes dois bloqueios é uma alternativa interessante ao bloqueio interescalênico (p. ex., em caso de insuficiência respiratória).

Comparada ao bloqueio interescalênico, esta técnica deveria reduzir a extensão do bloqueio motor ao nível do braço pelo fato de um número menor de nervos serem anestesiados.

Este bloqueio é igualmente indicado no tratamento das dores crônicas do ombro.

Anatomia

Originado do tronco superior do plexo braquial (C5), o nervo supraescapular, que recebe, às vezes, ramos das raízes de C4, dirige-se sob os músculos trapézio e omo-hióideo, acima do plexo braquial, em direção à fossa supraespinal pela incisura escapular, situada na face medial do processo coracoide. Ele passa embaixo do ligamento transverso superior da escápula, enquanto a artéria e a veia supraescapulares passam acima.

O nervo supraescapular inerva o músculo supraespinal, o músculo infraespinal, a articulação acromioclavicular, a parte posterior da cápsula articular do ombro, bem como os ligamentos coracoacromial e coracoclavicular.

Procedimento

Instalação e material
- Instalar o paciente em posição sentada.
- Utilizar um transdutor linear de alta frequência.
- Colocá-lo em posição transversa sobre o lado medial do processo coracoide (Fig. 13-1).
- Selecionar uma profundidade de campo entre 3 e 5 cm; a incisura escapular se encontra, geralmente, a menos de 5 cm de profundidade.
- Usar uma agulha 21-22 G, com comprimento entre 50 e 80 mm.

Sonoanatomia
- Inclinar o transdutor em direção cefalocaudal, com discreta rotação dentro do plano coronal.
- Identificar (Fig. 13-2):
  – músculo trapézio.
  – músculo supraespinal.
  – incisura escapular, recoberta pelo músculo trapézio e o músculo supraespinal.
  – ligamento transverso superior da escápula.

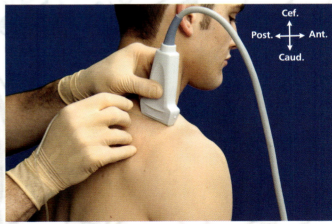

Fig. 13-1. Bloqueio do nervo supraescapular: posição do transdutor e inserção da agulha fora do plano (paciente em posição sentada).

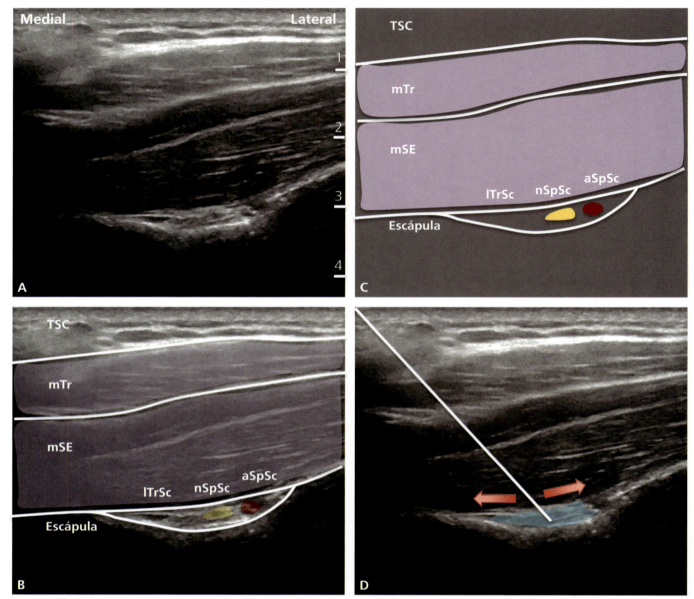

Fig. 13-2. Bloqueio do nervo supraescapular (profundidade de campo: 3-5 cm). O nervo supraescapular (nSpSc) se encontra na proximidade da artéria supraescapular (aSpSc), embaixo do ligamento transverso superior da escápula (lTrSc), ao nível da incisura escapular.
A. Ecografia nativa.
B. Ecografia assinalada.
C. Representação esquemática.
D. Inserção da agulha dentro do plano e injeção do anestésico local.
mTr: músculo trapézio; mSE: músculo supraespinal.

- artéria supraescapular, adjacente ao ligamento transverso superior da escápula, visível ao Doppler em cores (Fig. 13-3).
- nervo supraescapular, fina estrutura hiperecogênica, na proximidade imediata da artéria, embaixo do ligamento transverso superior da escápula.

Via de acesso e injeção de AL

- As vias de acesso dentro e fora do plano são possíveis. Em caso de acesso dentro do plano, inserir a agulha à extremidade medial do transdutor.
- Injetar 5-10 mL de uma solução de AL, associada ou não a corticoide, conforme a indicação.

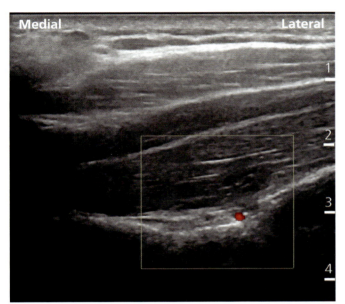

Fig. 13-3. Bloqueio do nervo supraescapular: identificação da artéria supraescapular com Doppler em cores.

Bloqueio contínuo

Ao que saibamos, o bloqueio contínuo do nervo supraescapular jamais foi descrito.

Dicas clínicas

Identificação difícil

Em caso de identificação difícil, recomenda-se proceder a uma infiltração em um lado e outro da artéria supraescapular.

Revisão da literatura

O bloqueio do nervo supraescapular sob ecografia é uma técnica recente.[1] A equipe de Siegenthaler descreveu uma via de acesso supraclavicular anterior, sem, porém, comparar a eficácia das técnicas praticadas.[2]

Referências Bibliográficas

1. Chan CW, Peng PW. Suprascapular nerve block: a narrative review. Reg Anesth Pain Med 2011;36:358-73.
2. Siegenthaler A, Moriggl B, Mlekusch S, *et al.* Ultrasound-guided suprascapular nerve block, description of a novel supraclavicular approach. Reg Anesth Pain Med 2012;37:325-8.

Capítulo 14

Bloqueio do nervo axilar

Indicação

O bloqueio do nervo axilar é indicado para analgesia depois da cirurgia do ombro, em complemento ao bloqueio do nervo supraescapular.

A combinação destes dois bloqueios é uma alternativa interessante ao bloqueio interescalênico (p. ex., em caso de insuficiência respiratória).

Comparada ao bloqueio interescalênico, esta técnica deveria reduzir a extensão do bloqueio motor ao nível do braço pelo fato de que é anestesiado um número menor de nervos.

Anatomia

O nervo axilar, um dos ramos terminais do fascículo posterior do plexo braquial, é formado dos ramos anteriores das raízes nervosas C5 e C6.

Ele se constitui ao nível da margem lateral do músculo subescapular, passa atrás da articulação do ombro, faz uma volta em torno do colo do úmero, ao lado da artéria umeral circunflexa posterior.

Sai da fossa axilar passando pelo espaço quadrilátero para se dirigir para trás da articulação do ombro, acompanhado pela artéria umeral circunflexa posterior. Deixa um ramo superficial, o nervo braquial cutâneo superior lateral, depois contorna o colo do úmero na face posterior do músculo deltoide.

Ele inerva os músculos deltoide, redondo menor e cabeça longa do tríceps braquial, a articulação escapular, bem como a pele da parte superolateral do braço, imediatamente acima da parte inferior do deltoide.

Procedimento

Instalação e procedimento

- Instalar o paciente em posição sentada, a mão repousando sobre o joelho contralateral; assim, o ombro está em rotação interna de 45° e o braço flexionado passivamente a 90°.
- Utilizar um transdutor linear de alta frequência.
- Apoiá-lo em posição longitudinal sobre a parte posterolateral do músculo deltoide, embaixo do acrômio (Fig. 14-1).
- Selecionar uma profundidade de campo entre 3 e 5 cm; o plexo se situa, geralmente, entre 2 e 4 cm de profundidade.
- Pegar uma agulha 21-22 G, com comprimento de 80 mm.

Sonoanatomia

- Identificar (Fig. 14-2):
  – a cabeça do úmero.
  – o corpo do úmero.

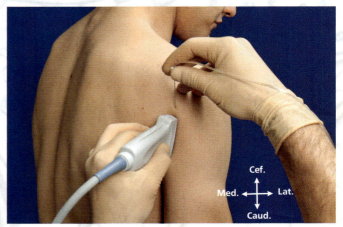

Fig. 14-1. Bloqueio do nervo axilar: posição do transdutor e inserção da agulha dentro do plano em direção cefalocaudal (paciente em posição sentada).

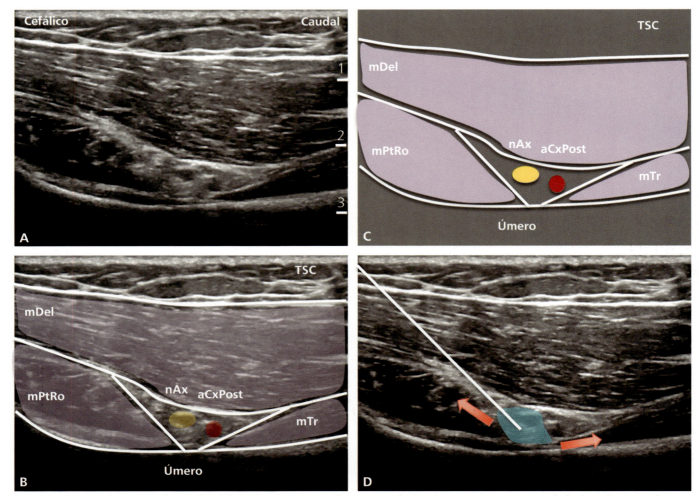

Fig. 14-2. Bloqueio do nervo axilar (profundidade de campo: 3-5 cm). O nervo axilar (nAx) se encontra na proximidade da artéria umeral circunflexa posterior (aCxPost), entre o músculo redondo menor (mPtRo) e o músculo tríceps (mTr), embaixo do músculo deltoide (mDel).
A. Ecografia nativa.
B. Ecografia assinalada.
C. Representação esquemática.
D. Inserção da agulha dentro do plano, e injeção do anestésico local.

– o músculo deltoide na superfície.
– o músculo redondo menor e o músculo tríceps na profundidade.
– a artéria umeral circunflexa posterior, sobre o úmero, entre o músculo redondo menor e o músculo tríceps, facilmente localizável com Doppler em cores.
– o nervo axilar, ao lado da artéria umeral circunflexa posterior, em direção cefálica.

Via de acesso e injeção de AL
- As vias de acesso dentro e fora do plano são possíveis.
- Injetar 10-15 mL de AL.
- Observar a difusão do AL em torno dos nervos por uma varredura distal e proximal.

Bloqueio contínuo

Segundo o nosso conhecimento, o bloqueio contínuo do nervo axilar jamais foi descrito.

Dicas clínicas

Nervo não visualizado
Se o nervo não for visível, colocar a extremidade da agulha acima da artéria circunflexa posterior umeral, embaixo do músculo deltoide.

Revisão da literatura

O bloqueio do nervo axilar sob ecografia é uma técnica recente.[1,2] Sua potencial superioridade sobre o bloqueio interescalênico ainda não foi demonstrada.

Referências Bibliográficas

1. Rothe C, Asghar S, Andersen HL, Christensen JK, Lange KH. Ultrasound-guided block of the axillary nerve: a volunteer study of a new method. Acta Anaesthesiol Scand 2011;55:565-70.
2. Rothe C, Lund J, Jenstrup MT, Lundstrom LH, Lange KH. Ultrasound-guided block of the axillary nerve: a case series of potential clinical applications. Acta Anaesthesiol Scand 2012;56:926-30.

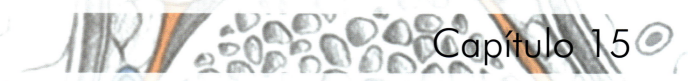

Capítulo 15
Bloqueio cervical superficial

Indicação

O bloqueio cervical superficial é indicado dentro da cirurgia da carótida (tromboendarterectomia carotídea) e na analgesia depois da cirurgia da região cervical (p. ex., cirurgia da tireoide).

Anatomia

O plexo cervical superficial é formado por ramos anteriores das raízes nervosas de C2 a C4 e dá origem a quatro nervos: o nervo occipital menor, o nervo auricular magno, o nervo cervical transverso e o nervo supraclavicular. Estes quatro nervos emergem ao nível da margem posterior do músculo esternocleidomastóideo, à altura da parte superior da cartilagem tireóidea (Fig. 15-1).

O nervo occipital menor (C2) inerva a pele da parte superoposterior do pescoço e do couro cabeludo, até atrás da orelha.

O nervo auricular magno (C2-C3) é o ramo mais importante do plexo cervical superficial; seus dois ramos, anterior e posterior, inervam a região auricular e subauricular.

O nervo cervical transverso (C2-C3) inerva a pele da face anterolateral do pescoço, da mandíbula ao esterno.

O nervo supraclavicular (C3-C4) inerva a pele da parte superior do ombro, a clavícula, as articulações esternoclavicular e acromioclavicular.

A Figura 15-2 ilustra os territórios de inervação do plexo cervical superficial.

Procedimento

Instalação e material

- Instalar o paciente em posição dorsal, a cabeça virada para o lado contralateral.
- Utilizar um transdutor linear de alta frequência.
- Colocá-lo em posição transversa no meio da margem posterior do músculo esternocleidomastóideo (Fig. 15-3).
- Selecionar uma profundidade de campo entre 1 e 3 cm; o plexo se situa, geralmente, entre 0,5 e 1,5 cm de profundidade.
- Usar uma agulha 21-22 G com 50 mm de comprimento.

Sonoanatomia

- Identificar (Fig. 15-4):
  – os músculos escalenos anterior e médio.
  – o desfiladeiro interescalênico.
  – o músculo esternocleidomastóideo.
  – a fáscia pré-vertebral, linha hiperecogênica nem sempre visível, sob o músculo esternocleidomastóideo e que recobre os músculos escalenos anterior e médio.
  – o plexo cervical superficial; ele se encontra embaixo da fáscia pré-vertebral, no plano entre o músculo esternocleidomastóideo e os músculos escalenos. Ele é composto de pequenos nódulos hipoecogênicos.
  – o nervo auricular magno às vezes se encontra isolado acima do músculo esternocleidomastóideo.

Via de acesso e injeção de AL

- As vias de acesso dentro e fora do plano são possíveis.
- Se o plexo cervical superficial não for visualizado, colocar a agulha dentro do plano interfascial em profundidade ao músculo esternocleidomastóideo, sob a fáscia pré-vertebral.
- Injetar 10-20 mL de AL.
- Observar a difusão do AL por uma varredura proximal e distal.

112 Bloqueios dos plexos braquial e cervical

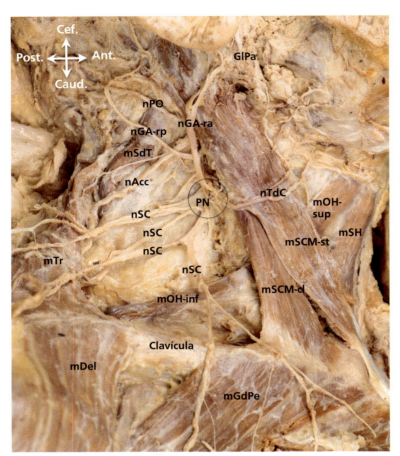

Fig. 15-1. Dissecção da região cervical direita: apresentação do plexo cervical superficial.

GlPa: glândula parótida; mDel: músculo deltoide; mGdPe: músculo peitoral maior; mOH inf, sup: músculo omo-hióideo, ventre inferior, ventre superior; mSCM cl, st: músculo esternocleidomastóideo, cabeça clavicular, cabeça esternal; mSH: músculo esterno-hióideo; mSdT: músculo esplênio da cabeça; mTr: músculo trapézio; nAcc: nervo acessório; nGA ra, rp: nervo auricular magno, ramo anterior, ramo posterior; nPO: nervo occipital menor; nSC: nervo supraclavicular; nTdC: nervo transverso do pescoço; PN: *punctum nervosum* (ou ponto de Erb).

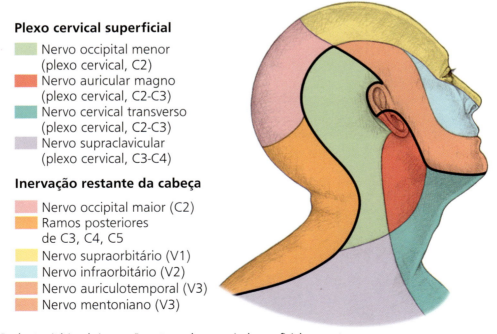

Plexo cervical superficial

- Nervo occipital menor (plexo cervical, C2)
- Nervo auricular magno (plexo cervical, C2-C3)
- Nervo cervical transverso (plexo cervical, C2-C3)
- Nervo supraclavicular (plexo cervical, C3-C4)

Inervação restante da cabeça

- Nervo occipital maior (C2)
- Ramos posteriores de C3, C4, C5
- Nervo supraorbitário (V1)
- Nervo infraorbitário (V2)
- Nervo auriculotemporal (V3)
- Nervo mentoniano (V3)

Fig. 15-2. Repartição dos territórios de inervação entre o plexo cervical superficial e os outros nervos.

Capítulo 15. Bloqueio cervical superficial   113

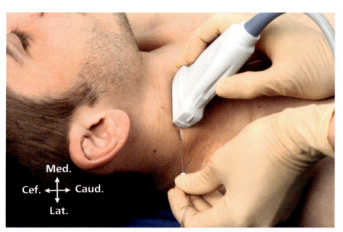

Fig. 15-3. Bloqueio cervical superficial: posição do transdutor e inserção da agulha em direção lateromedial (paciente em posição dorsal).

Bloqueio contínuo

Ao que saibamos, nenhum bloqueio contínuo do plexo cervical superficial foi descrito até hoje.

Dicas clínicas

Cirurgia de carótida

Na cirurgia de carótida sem anestesia geral, o bloqueio cervical deve ser completado por uma infiltração da bainha carotídea, que se encontra em posição medial e anterior com relação ao plexo. O cirurgião deve, por outro lado, saturar o corpo carotídeo de AL, a fim de inibir o reflexo vagal (bradicardia, hipotensão, mal-estar) que se desencadeia quando ele é manipulado.

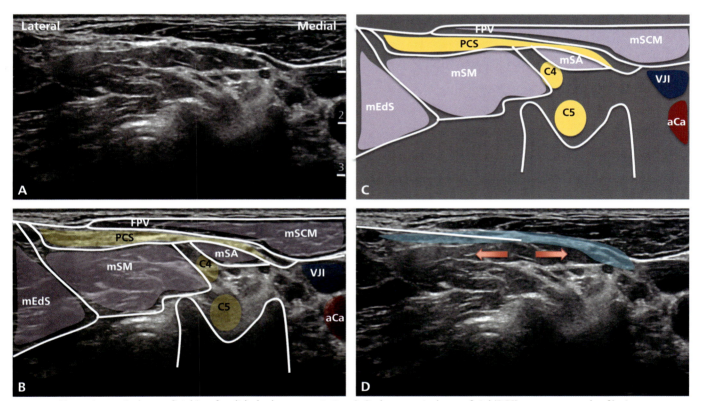

Fig. 15-4. Bloqueio cervical superficial (profundidade de campo: 1–3 cm). O plexo cervical superficial (PCS) se encontra sob a fáscia pré-vertebral (FPV), entre o músculo esternocleidomastóideo (mSCM) e os músculos escalenos anterior (mSA) e médio (mSM).
A. Ecografia nativa.
B. Ecografia assinalada.
C. Representação esquemática.
D. Inserção da agulha dentro do plano, em direção lateromedial.
aCa: artéria carótida comum; C4: raiz C4; C5: raiz C5; mEdS: músculo levantador da escápula; VJI: veia jugular interna.

Revisão da literatura

A equipe de Tran comparou o bloqueio cervical sob ecografia com a técnica de localização anatômica em 40 pacientes operados do ombro e da clavícula.[1] O estudo não obteve potência suficiente e não possibilitou mostrar a diferença entre as duas técnicas.

Referência Bibliográfica

1. Tran de QH, Dugani S, Finlayson RJ. A randomized comparison between ultrasound-guided and landmark-based superficial cervical plexus block. Reg Anesth Pain Med 2010;35:539-43.

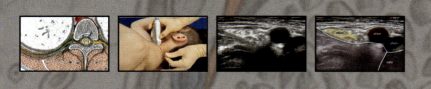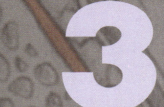

Bloqueios dos plexos lombar e sacral

16 Bloqueio do plexo lombar	117
17 Bloqueio compartimental da fáscia ilíaca	123
18 Bloqueio do nervo cutâneo lateral da coxa	127
19 Bloqueio do nervo obturatório	131
20 Bloqueio do nervo femoral	135
21 Bloqueio proximal do nervo safeno e bloqueio do canal dos adutores	141
22 Bloqueio proximal do nervo isquiático	145
23 Bloqueio do nervo isquiático na fossa poplítea	153
24 Bloqueio do pé e outros bloqueios tronculares do membro inferior	161

Capítulo 16
Bloqueio do plexo lombar

Indicação

O bloqueio do plexo lombar é um bloqueio complexo que permite anestesiar a maioria dos nervos originados do plexo; ele é indicado em cirurgia do quadril, do fêmur e do joelho. Associado a um bloqueio do nervo isquiático, ele permite toda a cirurgia do membro inferior.

Um certo número de complicações é ligado a este bloqueio: difusão do AL dentro do espaço peridural, punção raquidiana, punção renal, injeção intravascular, bloqueio simpático unilateral. A execução deste bloqueio exige um conhecimento perfeito da anatomia e da ecografia da coluna vertebral.

A indicação do bloqueio do plexo lombar deve ser avaliada com o maior rigor, uma vez que o bloqueio femoral constitui uma alternativa perfeitamente aceitável.

Anatomia

Situado na parte posterior do músculo psoas maior, diante dos processos transversos das vértebras lombares, o plexo lombar é constituído por ramos anteriores das raízes nervosas L1 a L4, e, às vezes, um ramo de D12 (Fig. 16-1).

O plexo lombar dá origem a numerosos ramos nervosos:

1. Nervo ílio-hipogástrico (D12-L1).
2. Nervo ilioinguinal (L1).
3. Nervo genitofemoral (L1-L2).
4. Nervo cutâneo lateral da coxa (L2-L3).
5. Nervo femoral (L2-L4).
6. Nervo obturatório (L2-L4).

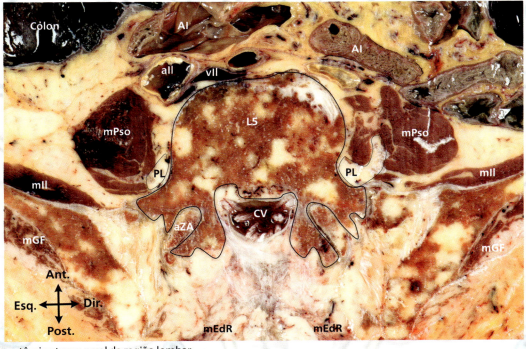

Fig. 16-1. Corte anatômico transversal da região lombar.
aII: artéria ilíaca; AI: alça intestinal; aZa: articulação zigoapofisária; CV: canal vertebral com a cauda equina; L5: corpo vertebral L5; mGF: músculo glúteo maior; mIl: músculo ilíaco; mPso: músculo psoas; PL: plexo lombar; vII: veia ilíaca.

As estruturas seguintes podem ser observadas sob ecografia:

- As vértebras:
  - processos espinhosos.
  - lâminas vertebrais.
  - facetas articulares.
  - processos transversos.
- As asas ilíacas.
- Os músculos:
  - eretores da espinha (músculos iliocostal, longuíssimo do dorso e espinal).
  - psoas maior.

No adulto, o plexo lombar nem sempre é visível ao ultrassom; ele se situa, geralmente, na junção do terço posterior e os dois terços anteriores do músculo psoas, entre os processos transversos das vértebras lombares. A identificação ecográfica destas estruturas permite estimar a profundidade em que se situa o plexo.

Na criança, o espaço muscular em que caminha o plexo é mais facilmente visível, o que facilita o direcionamento da agulha.

Procedimento

Instalação e material

- Instalar o paciente em decúbito lateral, pernas flexionadas sobre o tronco, pelve ligeiramente inclinada para a frente, a fim de expor para cima o lado a bloquear (posição em cão de espingarda) (Fig. 16-2).
- Utilizar um transdutor curvo de baixa frequência.
- Colocá-lo ao nível do sacro, paralelamente à coluna, para obter uma vista longitudinal.
- Selecionar uma profundidade de campo de 8-10 cm.
- Usar uma agulha 21-22 G, com comprimento entre 10-15 cm.

Sonoanatomia

- Efetuar uma varredura anatômica sistemática, partindo do centro (processos espinhosos) na direção da periferia (processos transversos).
- Identificar:
  - a linha chata do sacro.
  - as facetas articulares.
  - o último espaço intervertebral L5-S1.
  - o processo transverso de L5 desviando o transdutor lateralmente.
  - os processos transversos de L4, L3 e L2 por uma varredura paravertebral longitudinal. Deslocar, em seguida, o transdutor mais lateralmente para avaliar o comprimento dos processos transversos e obter a vista do "tridente". A sombra óssea desaparece quando nos afastamos do processo transverso.

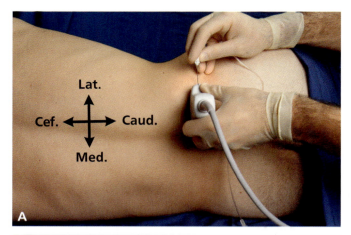

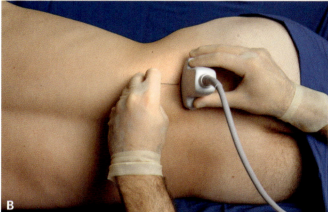

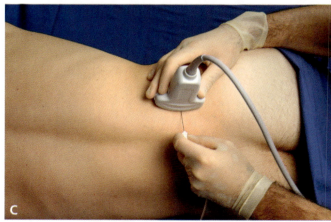

Fig. 16-2. Bloqueio do plexo lombar: posição do transdutor e inserção da agulha (paciente em posição de cão de caça esquerda).
A. Explorador em posição transversa, agulha dentro do plano.
B. Explorador em posição transversa, agulha fora do plano.
C. Explorador em posição longitudinal, agulha fora do plano.

  - os músculos eretores da espinha (grupo de três músculos situados na parte inferior do dorso e que permitem a extensão da coluna: os músculos iliocostal, longuíssimo do dorso e espinal).

Capítulo 16. Bloqueio do plexo lombar 119

- o músculo psoas, na frente dos processos transversos, hipoecogênico, atravessado por estrias hiperecogênicas. Este exame anatômico preliminar define a profundeza necessária à inserção da agulha dentro do terço posterior do psoas.
- o peritônio e os intestinos embaixo do psoas. A distância entre a pele e o peritônio determina o limite a não ultrapassar, a fim de evitar puncionar, acidentalmente, o peritônio.
• Colocar, em seguida, o transdutor dentro do plano transverso, ao nível lombar desejado (L2-L3 ou L3-L4), entre os dois processos espinhosos (Fig. 16-2),
• Identificar (Fig. 16-3):

- o corpo e a lâmina da vértebra.
- os músculos eretores da espinha e o músculo quadrado lombar na superfície.
- o músculo psoas na profundidade.
- o peritônio e os intestinos abaixo do psoas.
- a veia cava inferior, no lado direito, e a aorta, no lado esquerdo, em profundidade ao músculo psoas.
• Confirmar as distâncias entre a pele e o terço posterior do músculo psoas (distância de punção) e entre a pele e o peritônio; confrontar esta última com a profundidade dos processos transversos (distância de segurança).
• Utilizar um Doppler em cores para procurar vasos dentro do compartimento do psoas.

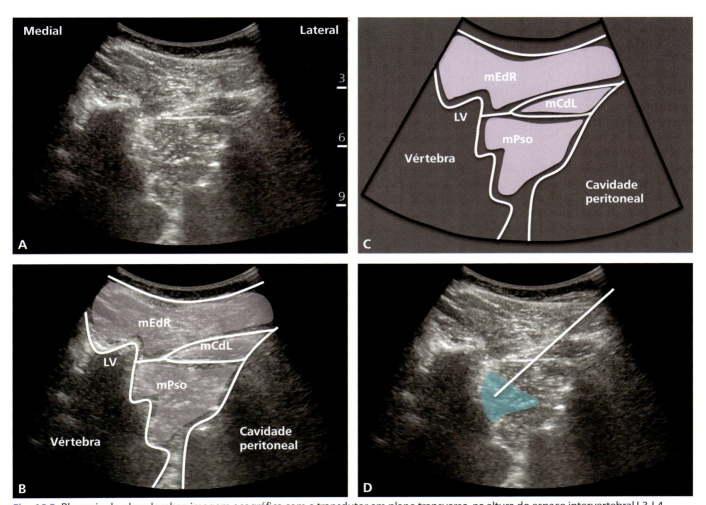

Fig. 16-3. Bloqueio do plexo lombar: imagem ecográfica com o transdutor em plano transverso, na altura do espaço intervertebral L3-L4 (profundidade de campo 8-10 cm).
A. Ecografia nativa.
B. Ecografia assinalada.
C. Representação esquemática.
D. Inserção da agulha dentro do plano, em direção lateromedial, e injeção na junção do terço posterior e os dois terços anteriores do músculo psoas (mPso). O plexo lombar não é visível. O anestésico local se difunde para o interior do músculo psoas.
mCdL: músculo quadrado lombar; mEdR: músculos eretores da espinha; LV: lâmina vertebral.

Via de acesso e injeção de AL

- Introduzir a agulha dentro do plano no lado lateral, quase perpendicularmente ao transdutor. Em razão da profundidade de inserção, nem a agulha nem sua extremidade são fáceis de ver, por essa razão é preciso recorrer a movimentos da agulha e dos tecidos.
- As outras vias de acesso são igualmente possíveis:
  - transdutor no plano transverso e inserção da agulha fora do plano (Fig. 16-2).
  - transdutor em plano longitudinal (Fig. 16-2), vista do "tridente" e inserção da agulha fora do plano (Fig. 16-4).
- Colocar a ponta da agulha na junção do terço posterior e os dois terços anteriores do psoas, perto da lâmina vertebral, mas sem estar em contato.
- Injetar 20-30 mL de AL lentamente.
- Observar a difusão do AL e a distensão dos tecidos no interior do psoas.

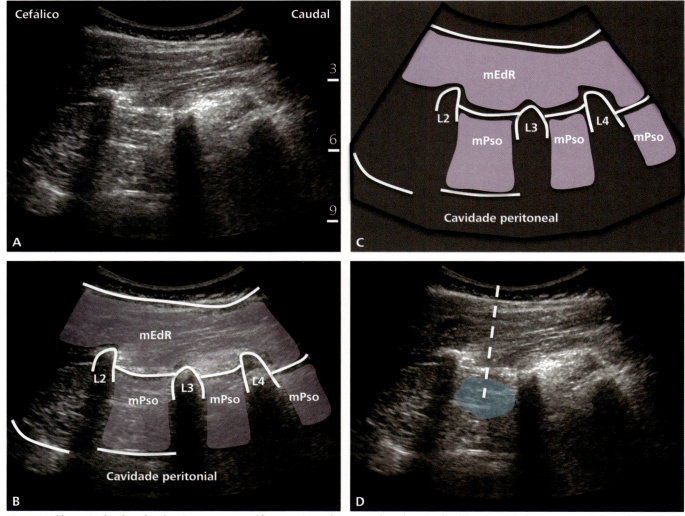

Fig. 16-4. Bloqueio do plexo lombar: imagem ecográfica com transdutor em plano longitudinal (profundidade de campo: 8-10 cm).
A. Ecografia nativa.
B. Ecografia assinalada.
C. Representação esquemática.
D. Inserção da agulha fora do plano, e injeção na junção do terço posterior e os dois terços anteriores do músculo psoas (mPso). O plexo lombar não é visível. O anestésico local se difunde no interior do músculo psoas.
L2, L3, L4: processos transversos das vértebras L2, L3, L4; mEdR: músculos eretores da espinha; mPso: músculo psoas.

Bloqueio contínuo

O bloqueio contínuo do plexo lombar é indicado na analgesia pós-operatória em cirurgia do quadril, do fêmur e do joelho. É essencial avaliar judiciosamente os riscos e benefícios desta técnica com relação a uma analgesia peridural.

Dicas clínicas

Acoplamento à neuroestimulação

A estimulação elétrica acarreta a contração do quadríceps, facilitando, desse modo, a identificação do plexo lombar ao provocar a contração.

Posição do corpo

Instalar o paciente em decúbito ventral permite, frequentemente, posicionar melhor o transdutor e, então, aplicar mais pressão para otimizar a localização do plexo lombar. A instalação de almofadas sob o abdome neutraliza a lordose fisiológica e melhora o afastamento dos espaços interespinhosos. Esta posição impede observar a contração do quadríceps com estimulação nervosa.

Prevenção de uma punção renal

O risco de punção renal acidental aumenta quando a agulha é inserida demasiado lateralmente ou acima do nível L1-L2. Uma varredura anatômica prévia permite localizar o polo inferior do rim adjacente e definir, assim, a margem de segurança para a introdução da agulha.

Inserção centrífuga (do lado medial para o lado lateral)

Casos de anestesia espinal alta foram descritos na literatura. A inserção da agulha em posição medial com uma inclinação lateral permite evitar as expansões da dura-máter que se estendem lateralmente além dos forames de conjugação, desse modo limitando o risco de injeção subaracnóidea. O inconveniente é a dificuldade de colocar a agulha na metade medial do músculo psoas, onde se encontra o plexo.

Recomenda-se efetuar aspirações frequentes pesquisando líquido cefalorraquidiano e injetar o AL em pequenas doses.

Revisão da literatura

Kirchmair *et al.* foram os primeiros a descrever a técnica de ecografia do plexo lombar em 2002; a equipe de Karmakar a aperfeiçoou em 2008.[1-3] As publicações recentes relacionadas com o bloqueio do plexo lombar são raras, provavelmente porque se trata de uma técnica difícil de dominar.

Referências Bibliográficas

1. Kirchmair L, Entner T, Wissel J, Moriggl B, Kapral S, Mitterschiffthaler G, *et al.* A study of the paravertebral anatomy for ultrasound-guided posterior lumbar plexus block. Anesth Analg 2001;93:477-81, 4th contents page.
2. Kirchmair L, Entner T, Kapral S, Mitterschiffthaler G. Ultrasound guidance for the psoas compartment block: an imaging study. Anesth Analg 2002;94:706-10, table of contents.
3. Karmakar MK, Ho AM, Li X, Kwok WH, Tsang K, Ngan Kee WD, *et al.* Ultrasound-guided lumbar plexus block through the acoustic window of the lumbar ultrasound trident. Br J Anaesth 2008;100:533-7.

Capítulo 17

Bloqueio compartimental da fáscia ilíaca

Indicação

O bloqueio compartimental da fáscia ilíaca anestesia o nervo femoral e o nervo cutâneo lateral da coxa, e representa uma alternativa à combinação de um bloqueio seletivo destes dois nervos. Ele é indicado para analgesia do quadril e do fêmur proximal (cirurgia, fratura).

Esta técnica lembra o bloqueio "3 em 1" quando uma quantidade suficiente de AL é injetada: bloqueio do nervo cutâneo lateral da coxa, do nervo femoral e do nervo obturatório.

Anatomia

Os nervos femoral e cutâneo lateral (L2-L3) da coxa são originados do plexo lombar. Eles caminham sob a fáscia ilíaca. O nervo femoral repousa sobre o músculo psoas. O nervo cutâneo lateral da coxa emerge na margem inferior do ligamento inguinal, entre o músculo ilíaco e a espinha ilíaca anterossuperior. Ele caminha, em seguida, sob a fáscia lata, entre os músculos sartório e tensor da fáscia lata.

Procedimento

Instalação e material

- Instalar o paciente em posição dorsal.
- Expor a prega inguinal 4 a 5 cm abaixo do ligamento inguinal.
- Pegar um explorador linear de alta frequência.
- Colocá-lo em posição transversa, ao longo da prega inguinal (Fig. 17-1).
- Selecionar uma profundidade de campo entre 2 e 4 cm.
- Usar uma agulha 21-22 G com comprimento de 50 mm.

Sonoanatomia

- Identificar (Fig. 17-2):
  - a artéria femoral. Em presença de mais de uma artéria, deslocar o transdutor em direção cefálica para visualizar a artéria femoral antes que ela tenha se dividido em artéria femoral profunda e superficial.
  - a veia femoral, medial à artéria. Ela pode escapar ao exame, se o operador exercer uma pressão muito importante sobre o transdutor.
  - o músculo iliopsoas, na profundidade, sob os vasos femorais.
  - a fáscia ilíaca, linha hiperecogênica acima do nervo, divide-se em duas para rodear o feixe vascular.
  - a fáscia lata, outra linha hiperecogênica que se encontra dentro do tecido subcutâneo e nem sempre é visível. Diferenciar as duas fáscias nem sempre é fácil.
  - o nervo femoral, assentado sobre o músculo iliopsoas, sob a fáscia ilíaca, aparece como uma estrutura hiperecogênica de forma diversa: elipsoide, triangular, achatada.

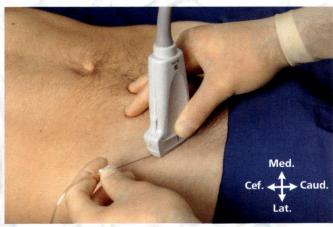

Fig. 17-1. Bloqueio iliofascial: posição do transdutor e inserção da agulha dentro do plano em direção lateromedial (paciente em posição dorsal).

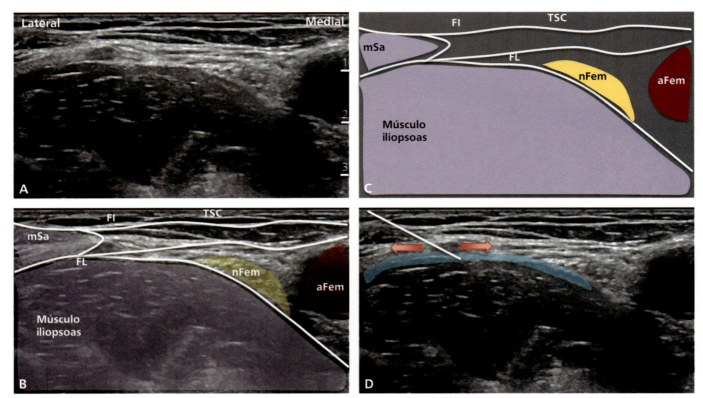

Fig. 17-2. Bloqueio iliofascial direito (profundidade de campo: 2-4 cm. As duas lâminas da fáscia ilíaca envolvem o nervo femoral. A fáscia lata, mais superficial, nem sempre é visível.
A. Ecografia nativa.
B. Ecografia assinalada.
C. Representação esquemática.
D. Inserção da agulha dentro do plano, em direção lateromedial e injeção em dois tempos, na parte posterior (1) e anterior (2).
aFem: artéria femoral; FI: fáscia ilíaca; FL: fáscia lata; mSa: músculo sartório; nFem: nervo femoral; TSC: tecido subcutâneo.

Via de acesso e injeção de AL
- As vias de acesso dentro e fora do plano são possíveis. Para uma via de acesso dentro do plano, a agulha é inserida ao lado lateral do transdutor.
- Injetar 30 a 40 mL de AL dentro do plano que separa a fáscia ilíaca do músculo iliopsoas; reposicionar a agulha em caso de injeção, acima da fáscia ou no próprio interior do músculo.
- Observar a dispersão do AL, lateralmente, na direção da espinha ilíaca anteroposterior e, medialmente, na direção do nervo femoral; reposicionar a agulha, se este não for o caso.

Bloqueio contínuo
Ao que saibamos, nenhum artigo descreveu a colocação de um cateter na fáscia ilíaca sob ecografia.

Dicas clínicas

Volume de AL
O sucesso deste bloqueio depende do volume de AL injetado; aconselha-se utilizar um volume de 30 a 40 mL de bupivacaína 0,25% ou de ropivacaína 0,20%.

Perda de resistência
A introdução de uma agulha não cortante permite sentir duas perdas de resistência sucessivas ("pops", *estalos*), correspondendo à passagem através das fáscias lata e ilíaca. Praticada às cegas, esta técnica é utilizada em analgesia pré-hospitalar em caso de fratura do quadril.

Revisão da literatura

Em um estudo incluindo 80 pacientes operados de artroplastia do quadril ou do joelho, Dolan *et al.* mostraram que, em comparação com a técnica de perda de resistência, o bloqueio sensitivo foi mais extenso e o bloqueio motor mais importante nos diferentes grupos musculares da coxa quando o bloqueio foi efetuado sob ecografia.[1]

Referência Bibliográfica

1. Dolan J, Williams A, Murney E, Smith M, Kenny GN. Ultrasound guided fascia iliaca block: a comparison with the loss of resistance technique. Reg Anesth Pain Med 2008;33:526-31.

Capítulo 18
Bloqueio do nervo cutâneo lateral da coxa

Indicação

O bloqueio do nervo cutâneo lateral da coxa é indicado na anestesia e analgesia de grande cirurgia do joelho, combinado com um bloqueio dos nervos femoral, obturatório e isquiático.

Ele é igualmente apropriado na cirurgia superficial da face lateral da coxa e no tratamento da meralgia parestésica.

Anatomia

Originado dos ramos dorsais das raízes L2-L3, o nervo cutâneo lateral da coxa emerge lateralmente do músculo psoas e desce ao longo da sua margem lateral em direção à espinha ilíaca anterossuperior. Ele passa, em seguida, embaixo do ligamento inguinal, 1 cm medial à espinha ilíaca anterossuperior, entre o músculo tensor da fáscia lata e o músculo sartório, depois se divide em vários ramos.

Ele é responsável pela inervação sensitiva da face lateral da coxa até o joelho.

Procedimento

Instalação e material

- Instalar o paciente em posição dorsal.
- Expor a prega inguinal, que se encontra 4 a 5 cm abaixo ligamento inguinal.
- Utilizar um transdutor linear de alta frequência.
- Usá-lo em posição transversa ao longo da prega inguinal (Fig. 18-1).
- Selecionar uma profundidade de campo entre 1 e 3 cm; o nervo se situa geralmente a uma profundidade de 0,5 a 1,5 cm.
- Usar uma agulha 21-22 G, com comprimento de 50 mm.

Sonoanatomia

- Identificar (Fig. 18-2):
  - a artéria e a veia femorais.
  - o músculo iliopsoas, na profundidade, sob os vasos femorais.
  - a fáscia lata e a fáscia ilíaca, linhas hiperecogênicas.
  - o músculo sartório, depois do músculo tensor da fáscia lata, que aparecem quando o transdutor é deslocado lateralmente; estes dois músculos se encontram embaixo das fáscias lata e ilíaca.
  - os ramos do nervo cutâneo lateral da coxa (estrutura fina hipo ou hiperecogênica) estão situados dentro do triângulo formado pela fáscia lata (superficialmente), o músculo sartório (medialmente), e o músculo tensor da fáscia lata (lateralmente). O nervo pode ser difícil de visualizar.

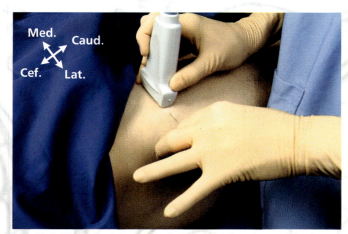

Fig. 18-1. Bloqueio do nervo cutâneo lateral da coxa: posição do transdutor e inserção da agulha dentro do plano, em direção lateromedial (paciente em posição dorsal).

Bloqueios dos plexos lombar e sacral

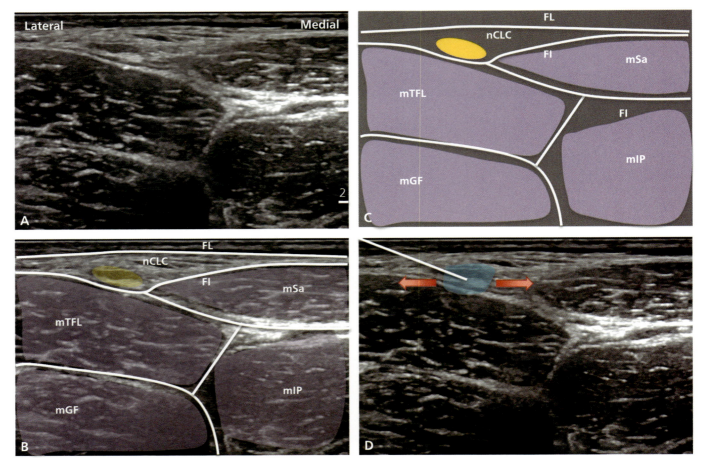

Fig. 18-2. Bloqueio do nervo cutâneo lateral da coxa (profundidade de campo: 1-3 cm). O nervo cutâneo lateral da coxa (nCLC) se encontra entre o músculo sartório (mSa) e o músculo tensor da fáscia lata (mTFL).
A. Ecografia nativa.
B. Ecografia assinalada.
C. Representação esquemática.
D. Inserção da agulha dentro do plano, em direção lateromedial e injeção do anestésico local.
FL: fáscia lata; FI: fáscia ilíaca; mGF: músculo glúteo máximo; mIP: músculo iliopsoas.

Via de acesso e injeção de AL

- As vias de acesso dentro e fora do plano são possíveis. Para uma via de acesso dentro do plano, a agulha é inserida ao lado lateral do transdutor.
- Injetar 5 a 10 mL dentro do triângulo acima descrito; não é raro não ver o nervo aparecer senão depois da injeção de AL.
- Observar a difusão do AL por uma varredura proximal e distal.

Bloqueio contínuo

Que seja do nosso conhecimento, nenhum bloqueio contínuo do nervo cutâneo lateral da coxa foi descrito até hoje.

Dicas clínicas

Acoplamento à neuroestimulação
A estimulação elétrica desencadeia parestesias ao nível da face lateral da coxa.

Outra técnica
Outra técnica consiste em colocar o transdutor em contato com a espinha anterossuperior (medialmente e abaixo), sobre o ligamento inguinal, e identificar:

- A espinha ilíaca anterossuperior e sua sombra óssea.
- As fáscias lata e ilíaca, linhas hiperecogênicas que aparecem quando o transdutor é deslocado em direção medial e caudal.

- O músculo sartório, sob as fáscias.
- O nervo cutâneo lateral da coxa, fina estrutura hiperecogênica abaixo da espinha ilíaca anterossuperior, entre a fáscia ilíaca e o sartório ou mais distalmente, entre as fáscias lata e ilíaca.

Inserir a agulha dentro do plano, segundo um ângulo rasante, para atingir o plano interfascial imediatamente abaixo da espinha ilíaca anterossuperior; uma via de acesso fora do plano é igualmente possível.

Meralgia parestésica

A meralgia parestésica é uma afecção do nervo cutâneo lateral da coxa, mais frequentemente causada por compressão do nervo na sua passagem embaixo do ligamento inguinal. Depois de ter localizado o nervo, acompanhá-lo proximalmente até que ele desapareça e injetar AL nessa localização precisa.

Revisão da literatura

Outra técnica, validada em um estudo de 20 cadáveres, consiste em injetar o AL mais proximalmente, dentro da fáscia que separa o músculo tensor da fáscia lata do músculo sartório, na altura do ligamento inguinal.[1]

Referência Bibliográfica

1. Ng I, Vaghadia H, Choi PT, Helmy N. Ultrasound imaging accurately identifies the lateral femoral cutaneous nerve. Anesth Analg 2008;107:1070-4.

Capítulo 19

Bloqueio do nervo obturatório

Indicação

O bloqueio do nervo obturatório é indicado dentro da anestesia e analgesia de grande cirurgia do joelho, combinada com um bloqueio dos nervos femoral, cutâneo lateral da coxa e isquiático.[1]

O bloqueio do nervo obturatório é igualmente indicado na cirurgia da bexiga por via transuretral para evitar a adução reflexa da perna quando a parede da bexiga é estimulada.

Anatomia

O nervo obturatório, originado das raízes L2-L4, desce para a pelve a partir da margem interna do músculo psoas maior. Depois de ter atravessado o forame obturatório, ele penetra na parte interna da coxa e se divide em um ramo anterior, que passa entre os músculos adutor longo e adutor curto, e um ramo posterior, que caminha entre os músculos adutor curto e adutor magno (Fig. 19-1).

O ramo anterior contém fibras motoras destinadas aos músculos adutores da coxa, e fibras sensitivas de uma pequena zona cutânea da face medial do joelho.

O ramo posterior dá, principalmente, fibras motoras aos músculos adutores e alguns ramos articulares para a face interna da articulação do joelho.

Os ramos responsáveis pela inervação do quadril se destacam do ramo anterior acima da localização onde se faz o bloqueio obturatório, razão pela qual a cirurgia do quadril não pode ser praticada sem um bloqueio complementar do plexo lombar.

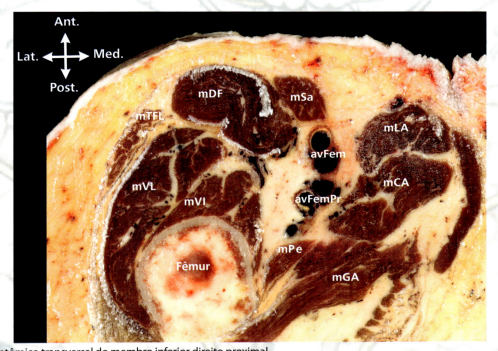

Fig. 19-1. Corte anatômico transversal do membro inferior direito proximal.
avFem: artéria e veia femorais; avFemPr: artéria e veia femorais profundas; mCA: músculo adutor curto; mDF: músculo reto femoral; mGA: músculo adutor magno; mLA: músculo adutor longo; mPe: músculo pectíneo; mSa: músculo sartório; mTFL: músculo tensor da fáscia lata; mVI: músculo vasto intermediário; mVL: músculo vasto lateral.

Procedimento

Instalação e material
- Instalar o paciente em posição dorsal, a perna em leve rotação externa.
- Expor a virilha e a face proximal medial da coxa.
- Utilizar um transdutor linear de alta frequência.
- Colocá-la em posição transversa 2 a 3 cm abaixo da prega inguinal e varrer a região superomedial da coxa (Fig. 19-2).
- Selecionar uma profundidade de campo entre 2 e 4 cm.
- Utilizar uma agulha 21-22 G, com comprimento entre 50-80 mm.

Sonoanatomia
- Identificar (Fig. 19-3):
  - a artéria e a veia femoral abaixo da prega inguinal.
  - o músculo iliopsoas, em profundidade aos vasos femorais.
  - o músculo pectíneo, depois os músculos adutor longo, adutor curto e adutor magno (da superfície para a profundidade) deslocando o transdutor para a parte medial da coxa.
  - o ramo anterior do nervo obturatório, geralmente hiperecogênico, na fáscia que separa os músculos adutor longo e adutor curto (mais superficiais); uma varredura proximal permite localizá-lo na junção das fáscias dos músculos pectíneo, adutor longo e adutor curto.
  - o ramo posterior, muitas vezes hiperecogênico, dentro da fáscia que separa os músculos adutor curto e adutor magno (mais profundos).

Via de acesso e injeção de AL
- São possíveis as vias de acesso dentro e fora do plano.
- Injetar 5-10 mL de AL dentro de cada uma das duas fáscias intermusculares.
- Observar a distensão dos planos intermusculares e o realce das estruturas nervosas pelo AL. Reposicionar a agulha em caso de injeção intramuscular.
- Observar a difusão do AL em torno dos nervos por uma varredura proximal e distal.

Bloqueio contínuo

Que seja do nosso conhecimento, nenhum bloqueio contínuo do nervo obturatório foi descrito na literatura.

Dicas clínicas

Acoplamento à neuroestimulação
Confirmar a identidade dos ramos do nervo obturatório por estimulação elétrica. Uma intensidade de 0,3-0,8 mA provoca uma contração dos músculos adutores; a estimulação muscular direta com uma intensidade superior a 1 mA pode provocar a contração dos músculos adutores, mesmo quando não se identificaram cuidadosamente os ramos anterior e posterior do nervo obturatório.

Teste do bloqueio
A inervação da face interna é muito variável. Além dos ramos do nervo obturatório, os músculos adutores recebem ramificações do nervo femoral (músculo pectíneo) e do nervo isquiático (músculo adutor magno). O bloqueio do nervo obturatório, portanto, não permite obter uma plegia muscular completa. O sucesso do bloqueio é apreciado comparando-se a força da adução da coxa antes e depois do bloqueio, mantendo-se o joelho do paciente sobre o plano do leito, porque os movi-

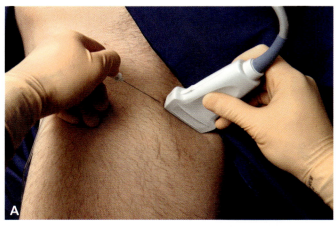
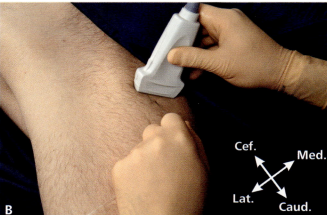

Fig. 19-2. Bloqueio do nervo obturatório: posição do explorador e inserção da agulha dentro do plano em direção lateromedial (**A**) e fora do plano (**B**) (paciente em posição dorsal).

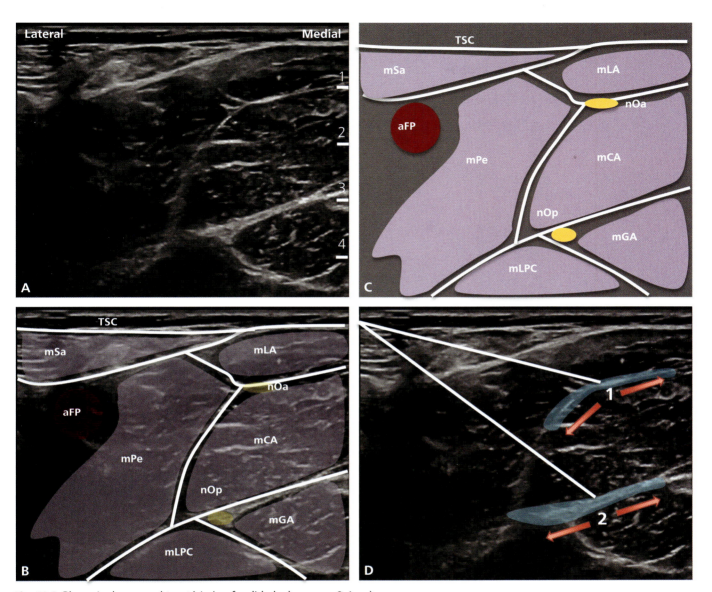

Fig. 19-3. Bloqueio do nervo obturatório (profundidade de campo: 2-4 cm).
A. Ecografia nativa.
B. Ecografia assinalada.
C. Representação esquemática.
D. Inserção da agulha dentro do plano, e injeção do anestésico local na proximidade dos ramos anterior (1) e posterior (2) do nervo obturatório.
O ramo anterior do nervo obturatório (nOa) se encontra entre os músculos adutor longo (mLA) e adutor curto (mCA); o ramo posterior (nOp) se encontra entre os músculos adutor curto e adutor magno (mGA). aFP: artéria femoral profunda; mLPC: músculos do compartimento posterior da coxa; mPe: músculo pectíneo; mSa: músculo sartório.

mentos de adução e flexão da coxa são dependentes do músculo psoas.

Injeção única

A injeção única dentro da fáscia entre o músculo pectíneo e os músculos adutores é uma técnica interessante, porque o AL se difunde, frequentemente, dentro das fáscias entre os músculos adutores. Às vezes, mobilizar a agulha permite melhorar a dispersão.

Revisão da literatura

Em um estudo que incluiu 50 pacientes, operados de ressecção transuretral de tumor da bexiga sob raquianestesia, Manassero *et al.* demonstraram que uma injeção dentro das fáscias foi tão eficaz (taxa de sucesso: 88 *vs.* 100%, $p = 0,23$) e mais rápida (1,6 *vs.* 3 min, $p < 0,001$) quanto uma localização seletiva dos ramos anteriores sob ecografia e uma estimulação elétrica combinada.[2]

Referências Bibliográficas

1. Helayel PE, da Conceicao DB, Pavei P, Knaesel JA, de Oliveira Filho GR. Ultrasound-guided obturator nerve block: a preliminary report of a case series. Reg Anesth Pain Med 2007;32:221-6.

2. Manassero A, Bossolasco M, Ugues S, Palmisano S, De Bonis U, Coletta G, *et al.* Ultrasound-guided obturator nerve block: interfascial injection versus a neurostimulation-assisted technique. Reg Anesth Pain Med 2012;37:67-71.

Capítulo 20
Bloqueio do nervo femoral

Indicação

O bloqueio do nervo femoral é indicado na analgesia da cirurgia do joelho (artroplastia de joelho, plastia dos ligamentos cruzados anteriores, osteotomia tibial, sutura do tendão patelar etc.) e do fêmur (osteossíntese).

Uma anestesia troncular em caso de cirurgia do joelho necessita de um bloqueio combinado do nervo femoral, do nervo isquiático, eventualmente, do nervo obturatório e do nervo cutâneo lateral da coxa.

Anatomia

Originado das raízes L2 a L4, o nervo femoral é o mais volumoso dos nervos originados do plexo lombar. Ele emerge na margem lateral do músculo iliopsoas e depois desce na frente deste último, entre os dois folhetos da fáscia ilíaca. Passa embaixo do ligamento inguinal, dentro da lacuna muscular, sempre lateralmente à artéria femoral. Divide-se, a seguir, em ramos musculares (músculos anteriores da coxa), articulares (quadril e joelho) e cutâneos (face anteromedial da coxa).

O trígono femoral (antes chamado triângulo de Scarpa) é um triângulo cujo limite superior é o ligamento inguinal, o limite lateral é o músculo sartório, e o limite medial é o músculo adutor longo. Coberto por uma fáscia, o assoalho deste trígono é constituído pelo músculo pectíneo. O trígono femoral contém o nervo, a artéria, a veia femorais e linfonodos (Fig. 20-1).

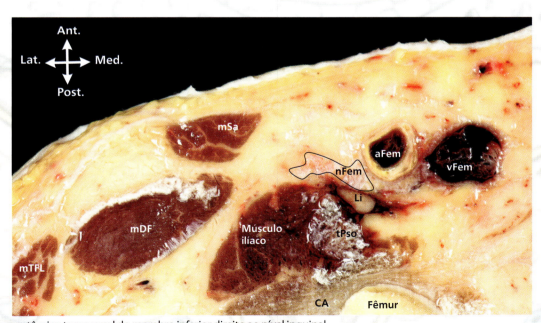

Fig. 20-1. Corte anatômico transversal do membro inferior direito ao nível inguinal.
aFem: artéria femoral; CA: cápsula articular; mDF: músculo reto femoral; Li: lipoma; mSa: músculo sartório; mTFL: músculo tensor da fáscia lata; nFem: nervo femoral; tPso: tendão do músculo psoas; vFem: veia femoral.

Procedimento

Instalação e material
- Instalar o paciente em posição dorsal.
- Expor a prega inguinal, 4 a 5 cm abaixo do ligamento inguinal, que liga a espinha ilíaca anterossuperior ao tubérculo púbico.
- Pegar um transdutor linear de alta frequência.
- Colocá-lo em posição transversa ao longo da prega inguinal (Fig. 20-2).
- Selecionar uma profundidade de campo entre 2 e 3 cm.
- Usar uma agulha 21-22 G, com comprimento de 50 mm.

Sonoanatomia
- Identificar (Fig. 20-3):
  - a artéria femoral. Em presença de mais de uma artéria, deslocar a sonda em direção cefálica para visualizar a artéria femoral antes que ela forme a artéria femoral profunda e a artéria femoral superficial.
  - a veia femoral, medial à artéria. Ela pode escapar ao exame, se o operador exercer uma pressão muito importante sobre o transdutor.
  - o músculo iliopsoas, na profundidade, embaixo dos vasos femorais.
  - a fáscia ilíaca, linha hiperecogênica, divide-se em duas para envolver o feixe neurovascular.
  - a fáscia lata, outra linha hiperecogênica, às vezes difícil de ver dentro do tecido subcutâneo.
  - o nervo femoral aparece como uma estrutura hiperecogênica elipsoide ou triangular que repousa sobre o músculo iliopsoas, entre os dois folhetos da fáscia ilíaca; ele também pode ser fino e achatado nesta região onde se divide em múltiplos ramos.

Via de acesso e injeção de AL
- As vias de acesso dentro e fora do plano são possíveis. Para uma via de acesso dentro do plano, a agulha é inserida à margem lateral do transdutor.
- Injetar 20 a 30 mL de AL na proximidade do nervo, entre as duas camadas da fáscia ilíaca. A bolsa de líquido, hipoecogênica, faz ressaltar as estruturas hiperecogênicas que são o nervo femoral e a fáscia ilíaca.
- Controlar a difusão de AL ao longo do nervo por meio de uma varredura proximal e distal.

Bloqueio contínuo

O bloqueio femoral contínuo é indicado para a analgesia pós-operatória dentro da cirurgia reparadora do ligamento cruzado anterior e da prótese total do joelho. Embora uma via de acesso fora do plano pareça mais lógica para inserir um cateter paralelamente ao nervo, a via de acesso dentro do plano encurta o tempo de procedimento sem diminuir o benefício analgésico nem aumentar a taxa de falha.[1] O objetivo consiste em colocar o cateter entre as duas lâminas da fáscia ilíaca. A injeção de 3 a 10 mL de AL ou de glicose 5% permite dilatar a bainha neural e facilita a progressão do cateter, que é avançado 3 a 5 cm dentro do espaço perineural com ou sem a ajuda da estimulação elétrica.[1] Pode ser difícil visualizar a difusão do AL durante a injeção, uma vez que a extremidade do cateter se aprofunda na pelve, longe do ligamento inguinal. O cateter também pode não seguir mais o trajeto do nervo femoral, mas tomar emprestado um dos canais presentes dentro do compartimento perineural.[1]

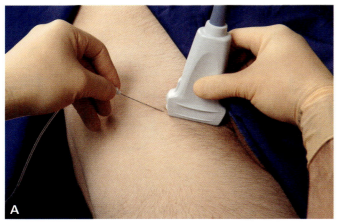
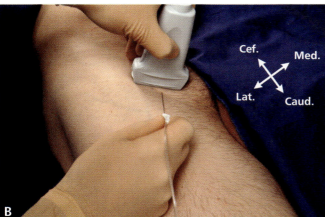

Fig. 20-2. Bloqueio do nervo femoral: posição do transdutor e inserção da agulha dentro do plano em direção lateromedial (**A**), e fora do plano (**B**) (paciente em posição dorsal).

Capítulo 20. Bloqueio do nervo femoral   137

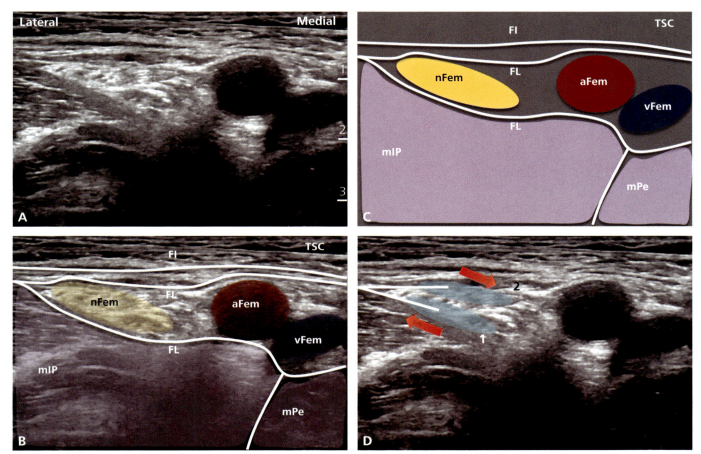

Fig. 20-3. Bloqueio femoral direito (profundidade de campo: 2-3 cm).
A. Ecografia nativa.
B. Ecografia assinalada.
C. Representação esquemática.
D. Inserção da agulha dentro do plano, em direção lateromedial; e injeção em dois tempos, dentro da parte posterior (1) e da parte anterior (2).
O nervo femoral é revestido pelas duas lâminas da fáscia ilíaca. A fáscia lata, mais superficial, dificilmente é identificável.
aFem: artéria femoral; FI: fáscia ilíaca; FL: fáscia lata; mIP: músculo iliopsoas; mPe: músculo pectíneo; nFem: nervo femoral; TSC: tecido subcutâneo; vFem: veia femoral.

Dicas clínicas

Acoplamento à neuroestimulação

Como o ramo posterior do nervo femoral, que inerva o músculo quadríceps, situa-se mais frequentemente no lado inferolateral do nervo femoral, classicamente foi recomendado orientar a extremidade da agulha, inicialmente, nesta direção, em busca de uma contração patelar. Contudo, certos autores demonstraram que a contração do músculo reto interno é suficiente para se obter um bloqueio adequado.[2]

Localização do nervo femoral

Em razão das variações anatômicas, e para evitar falhas, é mais fácil identificar, de início, a fáscia lata, a fáscia ilíaca e o nervo femoral hiperecogênico (entre as duas lâminas da fáscia ilíaca) do que procurar o nervo lateralmente à artéria femoral.[3]

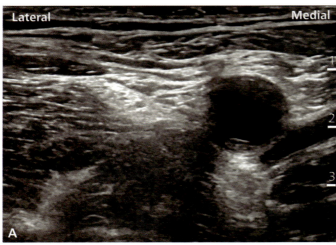 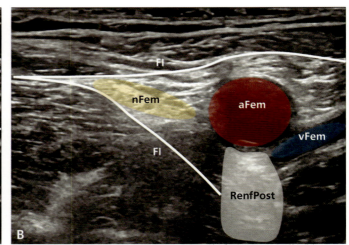

Fig. 20-4. Bloqueio do nervo femoral: o reforço posterior (RenfPost) atrás da artéria femoral (aFem) não deve ser confundido com o nervo femoral (nFem).
A. Ecografia nativa.
B. Ecografia assinalada.
FI: fáscia ilíaca; vFem: veia femoral.

É preciso não confundir o reforço posterior (imagem hiperecogênica situada abaixo da artéria femoral) com o nervo femoral, que raramente é subjacente à artéria (Fig. 20-4).

Artéria femoral profunda

Ramos do nervo femoral podem perfurar a fáscia lata muito cedo e se isolar, assim, do nervo femoral. Uma via de acesso proximal, acima da bifurcação da artéria femoral comum em artéria femoral profunda e artéria femoral superficial, permite ter acesso ao nervo antes da saída destes ramos.

Artéria circunflexa lateral

A utilização do Doppler permite visualizar a artéria circunflexa lateral quando ela cruza o nervo femoral (Fig. 20-5).

Visualização e sensação da passagem das fáscias

A passagem através das fáscias lata e ilíaca produz, muitas vezes, uma sensação de ressalto. Este "duplo *click*" confirma a boa posição da extremidade da agulha.

Linfonodos inguinais *versus* nervo femoral

Na vista transversal, os gânglios linfáticos inguinais produzem imagens hiperecogênicas que podem, desse modo, ser confundidas com o nervo femoral. Quando a região inguinal é varrida em eixo curto de baixo para cima, um gânglio linfático, estrutura isolada e superficial, não é visível senão em uma

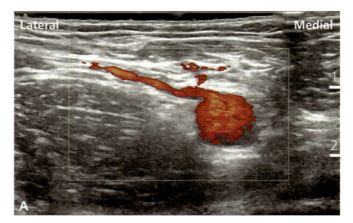
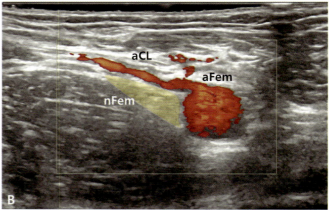

Fig. 20-5. Bloqueio do nervo femoral: imagem ecográfica da artéria circunflexa lateral (aCL), originada da artéria femoral (aFem), que cobre o nervo femoral (nFem).
A. Ecografia nativa.
B. Ecografia assinalada.

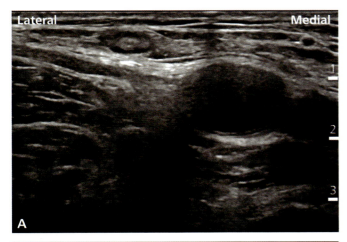
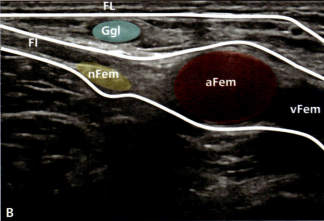

Fig. 20-6. Bloqueio do nervo femoral: imagem ecográfica de um linfonodo (Ggl) na região inguinal, que não deve ser confundido com o nervo femoral (nFem). O linfonodo não é visualizável por vários centímetros e não é revestido pelos dois folhetos da fáscia ilíaca (FI).
A. Ecografia nativa.
B. Ecografia assinalada.
aFem: artéria femoral; FL: fáscia lata; vFem: veia femoral.

localização bem precisa, contrariamente ao nervo, que é uma estrutura ininterrupta que se pode observar em continuidade. Por essa razão, é muito importante efetuar uma varredura das regiões proximais e distais, a fim de proceder a uma identificação correta das estruturas locais (Fig. 20-6).

Revisão da literatura

Em um estudo prospectivo randomizado incluindo 60 pacientes, Pham *et al.* mostraram que a injeção de 10 mL de glicose 5% aumentou a taxa de sucesso do bloqueio contínuo pela distensão do canal principal que o cateter deve seguir.[1]

Ao que saibamos, não existe senão um único estudo comparando a inserção de um cateter perpendicular e paralelamente ao nervo.[4] As duas vias de acesso foram estudadas em um coorte de 50 pacientes operados de prótese de joelho: a inserção do cateter foi mais rápida em via de acesso dentro do plano (perpendicular ao nervo) que em acesso fora do plano (paralelo ao nervo) (12 ± 3 min *vs.* 22 ± 6 min, $p < 0,01$). Os resultados sobre a analgesia pós-operatória e as taxas de falha foram semelhantes.

Em via de acesso dentro do plano, o posicionamento do cateter anteriormente ao nervo femoral produziu um grau de paresia muscular (músculo quadríceps) idêntico e um bloqueio sensitivo mais importante que o posicionamento posterior.[5]

Em um estudo prospectivo incluindo 98 pacientes, Brull *et al.* mostram que uma resposta muscular do tipo patelar ou do reto interno, quando da inserção de um cateter estimulador, não influencia o grau do bloqueio sensitivo, enquanto a resposta patelar é um fator preditivo da instalação mais rápida do bloqueio motor.[2] Recentemente, a paresia do músculo quadríceps foi considerada responsável por quedas de pacientes.[6,7] A tendência atual é procurar bloqueios alternativos, por exemplo, um bloqueio do canal dos adutores ao nível da coxa, para anestesiar o nervo safeno e os ramos do nervo obturatório, e obter um bloqueio puramente sensitivo da articulação do joelho.[8]

Referências Bibliográficas

1. Pham Dang C, Guilley J, Dernis L, *et al.* Is there any need for expanding the perineural space before catheter placement in continuous femoral nerve blocks? Reg Anesth Pain Med 2006;31:393-400.
2. Brull R, Prasad GA, Gandhi R, Ramlogan R, Khan M, Chan VW, *et al.* Is a patella motor response necessary for continuous femoral nerve blockade performed in conjunction with ultrasound guidance? Anesth Analg 2011;112:982-6.
3. Chin KJ, Tse C, Chan V. Ultrasonographic identification of an anomalous femoral nerve: the fascia iliaca as a key landmark. Anesthesiology 2011;115:1104.
4. Wang AZ, Gu L, Zhou QH, Ni WZ, Jiang W. Ultrasound-guided continuous femoral nerve block for analgesia after total knee arthroplasty: catheter perpendicular to the nerve versus catheter parallel to the nerve. Reg Anesth Pain Med 2010;35:127-31.
5. Ilfeld BM, Loland VJ, Sandhu NS, *et al.* Continuous femoral nerve blocks: the impact of catheter tip location relative to the femoral nerve (anterior versus posterior) on quadriceps weakness and cutaneous sensory block. Anesth Analg 2012;115:721-7.
6. Williams BA, Kentor ML, Bottegal MT. The incidence of falls at home in patients with perineural femoral catheters: a retrospective summary of a randomized clinical trial.[letter]. Anesth Analg 2007;104(4):1002.
7. Atkinson HD, Hamid I, Gupte CM, Russell RC, Handy JM. Postoperative fall after the use of the 3-in-1 femoral nerve block for knee surgery: a report of four cases. J Orthop Surg 2008;16:381-4.
8. Lund J, Jenstrup MT, Jaeger P, Sorensen AM, Dahl JB. Continuous adductor-canal-blockade for adjuvant post-operative analgesia after major knee surgery: preliminary results. Acta Anaesthesiol Scand 2011;55:14-9.

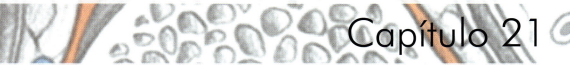

Capítulo 21
Bloqueio proximal do nervo safeno e bloqueio do canal dos adutores

Indicação

O bloqueio do nervo safeno é indicado para a analgesia da grande cirurgia do joelho (artroplastia de joelho, plastia de ligamentos cruzados anteriores, osteotomia tibial, sutura do tendão patelar etc.), para a cirurgia de varizes, para completar um bloqueio isquiático ou troncular, para cirurgia da face medial do pé e do tornozelo.

Anatomia

Ramo sensitivo terminal do nervo femoral, o nervo safeno inerva a face interna da perna até o nível do tornozelo. Descendo ao longo da face interna da coxa, ele passa embaixo do músculo sartório e se aprofunda dentro do canal dos adutores; segue a artéria femoral, de início lateralmente, depois medialmente, a partir do terço distal da coxa. Ele atravessa, em seguida, a fáscia lata, seja entre os tendões dos músculos sartório e vasto medial, seja entre os tendões dos músculos sartório e grácil, para seguir um trajeto subcutâneo. Abaixo do joelho, desce ao longo da face tibial da perna, paralelamente à veia safena magna, até a face interna do tornozelo.

O músculo sartório é o músculo mais longo do corpo humano. Desde a espinha ilíaca anterossuperior, ele atravessa a face anterior da coxa em diagonal para se fixar no côndilo medial da tíbia, por meio da pata de ganso, tendão conjunto deste músculo com os músculos grácil e semitendinoso.

O canal dos adutores, ou canal de Hunter, prolonga o canal femoral dentro da parte inferior da coxa (Fig. 2-11). Ele é reforçado por uma aponeurose distinta daquela do músculo sartório que o cobre. Sua parede lateral é constituída pelo músculo vasto medial, sua parede medial pelo músculo adutor longo, proximalmente, e o músculo adutor magno, distalmente (Fig. 21-1). O canal dos adutores contém a artéria femoral, a veia femoral, o nervo safeno, e o nervo retinacular mediano, ramo motor do nervo femoral para o músculo vasto medial; ele pode, igualmente, conter o nervo cutâneo femoral medial originado do nervo femoral, ramos articulares da divisão posterior do nervo obturador, e, às vezes, até mesmo sua divisão anterior.[1]

Sem que sobre isso haja um consenso formal, o termo "bloqueio do nervo safeno" geralmente é utilizado quando a injeção se faz na parte superior da coxa, enquanto o termo "bloqueio do canal dos adutores" é mais reservado para uma injeção mais distal (metade inferior da coxa).

Procedimento

Instalação e material

- Instalar o paciente em posição de decúbito dorsal, a perna em leve rotação externa.
- Expor a parte inferior da coxa, o joelho e a parte superior da perna.
- Pegar um transdutor linear de alta frequência.
- Colocá-lo em posição transversa, sobre a parte proximal da coxa, e varrer em direção ao joelho (Fig. 21-2).
- Selecionar uma profundidade de campo entre 2 e 4 cm.
- Usar uma agulha 21-22 G, com comprimento entre 50-80 mm.

142   Bloqueios dos plexos lombar e sacral

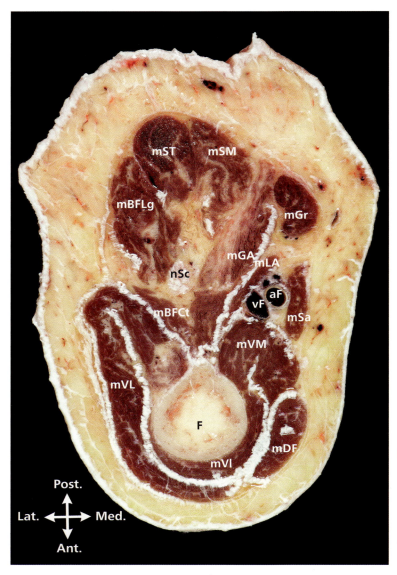

Fig. 21-1. Corte anatômico transverso do membro inferior direito distal.

aF: artéria femoral; F: fêmur; mBFCt: músculo bíceps femoral, cabeça curta; mBFLg: músculo bíceps femoral, cabeça longa; mDF: músculo reto femoral; mGA: músculo adutor magno; mGr: músculo grácil; mLA: músculo adutor longo; mVI: músculo vasto intermédio; mVL: músculo vasto lateral; mVM: músculo vasto medial; mSa: músculo sartório; mSM: músculo semimembranáceo; mST: músculo semitendíneo; nSc: nervo isquiático; vF: veia femoral.

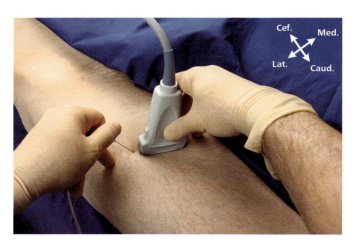

Fig. 21-2. Bloqueio proximal do nervo safeno: posição do transdutor e inserção da agulha dentro do plano, em direção lateromedial (paciente em posição dorsal). Para um bloqueio do canal dos adutores, o transdutor é colocado mais distalmente no membro inferior, ao nível da metade inferior da coxa.

Capítulo 21. Bloqueio proximal do nervo safeno e bloqueio do canal dos adutores

Sonoanatomia
- Identificar (Fig. 21-3):
  - a artéria femoral profunda. Em caso de identificação difícil, procurá-la ao nível da prega inguinal e acompanhá-la distalmente.
  - o músculo sartório, que recobre a artéria femoral.
  - o músculo vasto medial, lateralmente à artéria.
  - o nervo safeno, geralmente hiperecogênico, nem sempre fácil de visualizar lateralmente, dentro da fáscia, entre os músculos sartório e vasto medial.

Via de acesso e injeção de AL
- As vias de acesso dentro e fora do plano são possíveis.
- Dirigir a agulha em direção à fáscia que separa os músculos sartório e vasto medial.
- Se o nervo safeno for identificado dentro da fáscia, injetar 10 mL de AL em torno do nervo; se este não for o caso, injetar 5-10 mL de cada lado da artéria femoral e assegurar-se de uma distribuição circunferencial de AL em torno do vaso.

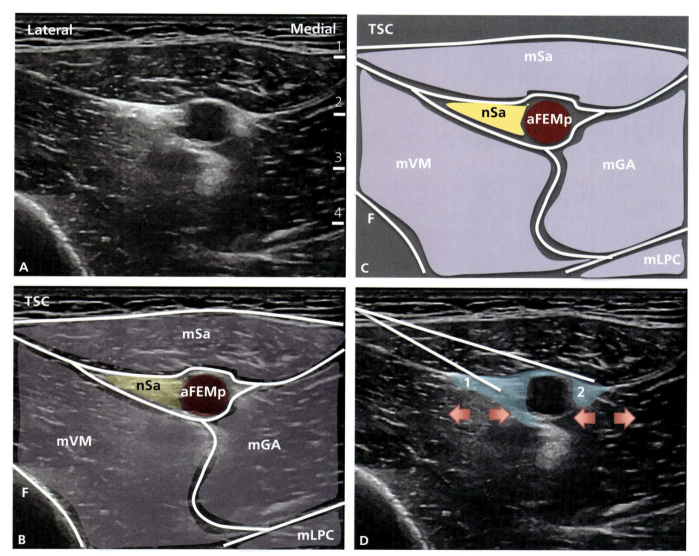

Fig. 21-3. Bloqueio proximal do nervo safeno (profundidade de campo: 2-4 cm).
A. Ecografia nativa.
B. Ecografia assinalada.
C. Representação esquemática.
D. Inserção da agulha dentro do plano, e injeção do anestésico local.
O nervo safeno (nSa), hiperecogênico, encontra-se dentro da fáscia entre os músculos sartório (mSa) e vasto medial (mVM), na face lateral, depois ao longo da face medial da artéria femoral profunda (aFEMp). Se o nervo não for visualizado, injetar 5–10 mL de cada lado da artéria femoral (1-2).
F: fêmur; mGA: músculo adutor magno; mLPC: músculo do compartimento posterior da coxa; TSC: tecido subcutâneo.

- Observar a difusão do AL em torno do nervo por uma varredura proximal e distal; não é raro não ver o nervo aparecer somente depois da injeção do AL.

Bloqueio contínuo

O bloqueio contínuo por cateter pode ser utilizado para a analgesia pós-operatória da cirurgia reparadora do ligamento cruzado anterior e da prótese total do joelho. Ele tem a vantagem de produzir uma analgesia semelhante ao bloqueio femoral contínuo sem atingir a motricidade dos músculos da coxa. Esta técnica, entretanto, ainda não foi validada em pacientes de maneira definitiva.

As vias de acesso dentro e fora do plano são possíveis. O objetivo consiste em colocar o cateter dentro do canal dos adutores, ao nível da metade inferior da coxa. A injeção de 3 a 10 mL de AL ou de glicose 5%, quando da estimulação elétrica, é recomendada para dilatar a bainha e facilitar a progressão do cateter por uma distância de 3 a 5 cm.

Dicas clínicas

Acoplamento à neuroestimulação

A estimulação elétrica permite diferenciar o nervo safeno, puramente sensitivo (parestesias na face interna da perna), do nervo retinacular mediano, ramo motor do músculo vasto medial.

Outras localizações do nervo safeno

O nervo safeno pode ser localizado mais distalmente e mais superficialmente dentro do tecido subcutâneo:

- Na face medial da perna, imediatamente abaixo do joelho, ao nível da tuberosidade da tíbia, ao lado da veia safena magna.
- No meio da perna, ao lado da veia safena magna.
- Ao nível do tornozelo, ao lado da veia safena magna.

Abaixo do joelho, a fina espessura do nervo safeno e sua localização subcutânea tornam difícil sua visualização. Para melhorar a localização, vale a pena, às vezes, colocar um torniquete em torno da coxa para distender e visualizar a veia safena magna, situada imediatamente ao lado do nervo. Evidentemente, esta técnica não é possível em caso de antecedente cirurgia de varizes.

Paresia do músculo vasto medial

Mesmo que o nervo safeno seja puramente sensitivo, uma injeção de AL dentro da parte proximal do canal dos adutores pode produzir um bloqueio motor do vasto medial por causa da proximidade do nervo retinacular mediano. É necessário levar isso em consideração quando o paciente se levanta depois da cirurgia.

Revisão da literatura

Dois estudos randomizados duplos cegos efetuados pelo mesmo grupo de autores em pacientes operados de artroplastia do quadril compararam o efeito analgésico de um bloqueio contínuo do canal dos adutores com o de um placebo.[2,3] O primeiro estudo, que incluiu 41 pacientes, não demonstrou nenhuma diferença significativa entre os tratamentos.[2] Os autores do segundo estudo, com 71 pacientes, demonstraram que o bloqueio contínuo do canal dos adutores diminuiu o consumo de morfina em 24 horas (40 ± 21 mg *vs.* 56 ± 26 mg, $p = 0,006$) e melhorou a deambulação dos pacientes ($p = 0,03$).[3]

Referências Bibliográficas

1. Horner G, Dellon AL. Innervation of the human knee joint and implications for surgery. Clin Orthop Relat Res 1994;221-6.
2. Jaeger P, Grevstad U, Henningsen MH, Gottschau B, Mathiesen O, Dahl JB, *et al.* Effect of adductor – canal-blockade on established, severe post-operative pain after total knee arthroplasty: a randomised study. Acta Anaesthesiol Scand 2012;56:1013-9.
3. Jenstrup MT, Jaeger P, Lund J, *et al.* Effects of adductor-canal-blockade on pain and ambulation after total knee arthroplasty: a randomized study. Acta Anaesthesiol Scand 2012;56:357-64.

Capítulo 22

Bloqueio proximal do nervo isquiático

Indicação

O bloqueio do nervo isquiático é indicado para:

- Anestesia em cirurgia do joelho (osteotomia de valgização, plastia de ligamentos cruzados) em complemento a um bloqueio femoral ou do plexo lombar.
- Analgesia da cirurgia protética do joelho.
  Existem muitas vias de acesso:
- Via de acesso glútea:
  - o bloqueio é efetuado na região glútea.
  - esta via de acesso permite anestesiar, igualmente, o nervo cutâneo posterior da coxa, originado do plexo sacral, que inerva uma zona cutânea da face posterior da coxa.
- Via de acesso subglútea:
  - o bloqueio é realizado na região subglútea, na localização onde o músculo glúteo máximo é mais delgado.
  - o acesso ao nervo é mais fácil porque ele é mais superficial que na região glútea.
  - a anestesia do nervo cutâneo posterior da coxa é mais inconstante.
- Via de acesso anterior:
  - o bloqueio é efetuado ao nível da face anteromedial da coxa, à altura do trocanter menor femoral.
  - tecnicamente mais difícil por causa da profundidade do alvo, esta via de acesso permite bloquear o nervo femoral e o nervo isquiático a partir de um só lugar e evita mobilizar o paciente.
  - o nervo cutâneo posterior da coxa, cuja origem é mais proximal, não é bloqueado.

A via de acesso subglútea é, em geral, mais fácil de realizar, mas a via de acesso anterior é mais apropriada aos casos de traumatologia.

Anatomia

O nervo isquiático é o maior nervo do corpo humano. Originado do plexo lombossacral (L4-5 e S1-3), ele é responsável pela inervação sensitiva e motora dos membros inferiores. Ele sai da pelve pelo forame isquiático maior embaixo do músculo piriforme. Na região glútea, caminha entre o músculo glúteo máximo em profundidade e os músculos pelvitrocantéricos mais superficiais: músculo gêmeo superior e inferior, obturador interno e quadrado femoral (Fig. 22-1).

Ele desce ao longo da face posterior do músculo adutor magno, entre a cabeça longa do bíceps femoral do lado lateral e os músculos semimembranoso e semitendinoso do lado medial, antes de se dividir em nervo tibial e nervo fibular comum ao nível da fossa poplítea.

Procedimento para via de acesso glútea

Instalação e material

- Instalar o paciente em posição de Sims: posição seminventral, o membro inferior flexionado a 90° (quadril e joelho), sobrelevado por uma almofada entre as pernas.
- Utilizar um transdutor curvo de baixa frequência.
- Colocá-lo em posição transversa sobre a nádega, à meia distância entre o trocanter maior e o hiato sacral (Fig. 22-2).
- Selecionar uma profundidade de campo entre 5 e 7 cm.
- Usar uma agulha 21-22 G, com um comprimento de 80-100 mm.

145

Bloqueios dos plexos lombar e sacral

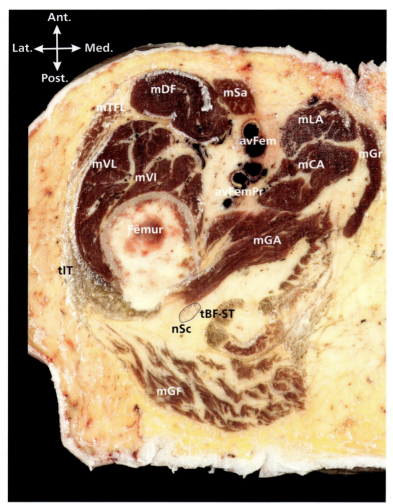

Fig. 22-1. Corte anatômico transverso do membro inferior direito proximal.
avFem: artéria e veia femorais; avFemPr: artéria e veia femorais profundas; mCA: músculo adutor curto; mDF: músculo reto femoral; mGA: músculo adutor magno; mGF: músculo glúteo máximo; mGr: músculo grácil; mLA: músculo adutor longo; mSa: músculo sartório; mTFL: músculo tensor da fáscia lata; mVI: músculo vasto intermédio; mVL: músculo vasto lateral; nSc: nervo isquiático; tBF-ST: tendão dos músculos bíceps femoral e semitendíneo; tIT: trato iliotibial.

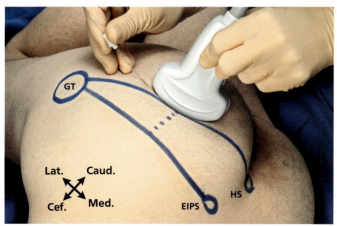

Fig. 22-2. Bloqueio proximal do nervo isquiático, via de acesso glútea: posição do transdutor à meia distância entre o trocanter maior (GT) e o hiato sacral (HS), e inserção da agulha dentro do plano em direção lateromedial. Uma via de acesso fora do plano é igualmente possível (paciente em posição de Sims).
EIPS: espinha ilíaca posterossuperior.

Sonoanatomia

- Identificar (Fig. 22-3):
  - o ísquio, linha hiperecogênica destacada por sua sombra óssea.
  - a espinha isquiática, segmento ósseo menos largo.
  - o músculo grande glúteo na superfície.
  - o nervo isquiático, hiperecogênico, grande e chato, entre o músculo glúteo máximo e o ísquio.
  - a artéria e a veia pudendas, adjacentes à espinha isquiática, visíveis ao Doppler em cores.
  - o ramo descendente da artéria glútea inferior, adjacente ao nervo isquiático.

Capítulo 22. Bloqueio proximal do nervo isquiático   147

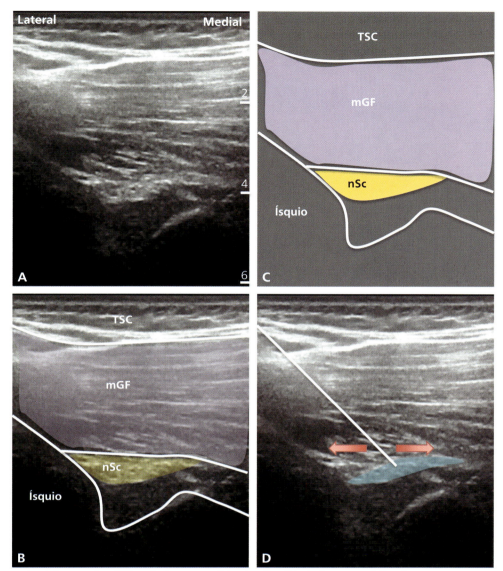

Fig. 22-3. Bloqueio proximal do nervo isquiático, via de acesso glútea (profundidade de campo: 5-7 cm).
A. Ecografia nativa.
B. Ecografia assinalada.
C. Representação esquemática.
D. Inserção da agulha dentro do plano e injeção do anestésico local.
O nervo isquiático (nSc) se encontra entre o músculo glúteo máximo (mGF) e o ísquio.
TSC: tecido subcutâneo.

Via de acesso e injeção de AL

- As vias de acesso dentro e fora do plano são possíveis. Em caso de acesso dentro do plano, inserir a agulha sobre o bordo lateral do transdutor: a profundidade e o ângulo de penetração da agulha (frequentemente > 45°) não permitem visualizar a ponta da agulha sempre; é necessário contentar-se em observar os movimentos da agulha ou dos tecidos.
- Injetar 20 a 30 mL de AL na proximidade do nervo. A forma do nervo, fino e chato, faz obstáculo a uma difusão circunferencial; portanto, não é raro não obter senão uma dispersão unilateral de AL.

Procedimento para via de acesso subglútea

Instalação e material

- Instalar o paciente em posição de Sims: posição semiventral, o membro inferior flexionado a 90° (quadril e joelho), sobrelevado por uma almofada entre as pernas.
- Traçar uma linha reta entre o trocanter maior e o túber isquiático. O nervo isquiático se situa, aproximadamente, no meio desta linha.

- Utilizar um transdutor curvo de baixa frequência.
- Colocá-lo em posição transversa sobre a face lateral da nádega à meia distância entre o trocanter maior e o túber isquiático (Fig. 22-4).
- Selecionar uma profundidade de campo entre 5 e 7 cm.
- Usar uma agulha 21-22 G, de comprimento entre 80-100 mm.

Sonoanatomia

- Identificar (Fig. 22-5):
  - o túber isquiático, medialmente.
  - o trocanter maior, lateralmente.
  - o músculo glúteo máximo na superfície, embaixo do tecido adiposo.
  - o músculo quadrado do fêmur, em profundidade.
  - o nervo isquiático hiperecogênico de forma ovalar, dentro da fáscia hiperecogênica dos músculos glúteo máxi-

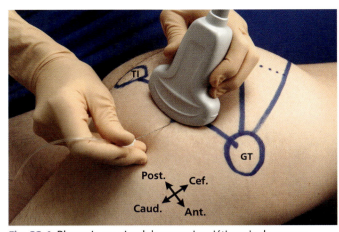

Fig. 22-4. Bloqueio proximal do nervo isquiático, via de acesso subglútea: posição do transdutor à meia distância entre a tuberosidade isquiática (TI) e o trocanter maior (GT), e inserção da agulha fora do plano. Uma via de acesso dentro do plano é igualmente possível (paciente em posição de Sims).

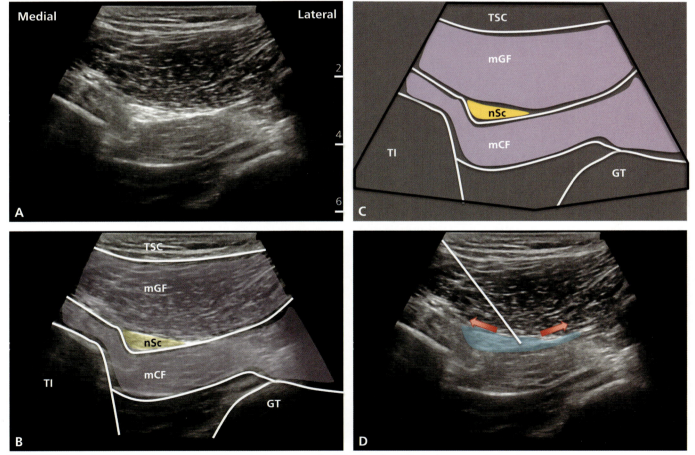

Fig. 22-5. Bloqueio proximal do nervo isquiático, via de acesso subglútea (profundidade de campo: 5-7 cm).
A. Ecografia nativa.
B. Ecografia assinalada.
C. Representação esquemática.
D. Inserção da agulha dentro do plano e injeção do anestésico local.
O nervo isquiático (nSc) se encontra entre o músculo glúteo máximo (mGF) e o músculo quadrado do fêmur (mCF).
GT: trocanter maior; TSC: tecido subcutâneo; TI: túber isquiático.

mo e quadrado femoral; discretamente mais próximo da tuberosidade isquiática que do trocanter maior. Dentro desta região, o nervo isquiático pode ser grande e achatado e, portanto, dificilmente visível em razão da anisotropia.

Via de acesso e injeção de AL
- As vias de acesso dentro e fora do plano são possíveis.
- Injetar 20 a 30 mL de AL em torno do nervo.
- Observar a difusão do AL em torno do nervo por uma varredura proximal e distal.

Procedimento para via de acesso anterior

Instalação e material
- Colocar o paciente em decúbito dorsal, o joelho ligeiramente flexionado, o quadril em rotação externa de cerca de 45°.
- Utilizar um transdutor curvo de baixa frequência.
- Colocá-lo sobre a face medial da coxa, cerca de 8 cm abaixo da prega inguinal (Fig. 22-6).

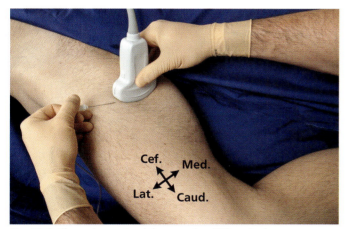

Fig. 22-6. Bloqueio proximal do nervo isquiático, via de acesso anterior: posição do transdutor e inserção da agulha dentro do plano em direção lateromedial. Uma via de acesso fora do plano é igualmente possível (paciente em posição dorsal).

- Selecionar uma profundidade de campo entre 6 e 8 cm. A distância pele-nervo geralmente é superior àquela nas outras vias de acesso.
- Usar uma agulha 21-22 G, com comprimento entre 80-150 mm.

Sonoanatomia
- Identificar (Fig. 22-7):
  - o fêmur, curva hiperecogênica sublinhada por sua sombra óssea.
  - o trocanter menor, grande segmento situado imediatamente acima da diáfise femoral.
  - o músculo quadríceps dentro do compartimento anterolateral.
  - os músculos adutores dentro do compartimento anteromedial.
  - o músculo glúteo máximo dentro do compartimento posterior. Sua massa diminui à medida que nos afastamos da prega inguinal.
  - o nervo isquiático atrás do fêmur, em profundidade aos músculos adutores. Dentro desta região, o nervo isquiático tem, muitas vezes, a forma de uma elipse. Se ele for largo e achatado entre os músculos adutores e o glúteo máximo, pode ser difícil de visualizar. Inclinar o transdutor em direção cefálica para otimizar o ângulo de incidência e obter melhor imagem.

Via de acesso e injeção de AL
- As vias de acesso dentro e fora do plano podem ser utilizadas. Qualquer que seja a via de acesso adotada, a agulha pode ser difícil de visualizar por causa da profundidade do alvo e do ângulo de aproximação muito agudo; frequentemente, é necessário se contentar em observar os movimentos da agulha e dos músculos.
- Injetar 20 a 30 mL de AL em torno do nervo. A expansão dos músculos adutores sinaliza uma injeção intramuscular. Reposicionar a agulha, se a difusão não for circunferencial. Notar que a este nível o nervo isquiático é muito profundo e a agulha é difícil de distinguir; em caso de falha, não hesitar em retomar o procedimento desde o começo.
- Controlar a difusão de AL em torno do nervo por uma varredura proximal e distal.

150 Bloqueios dos plexos lombar e sacral

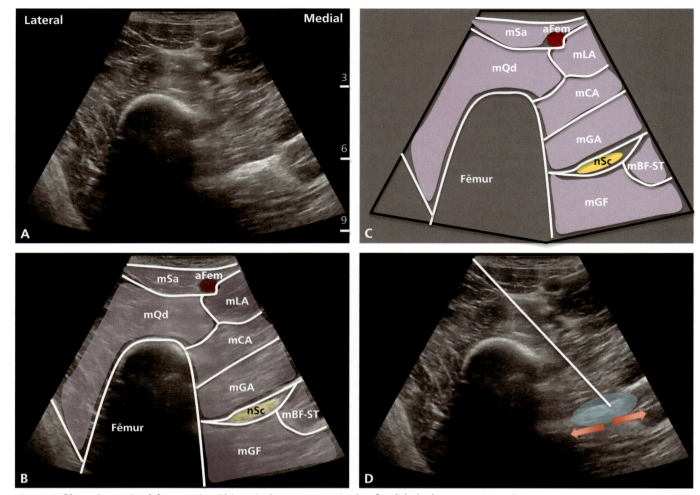

Fig. 22-7. Bloqueio proximal do nervo isquiático, via de acesso anterior (profundidade de campo: 6-8 cm).
A. Ecografia nativa.
B. Ecografia assinalada.
C. Representação esquemática.
D. Inserção da agulha dentro do plano e injeção do anestésico local.
O nervo isquiático (nSC) se encontra entre o compartimento dos músculos adutor longo, adutor curto e adutor magno (mLA, mCA, mGA), e o músculo glúteo máximo (mGF).
aFem: artéria femoral; mBF-ST: músculos bíceps femoral e semitendíneo; mQd: músculo quadríceps (vasto medial + reto femoral); mSa: músculo sartório.

Bloqueio contínuo

A via de acesso subglútea é mais apropriada que as outras para a inserção de cateter. De fato, o nervo é mais superficial que na região glútea, e o cateter é mais fácil de ser fixado. Embora as duas vias de acesso sejam possíveis, uma via de acesso fora do plano é preferível.

Inserir o cateter por uma distância entre 3-5 cm depois de ter dilatado o espaço perineural com 5-10 mL de AL ou de glicose 5%. Acompanhar, em tempo real, a injeção de AL pelo cateter para verificar sua posição ideal, confirmada pela difusão circunferencial do AL.

Dicas clínicas

Acoplamento à neuroestimulação
Uma flexão plantar ou dorsal do pé confirma a identidade do nervo. Estimular com uma intensidade inicial de 5 mA.

Localização do nervo por uma varredura começando da fossa poplítea – via de acesso glútea e subglútea
Localizar o nervo isquiático dentro da região glútea pode ser difícil, em particular nos pacientes obesos. É conveniente, por-

tanto, localizá-lo na fossa poplítea (ver Capítulo 23 – "Bloqueio do Nervo Isquiático na Fossa Poplítea") depois de seguir seu trajeto para a nádega.

Localização do nervo pela localização da artéria glútea inferior – via de acesso glútea

Outro meio de identificar o nervo é localizar a artéria glútea inferior na proximidade da espinha isquiática; o nervo isquiático se encontra sobre sua face lateral (Fig. 22-8).

Marcos musculares para a via de acesso subglútea

Ao nível da margem medial da cabeça longa do músculo bíceps femoral, uma faixa hiperecogênica constituída de fibras tendinosas é encontrada acima do nervo isquiático e facilita sua localização (Fig. 22-9).

Inclinação do transdutor

O nervo isquiático não é retilíneo ao longo da perna, ele tem um trajeto arciforme: superficial dentro da região subglútea, ele desce dentro dos compartimentos musculares antes de voltar a subir dentro da região poplítea. A inclinação caudal do transdutor ao nível poplíteo e sua inclinação em direção cefálica ao nível subglúteo facilitam a localização do nervo, porque sua visualização é melhor quando o ângulo de incidência entre o transdutor e o nervo atinge cerca de 90° (corte transversal otimizado, sinônimo de boa visualização) (Fig. 22-10).

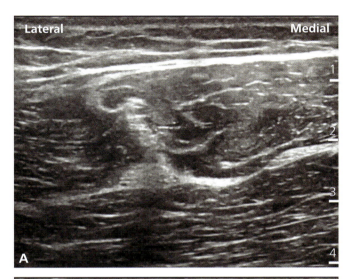

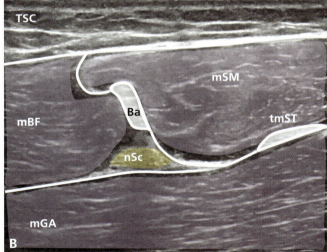

Fig. 22-9. Bloqueio proximal do nervo isquiático, via de acesso subglútea: marcos musculares. Ao nível da margem medial da cabeça longa do músculo bíceps femoral (mBF), uma banda hiperecogênica (Ba) constituída de fibras tendinosas é encontrada acima do nervo isquiático e facilita sua localização. Mais medialmente, o tendão do músculo semitendíneo (tmST) é, às vezes, visível.
A. Ecografia nativa.
B. Ecografia assinalada.
mGA: músculo adutor magno; mSM: músculo semimembranoso.

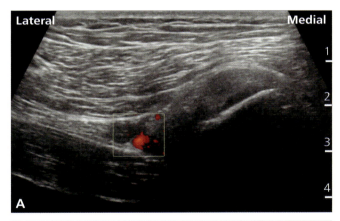

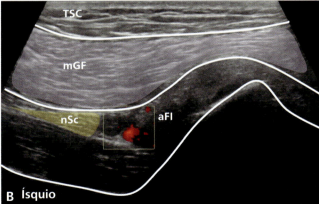

Fig. 22-8. Bloqueio proximal do nervo isquiático, via de acesso glútea: localização do nervo isquiático (nSc) pela localização da artéria glútea inferior (aFI) na proximidade da espinha isquiática; o nervo se encontra sobre sua face lateral.
A. Ecografia nativa.
B. Ecografia assinalada.
mGF: músculo glúteo máximo.

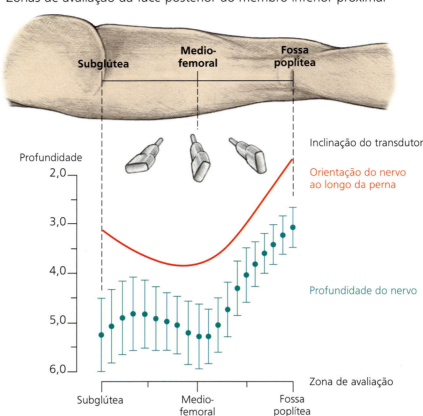

Fig. 22-10. Orientação do transdutor e visualização do nervo isquiático ao longo da face posterior da perna. O nervo isquiático não é retilíneo ao longo do membro inferior; ele tem um trajeto arciforme: superficial na região subglútea, desce em profundidade dentro dos compartimentos musculares antes de subir de novo à superfície dentro da região poplítea. A inclinação caudal do transdutor ao nível poplíteo e sua inclinação em direção cefálica ao nível subglúteo facilitam a localização do nervo, porque sua visualização é melhor quando o ângulo de incidência entre o transdutor e o nervo atingem aproximadamente 90° (corte transverso ideal, sinônimo de boa visualização).

Deslocamento do transdutor em direção anteromedial para via de acesso anterior

Quando o trocanter menor dificulta ver o nervo isquiático, o deslocamento do transdutor na direção da parte anteromedial da coxa retira o nervo da sombra do fêmur.

Revisão da literatura

Em um estudo que incluiu 15 voluntários sadios, Chan *et al.* compararam as três vias de acesso (glútea, subglútea e anterior) e concluíram que a ecografia combinada com a estimulação elétrica permitiu visualizar o nervo dentro de 87% dos casos e visualizá-lo dentro de 100% dos casos com um máximo de duas tentativas.[1]

Em um estudo, que incluiu 94 pacientes, Ota *et al.* compararam a via de acesso anterior e a via de acesso subglútea. Nenhuma diferença significativa apareceu entre os grupos com relação à duração dos procedimentos, às taxas de sucesso e às durações de instalação dos bloqueios sensitivos e motores.[2] A única diferença significativa foi referente ao bloqueio do nervo cutâneo posterior da coxa, obtido mais raramente com a via de acesso anterior (14,9 vs. 68,1%, respectivamente; $p < 0,001$).

Referências Bibliográficas

1. Chan VW, Nova H, Abbas S, McCartney CJ, Perlas A, Xu DQ, et al. Ultrasound examination and localization of the sciatic nerve: a volunteer study. Anesthesiology 2006;104:3091-4 discussion 5A.
2. Ota J, Sakura S, Hara K, Saito Y. Ultrasound-guided anterior approach to sciatic nerve block: a comparison with the posterior approach. Anesthesia and Analgesia 2009;108:660-5.

Capítulo 23
Bloqueio do nervo isquiático na fossa poplítea

Indicação

O bloqueio do nervo isquiático poplíteo é indicado para anestesia ou analgesia da cirurgia do pé e do tornozelo, com exceção da parte medial do tornozelo, inervada pelo nervo safeno, que deve ser bloqueado separadamente para se obter um bloqueio cirúrgico complexo.

Anatomia

Abaixo do joelho, o nervo isquiático caminha dentro da parte posterior da perna, entre a cabeça longa do bíceps femoral do lado lateral, e os músculos semimembranoso e semitendíneo, do lado medial. Ele se encontra, geralmente, acima e fora do feixe vascular (Fig. 23-1). Divide-se em nervo fibular comum e nervo tibial, a cerca de 5-10 cm acima da fossa poplítea.[1]

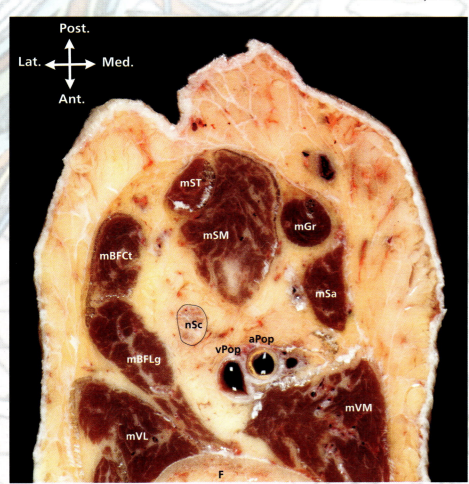

Fig. 23-1. Corte anatômico transversal do membro inferior direito, acima da fossa poplítea.
aPop: artéria poplítea; F: fêmur; mBFLg: músculo bíceps femoral, cabeça longa; mBFCt: músculo bíceps femoral, cabeça curta; mGr: músculo grácil; mSa: músculo sartório; mSM: músculo semimembranoso; mST: músculo semitendíneo; mVM: músculo vasto medial; mVL: músculo vasto lateral; nSc: nervo isquiático; vPop: veia poplítea.

Os dois componentes do nervo isquiático são rodeados por uma bainha comum, cuja identificação foi debatida, o paraneuro. Estrutura frouxa, ela é distinta do epineuro, este constituído de um tecido conectivo mais denso, que envolve cada nervo.[2-4]

Procedimento

Instalação e material

- Instalar o paciente em posição ventral, o tornozelo suportado por uma almofada, o pé em posição neutra. Esta posição permite as duas vias de acesso, dentro e fora do plano (Fig. 23-2). É igualmente possível instalar o paciente em posição dorsal ou lateral: a via de acesso dentro do plano é preferível nestes casos (Fig. 23-3).
- Usar um transdutor linear de alta frequência.
- Colocá-lo em posição transversa, dentro da fossa poplítea, na proximidade da prega de flexão do joelho.
- Selecionar uma profundidade de campo entre 3 e 5 cm; o nervo se encontra, geralmente, a uma profundidade de 2 a 4 cm.
- Utilizar uma agulha 21-22 G, com comprimento entre 50-100 mm.

Sonoanatomia

- Identificar (Fig. 23-4):
  - a artéria poplítea, pulsátil, superficial ao fêmur. Se ela não for visível, deslocar o transdutor distalmente, por-

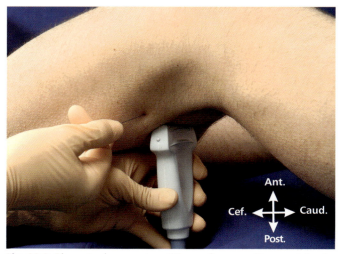

Fig. 23-3. Bloqueio do nervo isquiático na fossa poplítea: posição do transdutor e inserção da agulha dentro do plano em direção lateromedial em um paciente instalado em posição dorsal.

  que ela é mais superficial ao nível da fossa poplítea, ou utilizar o Doppler em cores.
  - a veia poplítea lateral à artéria, difícil de ver se exercermos uma pressão muito forte sobre o transdutor.
  - o nervo isquiático, ou seus dois componentes, situam-se acima e fora do feixe vascular. A fim de reforçar a hiperecogenicidade, inclinar o transdutor em direção caudal.

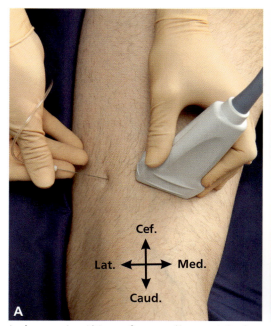
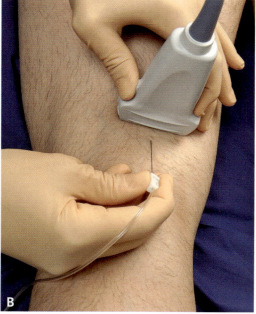

Fig. 23-2. Bloqueio do nervo isquiático na fossa poplítea: posição do transdutor e inserção da agulha dentro do plano e em direção lateromedial (**A**), e fora do plano (**B**) (paciente em posição ventral).

Capítulo 23. Bloqueio do nervo isquiático na fossa poplítea

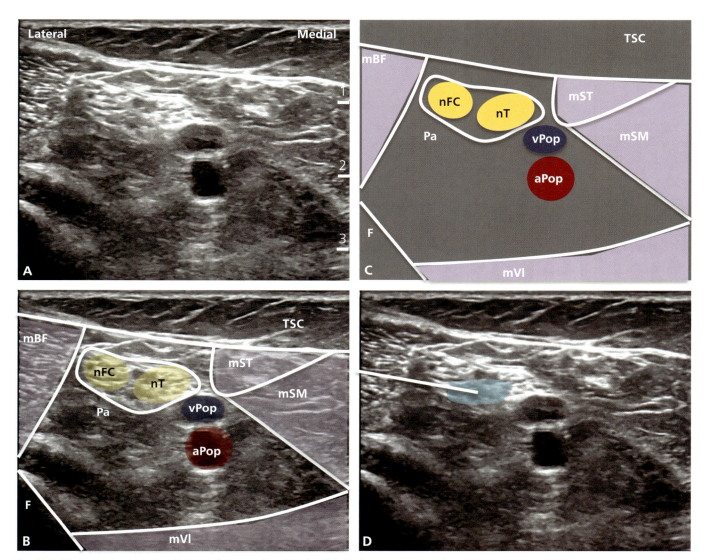

Fig. 23-4. Bloqueio do nervo isquiático na fossa poplítea (profundidade de campo: 3-5 cm).
A. Ecografia nativa.
B. Ecografia assinalada.
C. Representação esquemática.
D. Inserção da agulha dentro do plano, punção da bainha comum (paraneuro), e injeção do anestésico local.
Os nervos fibular comum (nFC) e tibial (nT) são envoltos pelo paraneuro (Pa), e estão localizados dentro do quadrante superolateral do feixe vascular.
aPop: artéria poplítea; mBF: músculo bíceps femoral; mSM: músculo semimembranáceo; mST: músculo semitendíneo; mVI: músculo vasto interno; vPop: veia poplítea.

- efetuar uma varredura cefalocaudal para localizar a divisão do nervo isquiático em nervo fibular comum (componente lateral) e nervo tibial (componente medial) (Fig. 23-5); às vezes, o nervo sural é igualmente visível entre os dois (Fig. 23-6).
- os grupos musculares internos (músculos semitendíneo e semimembranoso) e externo (músculo bíceps femoral).
- o côndilo femoral em profundidade e sua sombra óssea.

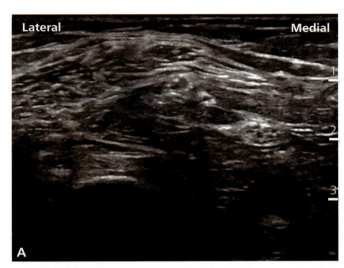

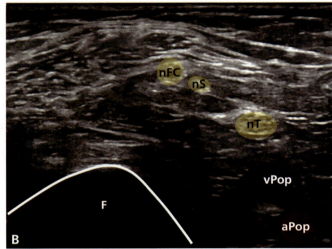

Fig. 23-6. Bloqueio do nervo isquiático na fossa poplítea: às vezes é possível visualizar o nervo sural (nS) abaixo da bifurcação.
A. Ecografia nativa.
B. Ecografia assinalada.
aPop: artéria poplítea; F: fêmur; nFC: nervo fibular comum; nT: nervo tibial; vPop: veia poplítea.

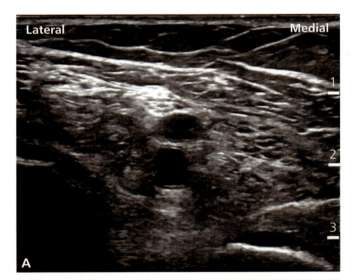

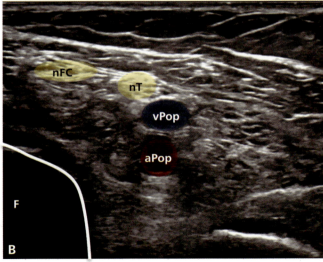

Fig. 23-5. Bloqueio do nervo isquiático na fossa poplítea: visualização dos nervos fibular comum (nFC) e tibial (nT) depois da bifurcação.
A. Ecografia nativa.
B. Ecografia assinalada.
aPop: artéria poplítea; F: fêmur; vPop: veia poplítea.

Via de acesso e injeção de AL
- As vias de acesso dentro e fora do plano podem ser utilizadas.
- Posicionar a agulha ao nível da divisão do nervo isquiático, sob a bainha comum.
- Injetar 15 a 30 mL de AL.
- Observar a distribuição do AL em torno dos nervos por uma varredura proximal e distal. Uma distribuição circunferencial não é necessária (Fig. 23-7).

Capítulo 23. Bloqueio do nervo isquiático na fossa poplítea 157

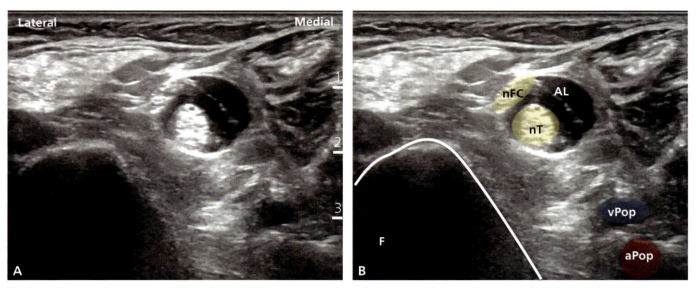

Fig. 23-7. Bloqueio do nervo isquiático na fossa poplítea: resultado após injeção: o anestésico local está contido no interior da bainha comum, o paraneuro.
A. Ecografia nativa.
B. Ecografia assinalada.
AL: anestésico local; aPop: artéria poplítea; F: fêmur; nFC: nervo fibular comum; nT: nervo tibial; vPop: veia poplítea.

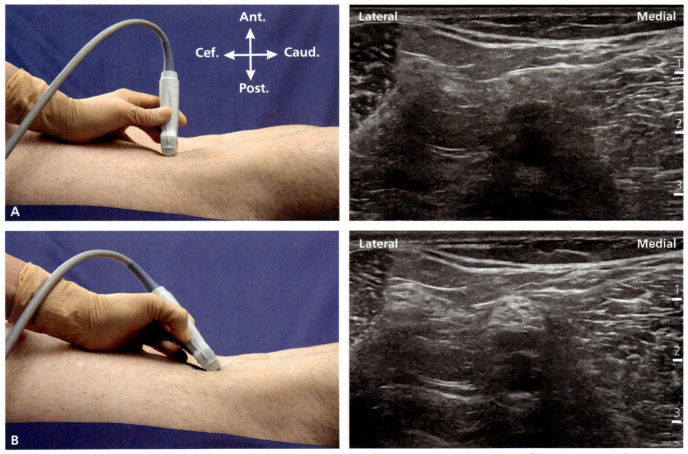

Fig. 23-8. Bloqueio do nervo isquiático na fossa poplítea: inclinação do transdutor: o nervo isquiático ou seus dois componentes são pouco visíveis quando a sonda está perpendicular à pele por causa do pequeno ângulo de incidência (anisotropia) (**A**); inclinando-se o transdutor em direção ao pé, segundo um ângulo de incidência de cerca de 90°, o nervo aparece claramente porque o feixe lhe é perpendicular (**B**).

Bloqueio contínuo

O bloqueio contínuo do nervo isquiático na fossa poplítea é indicado na analgesia pós-operatória da cirurgia do pé e do tornozelo.

As duas vias de acesso são possíveis, mas a via de acesso fora do plano, com o paciente em decúbito ventral, permite, provavelmente, uma inserção mais fácil do cateter. O objetivo consiste em colocar a agulha e o cateter próximo à divisão do nervo isquiático, embaixo da bainha comum, de modo a anestesiar, simultaneamente, o nervo tibial e o nervo fibular.

Dicas clínicas

Acoplamento à neuroestimulação

A estimulação do nervo tibial provoca a flexão plantar, a flexão dos dedos do pé ou a inversão do pé, enquanto a estimulação do nervo fibular comum provoca a flexão dorsal ou a eversão do pé.

Inclinação do transdutor

O trajeto do nervo isquiático não é retilíneo, mas arciforme: superficial dentro da região subglútea, ele afunda dentro dos compartimentos musculares antes de ressaltar dentro da região poplítea. A localização do nervo é favorecida por um ângulo de incidência de cerca de 90° entre o explorador e o nervo (corte transverso ideal, sinônimo de boa visualização): é preciso, portanto, inclinar o explorador em direção cefálica ao nível subglúteo, e em direção caudal ao nível poplíteo (Fig. 23-8).

Sinal da gangorra

Pedir ao paciente para efetuar movimentos de flexão plantar e dorsal permite observar o nervo fibular comum e o nervo tibial deslizarem um contra o outro, de cima abaixo (Fig. 23-9).[5]

Revisão da literatura

Comparada à neuroestimulação, a utilização da ecografia melhora a taxa de sucesso (89 vs. 61%, $p = 0,005$), o retardo da instalação e a qualidade do bloqueio do nervo isquiático na região

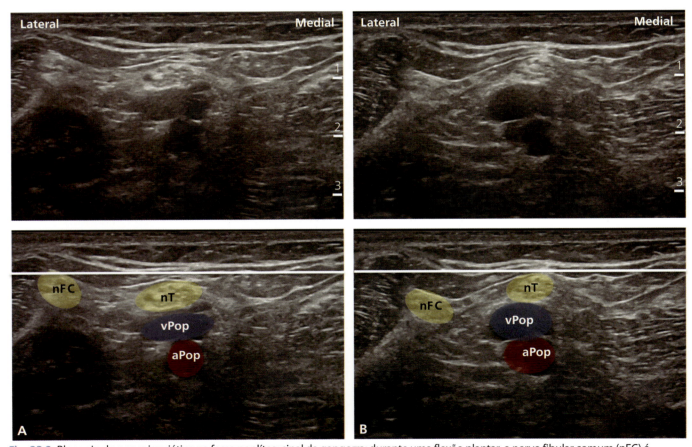

Fig. 23-9. Bloqueio do nervo isquiático na fossa poplítea: sinal da gangorra: durante uma flexão plantar, o nervo fibular comum (nFC) é sobrelevado (**A**). Durante uma flexão dorsal, o nervo tibial (nT) é sobrelevado (**B**).
aPop: artéria poplítea; vPop: veia poplítea.

da fossa poplítea.[6] Uma injeção circunferencial efetuada à montante da divisão garantiu instalação mais rápida do bloqueio.[7,8]

Também foi demonstrado que o tempo de instalação do bloqueio podia ser reduzido em 30% por uma injeção dissociada em torno de cada um dos nervos à jusante da divisão, com relação a uma injeção efetuada à montante da divisão.[9] O estudo de Tran *et al.* encerra o debate demonstrando que uma injeção efetuada no interior da fáscia ao nível da divisão é mais eficaz que uma injeção dissociada nos dois nervos: melhora da taxa de sucesso, diminuição do tempo de procedimento, do tempo de instalação do bloqueio sensitivo e das manipulações da agulha.[3]

Contrariamente ao que dá a subentender na terminologia utilizada por Tran *et al.*, o bloqueio efetuado no interior da bainha comum não é uma injeção intraneural, uma vez que esta bainha que circunda os dois nervos não é um epineuro, mas um tecido conectivo denso, cuja identificação, origem e terminologia não estão, ainda, claramente estabelecidas.[4] Este tecido conectivo encapsula os dois nervos, que possuem, cada um, seu próprio epineuro.[10]

Referências Bibliográficas

1. Vloka JD, Hadzic A, April E, Thys DM. The division of the sciatic nerve in the popliteal fossa: anatomical implications for popliteal nerve blockade. Anesth Analg 2001;92:215-7.

2. Vloka JD, Hadzic A, Lesser JB, *et al.* A common epineural sheath for the nerves in the popliteal fossa and its possible implications for sciatic nerve block. Anesth Analg 1997;84:387-90.

3. Tran de QH, Dugani S, Pham K, Al-Shaafi A, Finlayson RJ. A randomized comparison between subepineural and conventional ultrasound-guided popliteal sciatic nerve block. Reg Anesth Pain Med 2011;36:548-52.

4. Endersby R, Albrecht E, Perlas A, Chan V. Semantics, misnomer, or uncertainty: where is the epineurium on ultrasound? Reg Anesth Pain Med 2012;37:360-1, author reply 361.

5. Schafhalter-Zoppoth I, Younger SJ, Collins AB, Gray AT. The "seesaw" sign: improved sonographic identification of the sciatic nerve. [letter]. Anesthesiology 2004;101(3):808-9.

6. Perlas A, Brull R, Chan VW, McCartney CJ, Nuica A, Abbas S, *et al.* Ultrasound guidance improves the success of sciatic nerve block at the popliteal fossa. Reg Anesth Pain Med 2008;33:259-65.

7. Morau D, Levy F, Bringuier S, *et al.* Ultrasound-guided evaluation of the local anesthetic spread parameters required for a rapid surgical popliteal sciatic nerve block. Reg Anesth Pain Med 2010;35:559-64.

8. Brull R, Macfarlane AJ, Parrington SJ, Koshkin A, Chan VW. Is circumferential injection advantageous for ultrasound-guided popliteal sciatic nerve block?: A proof-of-concept study. Reg Anesth Pain Med 2011;36:266-70.

9. Prasad A, Perlas A, Ramlogan R, Brull R, Chan V. Ultrasound-guided popliteal block distal to sciatic nerve bifurcation shortens onset time: a prospective randomized double-blind study. Reg Anesth Pain Med 2010;35:267-71.

10. Choquet O, Capdevila X. Ultrasound-guided nerve blocks: the real position of the needle should be defined. Anesth Analg 2012;114:929-30.

Capítulo 24

Bloqueio do pé e outros bloqueios tronculares do membro inferior

Indicação

Os bloqueios tronculares do membro inferior são indicados para a anestesia e analgesia da cirurgia do pé (p. ex., correção de hálux valgo, amputação), isoladamente ou associados a uma raquianestesia ou uma anestesia geral.

Particularidades

O bloqueio clássico do pé consiste em bloquear, sucessivamente, os nervos tibial, fibular profundo, fibular superficial, sural e safeno. Certos autores não julgam necessário bloquear o nervo safeno, cujos ramos terminais são responsáveis pela inervação sensitiva da face medial da perna e do tornozelo, apresentando uma variabilidade muito grande.[1] Em caso de necessidade, é suficiente infiltrar a margem medial do pé (território do safeno) ou, mais simplesmente ainda, a zona de incisão cirúrgica.

Com relação aos bloqueios tronculares proximais do membro inferior, o bloqueio do pé tem a vantagem de produzir um bloqueio sensitivo sem bloqueio motor maior, permitindo ao paciente deambular diretamente após a cirurgia.

Contudo, a injeção subcutânea repetida do AL é dolorosa e exige uma sedação mais importante que os outros bloqueios tronculares do membro inferior para assegurar o conforto do paciente (p. ex., bolo de 20 a 40 mg de propofol).

Em caso de cirurgia com uso de garrote, este deve ser colocado o mais distalmente possível para limitar as dores isquêmicas de origem muscular, a massa muscular sendo menos importante na periferia, e para evitar comprimir o nervo fibular imediatamente abaixo do joelho.

Anatomia

Os ramos terminais do nervo isquiático ao nível do tornozelo são os seguintes:

1. Nervo tibial.
2. Nervo fibular profundo.
3. Nervo fibular superficial.
4. Nervo sural.

O nervo tibial (L4-S3) caminha com a artéria tibial posterior dentro da fossa poplítea, sob a arcada do músculo sóleo, depois ao longo da face posterior da perna, antes de emergir entre os músculos gastrocnêmio e sóleo perto da margem medial do tendão do calcâneo (Fig. 24-1). Ele emerge atrás do maléolo medial, entre os músculos flexor longo do hálux e flexor longo dos dedos, posterior e lateralmente à artéria tibial posterior. Abaixo do maléolo, ele se divide em nervo plantar medial e nervo plantar lateral.

O nervo fibular comum (L4-S2) desce sobre a margem lateral da fossa poplítea, medialmente ao músculo bíceps femoral, depois entre o tendão do músculo bíceps femoral e a cabeça lateral do músculo gastrocnêmio. Ele contorna a cabeça da fíbula para se situar sobre a sua face anterior, depois caminha em profundidade no músculo fibular superficial, antes de se dividir em nervo fibular profundo e superficial.

O nervo fibular profundo desce sobre a face anterior da perna, entre a membrana interóssea e os músculos fibular longo, extensor longo dos dedos e extensor longo do hálux, que ele inerva (Fig. 24-1). Ao nível do tornozelo, ele caminha embaixo do retináculo dos extensores entre os tendões dos músculos tibial anterior e extensor longo dos dedos, em proximidade à artéria dorsal do pé: seus ramos terminais inervam os

162 Bloqueios dos plexos lombar e sacral

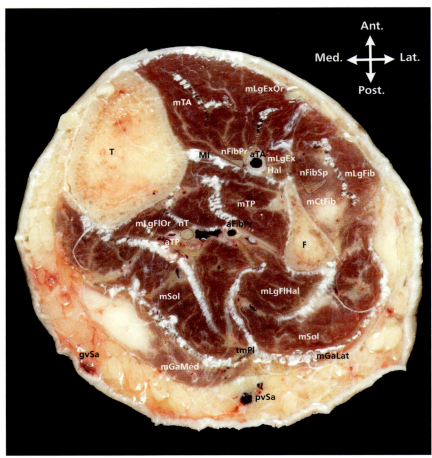

Fig. 24-1. Corte anatômico transversal distal da perna.
aFibPr: artéria fibular profunda e veias concomitantes; aTA: artéria tibial anterior e veias concomitantes; aTP: artéria tibial posterior e veias concomitantes; F: fíbula; gvSa: veia safena magna; mCtFib: músculo fibular curto; mGaMéd: músculo gastrocnêmio, cabeça medial; mGaLat: músculo gastrocnêmio, cabeça lateral; MI: membrana interóssea; mLgExHal: músculo extensor longo do hálux; mLgFlOr: músculo flexor longo dos dedos; mLgFib: músculo fibular longo; mLgFlHal: músculo flexor longo do hálux; mLgEor: músculo extensor longo dos dedos; mSol: músculo sóleo; mTA: músculo tibial anterior; mTP: músculo tibial posterior: pvSa: veia safena parva; nFibPr: nervo fibular profundo; nFibSp: nervo fibular superficial; nT: nervo tibial; T: tíbia; tmPl: tendão do músculo plantar.

músculos extensor curto dos dedos e extensor curto do hálux, bem como a pele das margens do primeiro espaço interdigital.

O nervo fibular superficial inerva os músculos fibular curto e fibular longo, atravessa sua fáscia profunda e caminha sobre a face anterolateral da perna antes de terminar seu trajeto dentro do tecido subcutâneo, 5 a 10 cm acima do maléolo lateral (Fig. 24-1). Seus ramos terminais mediais e laterais inervam a pele do dorso do pé, com exceção do primeiro espaço interdigital.

O nervo sural é constituído do nervo sural medial (originado do nervo tibial) e do nervo sural lateral (ramo do nervo fibular comum) e caminha entre os ventres do músculo gastrocnêmio. Ele perfura a sua fáscia e progride dentro do tecido subcutâneo, 10 a 15 cm acima do maléolo lateral, em proximidade à veia safena parva. Ele passa atrás do maléolo lateral e se estende à margem lateral do pé que ele inerva.

O nervo safeno é o ramo sensitivo terminal do nervo femoral. Ele se origina ao nível do trígono femoral e desce ao longo da face medial da coxa, depois da perna, dentro do tecido subcutâneo. Acompanha a veia safena magna e termina na margem medial do pé.

A inervação da pele do pé é múltipla:

- Nervo safeno: margem medial do pé.
- Nervo fibular comum: primeiro espaço interdigital.
- Nervo fibular superficial: dorso do pé, com exceção do primeiro espaço interdigital.
- Nervo tibial: arco plantar.
- Nervo sural: margem lateral do pé.

Os miótomos e esclerótomos do pé são inervados pelo nervo fibular profundo e o nervo tibial (Figs. 2-14 e 2-15).

Capítulo 24. Bloqueio do pé e outros bloqueios tronculares do membro inferior 163

Procedimento comum

Instalação e material

- Instalar o paciente em decúbito dorsal, o pé pousado sobre uma almofada para expor as partes anterior e medial do tornozelo e do pé (Fig. 24-2).
- Usar um transdutor linear de alta frequência.
- Selecionar uma profundidade de campo entre 1 e 3 cm.
- Utilizar uma agulha 22-25 G, com comprimento de 50 mm.

Sonoanatomia

- Identificar os nervos seguindo as descrições abaixo.

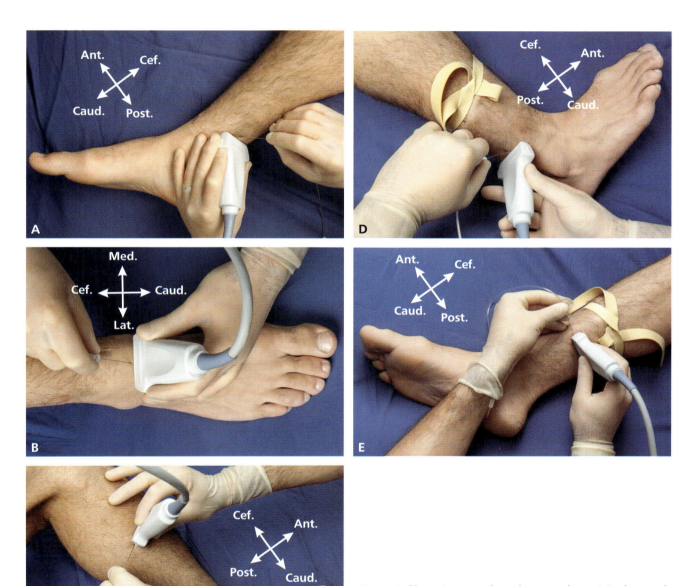

Fig. 24-2. Bloqueios tronculares do tornozelo: posição do transdutor e inserção da agulha (paciente em posição dorsal).
A. Bloqueio do nervo tibial: inserção da agulha fora do plano.
B. Bloqueio do nervo fibular profundo: inserção da agulha fora do plano.
C. Bloqueio do nervo fibular superior.
D. Bloqueio do nervo sural.
E. Bloqueio do nervo safeno.

Via de acesso e injeção de AL
- As vias de acesso dentro e fora do plano são possíveis.
- Injetar 5-10 mL de AL na proximidade do nervo.
- Observar a difusão do AL em torno do nervo por uma varredura proximal e distal.

Sonoanatomia seletiva

Nervo tibial
- Colocar o explorador em posição transversa acima do maléolo medial (Fig. 24-2A).[2]
- Identificar (Fig. 24-3):
  - a parte óssea do maléolo medial, margem hiperecogênica anterior.
  - a artéria tibial posterior.
  - o nervo tibial, estrutura redonda com aspecto de ninho de abelhas, imediatamente atrás da artéria tibial posterior.
- Seguir o nervo tibial, proximalmente, acima do maléolo medial, no lugar onde ele é mais largo, e injetar o AL nesse nível, SEM adrenalina.
- Atenção para não confundir o nervo com os tendões dos músculos tibial posterior e flexor longo dos dedos do pé, hiperecogênicos, situados atrás do maléolo.

Nervo fibular profundo
- Colocar o transdutor sobre o dorso do pé, ao longo da linha intermaleolar (Fig. 24-2B).[3]
- Identificar (Fig. 24-4):
  - a artéria dorsal do pé em vista transversa.
  - o tendão do músculo extensor longo do hálux.

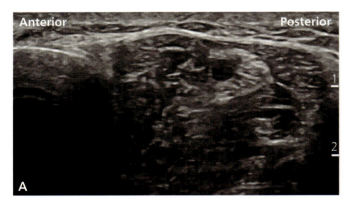

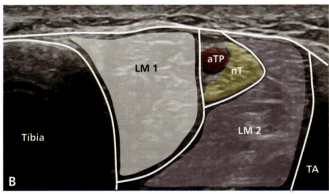

Fig. 24-3. Bloqueio do nervo tibial no pé (profundidade de campo 1-3 cm).
A. Ecografia nativa.
B. Ecografia assinalada.
O nervo tibial (nT) se encontra atrás da artéria tibial posterior (aTP). LM 1: compartimento musculotendinoso dos músculos flexor longo dos dedos e tibial posterior; LM 2: compartimento muscular dos músculos flexor longo do hálux e fibular curto; TA: tendão do calcâneo.

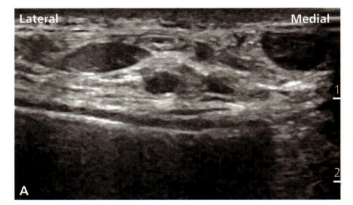

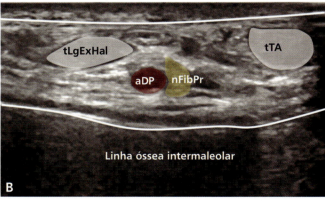

Fig. 24-4. Bloqueio do nervo fibular profundo no pé (profundidade de campo: 1-3 cm).
A. Ecografia nativa.
B. Ecografia assinalada.
O nervo fibular profundo (nFibPr) se encontra ao lado da artéria dorsal do pé (aDP), entre os tendões dos músculos extensor longo do hálux (tLgEx tHal) e tibial anterior (tTA).

- o nervo fibular profundo, estrutura fina hipo ou hiperecogênica, às vezes difícil de localizar, lateralmente à artéria dorsal do pé e ao tendão do músculo extensor longo do hálux.
- Seguir o nervo, proximalmente, acima do peito do pé.
- Injetar 2-3 mL de AL, SEM adrenalina, de cada lado do nervo, se ele for bem visível, ou em um lado e outro da artéria dorsal do pé.

Nervo fibular superficial

Classicamente, o bloqueio do nervo fibular superficial é obtido por infiltração subcutânea de AL, SEM adrenalina, ao longo da face anterolateral da parte distal da perna, imediatamente acima do peito do pé. Na ecografia, a identificação do nervo pode ser difícil e se faz proximalmente:[4]

- Colocar o transdutor sobre a face anterolateral da perna a 10-20 cm acima do maléolo lateral (Fig. 24-2C).
- Identificar (Fig. 24-5):
  - o músculo extensor longo dos dedos do pé.
  - o compartimento muscular dos músculos fibular longo e fibular curto.
  - o sulco intermuscular formado pelas fáscias dos músculos, acima da fíbula.
  - a sombra óssea da fíbula.

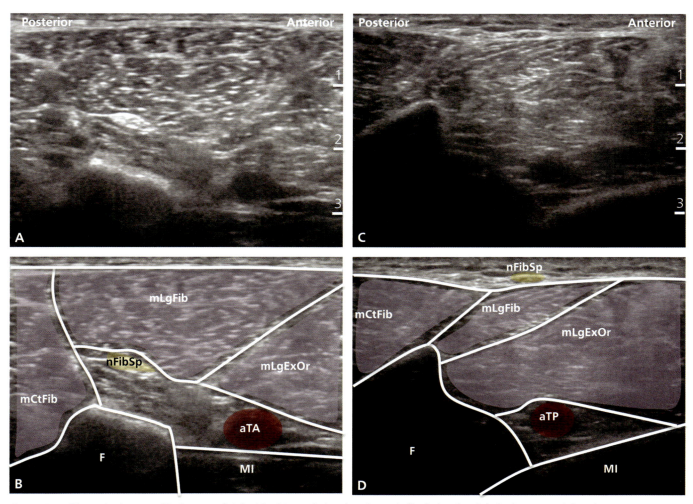

Figura 24.5. Bloqueio do nervo fibular superficial a 10 e 20 cm abaixo da cabeça da fíbula (profundidade de campo: 1-3 cm).
A. Ecografia nativa a 10 cm da fíbula.
B. Ecografia assinalada a 10 cm da fíbula.
C. Ecografia nativa a 20 cm da fíbula.
D. Ecografia assinalada a 20 cm da fíbula.
O nervo fibular superficial (nFibSp) se encontra na profundidade entre os músculos extensor longo dos dedos (mLgExOr), de um lado; e fibular longo (mLgFib) e fibular curto (mCtFib), de outro (**A** e **B**) depois retorna em superfície para caminhar dentro do tecido subcutâneo (**C** e **D**).
aTa: artéria tibial anterior; F: fíbula; MI: membrana interóssea.

– o nervo fibular superficial, dentro da fáscia intermuscular.
• Seguir o nervo distalmente até o tornozelo, e observar sua emergência dentro do tecido subcutâneo.

Nervo sural

Classicamente, o bloqueio do nervo sural é obtido por infiltração subcutânea de AL, SEM adrenalina, ao nível do sulco maleolar externo. Na ecografia, sua identificação pode ser difícil e é feita mais proximalmente:[5]

• Colocar um torniquete abaixo do joelho.
• Colocar o transdutor sobre a face anterolateral da perna, a 3-5 cm acima do maléolo lateral (Fig. 24-2D).
• Identificar (Fig. 24-6):
  – a veia safena parva.
  – o nervo sural, fina estrutura hiperecogênica, na proximidade da veia safena parva.

Nervo safeno

Classicamente, o bloqueio do nervo safeno é obtido por infiltração subcutânea de AL, SEM adrenalina, ao longo da face anteromedial da parte distal da perna, imediatamente acima do peito do pé. Ela pode ser substituída por uma infiltração do bordo medial do pé ou da zona de incisão cirúrgica.

A identificação ecográfica pode ser difícil e é feita mais proximalmente:

• Colocar um torniquete abaixo do joelho.
• Colocar o transdutor sobre a face anterolateral da perna a 10-15 cm acima do maléolo medial (Fig. 24-2E).
• Identificar (Fig. 24-7):

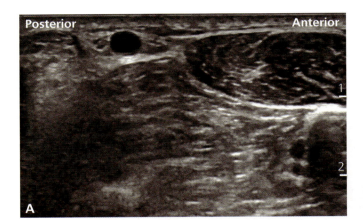
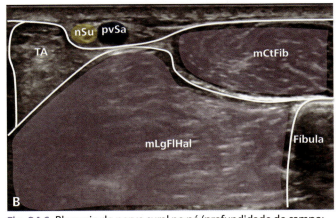

Fig. 24-6. Bloqueio do nervo sural no pé (profundidade de campo: 1-3 cm).
A. Ecografia nativa.
B. Ecografia assinalada.
O nervo sural (nSu) se encontra na proximidade da veia safena parva (pvSa).
mCtFib: músculo fibular curto; mLgFlHal: músculo flexor longo do hálux; TA: tendão do calcâneo.

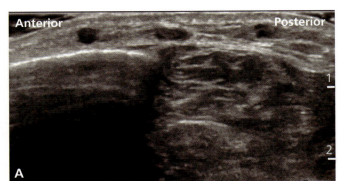
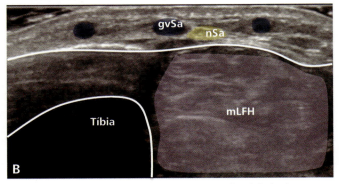

Fig. 24-7. Bloqueio do nervo safeno no pé (profundidade de campo: 1-3 cm).
A. Ecografia nativa.
B. Ecografia assinalada.
O nervo safeno (nSa) se encontra na proximidade da veia safena magna (gvSa), particularmente visível quando um torniquete é aplicado à montante.
mLFH: músculo flexor longo do hálux.

- a veia safena magna.
- o nervo safeno, fina estrutura hiperecogênica, na proximidade da veia safena magna.

Bloqueio contínuo

Em razão da pequena quantidade de tecido subcutâneo, da proximidade às estruturas ósseas e do número de nervos implicados, a utilização de cateter não é apropriada.

Na cirurgia do pé, um bloqueio poplíteo contínuo obtém uma analgesia adequada (ver Capítulo 23 – "Bloqueio do Nervo Isquiático na Fossa Poplítea").

Dicas clínicas

Acoplamento à neuroestimulação

Uma estimulação elétrica na proximidade do nervo tibial produz uma flexão plantar que facilita a identificação do nervo.

Bloqueio do nervo tibial na região da panturrilha

A localização do nervo tibial no meio da panturrilha é feita com um transdutor em plano transverso (profundidade de campo: 2-4 cm). Identificar (Fig. 24-8):

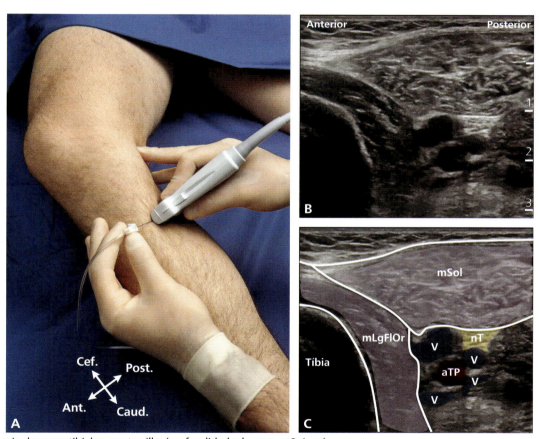

Fig. 24-8. Bloqueio do nervo tibial na panturrilha (profundidade de campo: 2-4 cm).
A. Posição do transdutor em plano transverso sobre a tíbia e inserção da agulha em direção anteroposterior (paciente em posição dorsal).
B. Ecografia nativa.
C. Ecografia assinalada.
O nervo tibial (nT) está justaposto à artéria tibial posterior (aTP), entre a tíbia e a fíbula, embaixo do músculo sóleo (mSol).
mLgFlOr: músculo flexor longo dos dedos do pé; V: veias.

- A tíbia.
- A fíbula.
- A artéria tibial posterior entre os dois ossos.
- O nervo tibial está junto da artéria.

Bloqueio do nervo fibular comum

Colocar o transdutor em posição transversa ao nível da cabeça da fíbula (profundidade de campo 1-3 cm). Identificar (Fig. 24-9):

- A cabeça da fíbula, aparecendo como uma borda ou "um viés" hiperecogênico.
- O músculo sóleo e o músculo fibular longo.
- O nervo fibular comum, estrutura heterogênea, dentro da fáscia que separa os dois músculos supracitados.[6]

Bloqueio do nervo safeno no joelho

Colocar o transdutor em posição transversa ao lado da tuberosidade anterior da tíbia (profundidade de campo: 1-3 cm). Identificar (Fig. 24-10):

- A cabeça da tíbia, aparecendo como uma borda ou "um viés" hipercogênico.
- A veia safena magna.
- Os músculos flexor longo dos dedos do pé e sóleo.
- O nervo safeno, lado a lado com a veia safena magna.

Revisão da literatura

Em um estudo retrospectivo incluindo mais de 700 pacientes, Chin *et al.* demonstraram a superioridade do bloqueio do pé ecodirigido sobre o bloqueio clássico efetuado segundo os marcos anatômicos: bloqueio cirúrgico de melhor qualidade (84 *vs.* 66%, $p < 0,001$), dose inferior de AL (5 *vs.* 10%, $p = 0,04$), taxa inferior de conversão em anestesia geral (7 *vs.* 17%, $p = 0,001$) e menor administração de fentanil perioperatório (9 *vs.* 18%, $p = 0,002$). Neste estudo, os nervos tibial posterior e fibular profundo foram bloqueados sob ecografia, os outros três nervos por injeções subcutâneas clássicas.[7]

Em um estudo prospectivo incluindo 100 pacientes, Lopez *et al.* concluem que um bloqueio do pé sem bloqueio do nervo safeno é suficiente em 97% das intervenções cirúrgicas do antepé.[1]

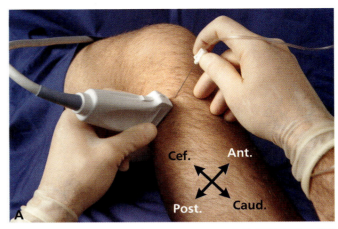
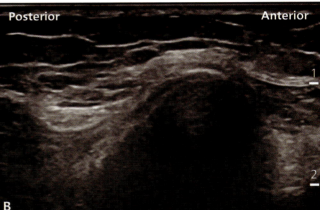
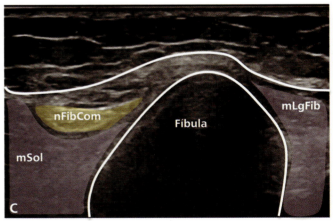

Fig. 24-9. Bloqueio do nervo fibular comum abaixo do joelho (profundidade de campo: 1-3 cm).
A. Posição do transdutor em plano transverso sobre a cabeça da fíbula e inserção da agulha em direção anteroposterior (paciente em posição dorsal).
B. Ecografia nativa.
C. Ecografia assinalada.
O nervo fibular comum (nFibCom) se encontra entre os músculos sóleo (mSol) e fibular longo (mLgFib).

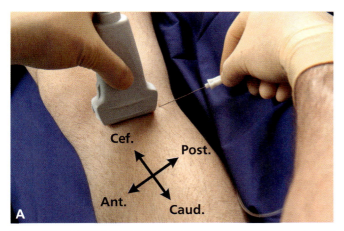
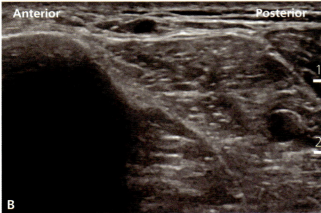
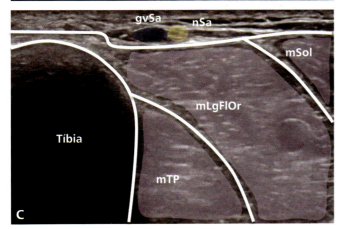

Fig. 24-10. Bloqueio do nervo safeno no joelho (profundidade de campo: 1-3 cm).
A. Posição do transdutor em plano transverso sobre a tíbia e inserção da agulha em direção posteroanterior (paciente em posição dorsal).
B. Ecografia nativa.
C. Ecografia assinalada.
O nervo safeno (nSa) é justaposto à veia safena magna (gvSa), acima dos músculos flexor longo dos dedos do pé (mLgFlOr) e sóleo (mSol).
mTP: músculo tibial posterior.

Referências Bibliográficas

1. Lopez AM, Sala-Blanch X, Magaldi M, Poggio D, Asuncion J, Franco CD, et al. Ultrasound-guided ankle block for forefoot surgery: the contribution of the saphenous nerve. Reg Anesth Pain Med 2012;37:554-7.
2. Soares LG, Brull R, Chan VW. Teaching an old block a new trick: ultrasound-guided posterior tibial nerve block.[letter]. Acta Anaesthesiol Scand 2008;52(3):446-7.
3. Benzon HT, Sekhadia M, Benzon HA, Yaghmour ET, Chekka K, Nader A, et al. Ultrasound-assisted and evoked motor response stimulation of the deep peroneal nerve. Anesth Analg 2009;109:2022-4.
4. Canella C, Demondion X, Guillin R, Boutry N, Peltier J, Cotten A, et al. Anatomic study of the superficial peroneal nerve using sonography. AJR Am J Roentgenol 2009;193:174-9.
5. Redborg KE, Sites BD, Chinn CD, et al. Ultrasound improves the success rate of a sural nerve block at the ankle. Reg Anesth Pain Med 2009;34:24-8.
6. Ting PH, Antonakakis JG, Scalzo DC. Ultrasound-guided common peroneal nerve block at the level of the fibular head. J Clin Anesth 2012;24:145-7.
7. Chin KJ, Wong NW, Macfarlane AJ, Chan VW. Ultrasound-guided versus anatomic landmark-guided ankle blocks: a 6-year retrospective review. Reg Anesth Pain Med 2011;36:611-8.

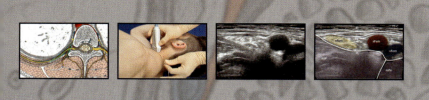

Bloqueios da parede abdominal e peniano

25 Bloqueio TAP (ou bloqueio do plano transverso do abdome, *transversus abdominis plane block*)   173

26 Bloqueio TFP (ou bloqueio do plano da fáscia transversal, *transversalis fascial plane block*)   179

27 Bloqueio dos músculos retos do abdome   183

28 Bloqueio dos nervos ilioinguinal e ílio-hipogástrico   187

29 Bloqueio do nervo genitofemoral   191

30 Bloqueio peniano   195

Capítulo 25

Bloqueio TAP (ou bloqueio do plano transverso do abdome, *transversus abdominis plane block*)

Indicação

O *transversus abdominis plane block,* ou bloqueio TAP, é indicado na analgesia pós-operatória de cesariana, de cirurgia inguinal e de cirurgia abdominal aberta ou laparoscópica.

Anatomia

A pele e os músculos da parede anterior do abdome, bem como o peritônio parietal são inervados pelos ramos anteriores das raízes T6 a L1 (Fig. 25-1). Estes ramos caminham embaixo da fáscia que separa o músculo oblíquo interno do músculo transverso do abdome, dentro do plano abdominal transverso (TAP), formando um plexo na proximidade das artérias epigástrica superior e ilíaca profunda (Fig. 25-2).[1] A presença deste plexo explica, em parte, o fato de que uma única injeção possa produzir um bloqueio sensitivo de vários dermátomos.

A primeira descrição do bloqueio TAP por Rafi se baseava em marcos anatômicos.[2] A agulha era inserida ao nível do triângulo de Petit, formado, posteriormente, pelo músculo latíssimo do dorso, anteriormente, pelo músculo oblíquo externo, e pela crista ilíaca em nível inferior. A primeira via de acesso ultrassonográfica data de 2007, sua variante subcostal de 2008.[3,4] O acesso subcostal é mais apropriado à cirurgia do abdome superior, enquanto o acesso intercostoilíaco é mais adaptado à cirurgia do abdome inferior.[5] O procedimento é o mesmo para os dois tipos de via de acesso.

Procedimento

Contrariamente aos outros procedimentos locorregionais, este bloqueio pode ser efetuado em um paciente adormecido ou com o benefício de uma anestesia raquiana. É frequente ser necessário efetuar um bloqueio TAP bilateral.

Instalação e material

- Instalar o paciente em posição dorsal.
- Expor a parede anterior do abdome.
- Utilizar um transdutor linear de alta frequência.
- Colocá-lo em posição transversa entre a crista ilíaca e a margem costal inferior na linha axilar média (via de acesso intercostoilíaca), ou abaixo da cartilagem condrocostal da 12ª costela (via de acesso subcostal) (Fig. 25-3).
- Selecionar uma profundidade de campo entre 3 e 8 cm.
- Usar uma agulha 21-22 G, com comprimento entre 80 e 100 mm.

Sonoanatomia

- Identificar (Figs. 25-4 e 25-5):
  - a cavidade peritoneal e os movimentos das alças intestinais embaixo do músculo transverso do abdome.
  - o músculo transverso do abdome.
  - o músculo oblíquo interno, mais espesso.
  - o músculo oblíquo externo, mais superficial, tão fino quanto uma aponeurose, ao nível da parede inferomedial do abdome.
  - o tecido subcutâneo.

174 Bloqueios da parede abdominal e peniano

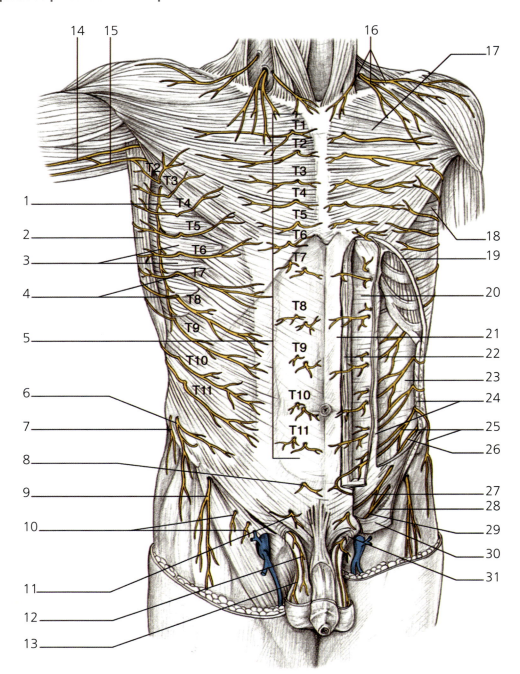

Fig. 25-1. Inervação da parede torácica e abdominal.
1. Nervo torácico longo; 2. músculo latíssimo do dorso; 3. músculo serrátil superior; 4. ramos cutâneos laterais dos nervos intercostais (T2-T11); 5. ramos cutâneos anteriores dos nervos intercostais (T1-T11); 6. ramo cutâneo lateral do nervo subcostal (T12); 7. ramo cutâneo lateral do nervo ílio-hipogástrico (L1); 8. ramo cutâneo anterior do nervo subcostal (T12); 9. nervo cutâneo lateral da coxa; 10. ramos femorais do nervo genitofemoral (L1-L2); 11. ramo cutâneo anterior do nervo ílio-hipogástrico (L1); 12. ramo escrotal anterior do nervo ilioinguinal; 13. ramo genital do nervo genitofemoral (L1-L2); 14. nervo cutâneo medial do braço; 15. nervo intercostobraquial (T1-T2); 16. nervos supraclaviculares medial, intermédio e lateral; 17. músculo peitoral maior; 18. músculo serrátil anterior; 19. músculo oblíquo externo; 20. lâmina posterior da bainha do músculo reto do abdome; 21. lâmina anterior da bainha do músculo reto do abdome; 22. músculo reto do abdome; 23. músculo transverso do abdome; 24. músculo oblíquo interno e sua aponeurose; 25. ramos cutâneos anterior e lateral do nervo subcostal (T12); 26. ramo anterior do nervo ílio-hipogástrico (L1); 27. ramo cutâneo anterior do nervo ílio-hipogástrico (L1); 28. músculo cremaster do funículo espermático; 29. nervo ilioinguinal (L1); 30. aponeurose do oblíquo externo; 31. fáscia espermática externa do funículo espermático.

Capítulo 25. Bloqueio TAP (ou bloqueio do plano transverso do abdome, transversus abdominis plane block)

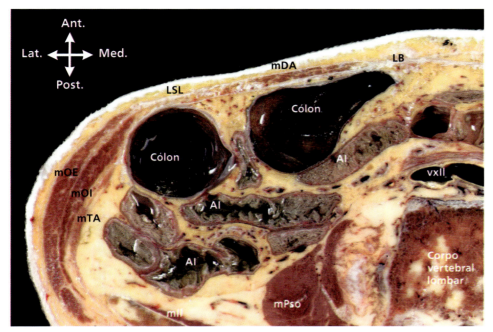

Fig. 25-2. Corte anatômico transversal da região abdominal direita.
AI: alça intestinal; LB: linha alba; LSL: linha semilunar; mDA: músculo reto do abdome; mIl: músculo ilíaco; mOE: músculo oblíquo externo; mOI: músculo oblíquo interno; mPso: músculo psoas; mTA: músculo transverso do abdome; vxIl: vasos ilíacos.

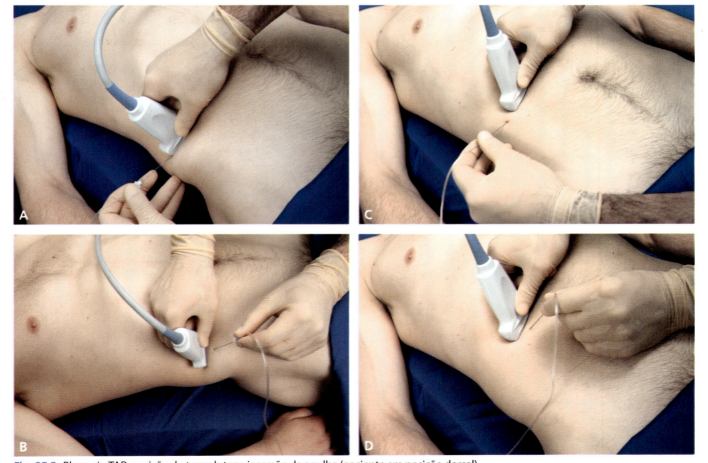

Fig. 25-3. Bloqueio TAP: posição do transdutor e inserção da agulha (paciente em posição dorsal).
A. Via de acesso intercostoilíaca, agulha dentro do plano.
B. Via de acesso intercostoilíaca, agulha fora do plano.
C. Via de acesso subcostal, agulha dentro do plano.
D. Via de acesso subcostal, agulha fora do plano.

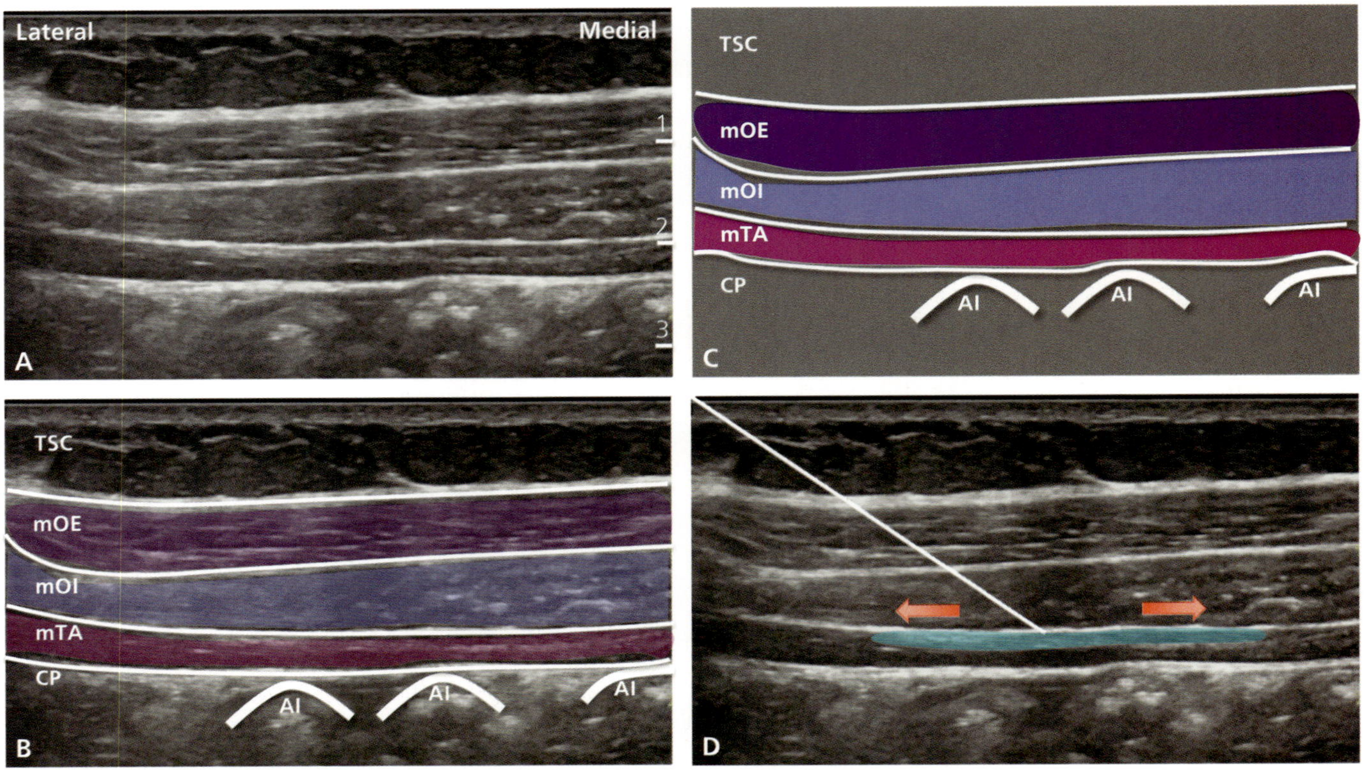

Bloqueios da parede abdominal e peniano

Fig. 25-4. Bloqueio TAP, via de acesso intercostoilíaca (profundidade de campo: 3-8 cm).
A. Ecografia nativa.
B. Ecografia assinalada.
C. Representação esquemática.
D. Técnica de injeção com inserção da agulha dentro do plano. A extremidade da agulha é colocada embaixo da fáscia que separa o músculo oblíquo interno (mOI) do músculo transverso do abdome (mTA). O anestésico local se difunde ao longo da fáscia.
AI: alça intestinal; CP: cavidade peritoneal; mOE: músculo oblíquo externo; TSC: tecido subcutâneo.

- Dentro de um plano mais posterior, as estruturas seguintes são igualmente visíveis:
  - a gordura extraperitoneal, entre o peritônio e a fáscia transversal.
  - o músculo quadrado lombar.

Via de acesso e injeção de AL

- As vias de acesso dentro e fora do plano são possíveis. Em caso de acesso dentro do plano, inserir a agulha na margem medial do transdutor até o plano transverso.
- Uma agulha de bisel curto permite sentir os ressaltos *(clicks)* quando há passagem pelas aponeuroses superficial e profunda do músculo oblíquo interno.
- Injetar 15 a 20 mL de AL dentro do plano transverso, entre os músculos oblíquo interno e transverso do abdome. A dispersão do AL toma a forma de uma lentilha. Reposicionar a agulha quando ocorrer injeção intramuscular.

- Observar a difusão do AL dentro do plano transverso por uma varredura cefalocaudal do abdome; na via de acesso subcostal, acompanhar a difusão abaixo da cartilagem condrocostal.
- Repetir o procedimento no outro lado respeitando as doses de AL.

Bloqueio contínuo

A inserção de um cateter dentro do plano transverso do abdome é possível (via de acesso dentro do plano).[6] Uma analgesia pós-operatória contínua por meio de cateteres inseridos em cada lado da linha alba é igualmente exequível, mas necessita de vigilância complexa (duas bombas, respeito às doses tóxicas etc.), cujos benefícios devem ser rigorosamente comparados àqueles de uma analgesia peridural.

Capítulo 25. Bloqueio TAP (ou bloqueio do plano transverso do abdome, *transversus abdominis plane block*)

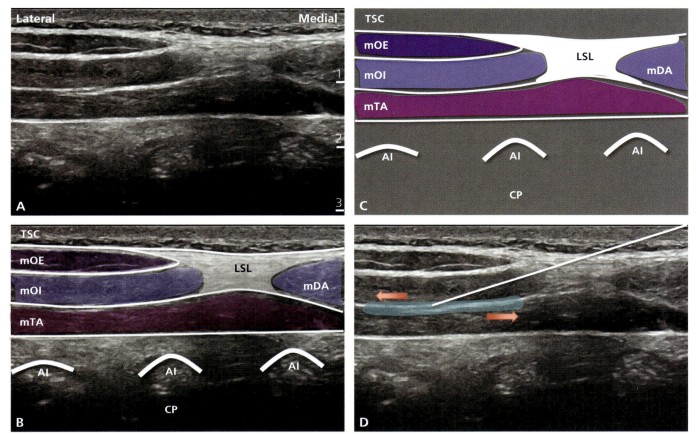

Fig. 25-5. Bloqueio TAP, via de acesso subcostal (profundidade de campo: 3-8 cm).
A. Ecografia nativa.
B. Ecografia assinalada.
C. Representação esquemática.
D. Técnica de injeção com inserção da agulha dentro do plano em direção mediolateral. A extremidade da agulha é colocada sob a fáscia que separa o músculo oblíquo interno (mOI) do músculo transverso do abdome (mTA). O anestésico local se difunde ao longo desta fáscia.
Ao nível subcostal, o músculo transverso do abdome se prolonga, às vezes, sob o músculo reto do abdome (mDA) antes de formar sua aponeurose posterior.
AI: alça intestinal; CP: cavidade peritoneal; LSL: linha semilunar; mOE: músculo oblíquo externo; TSC: tecido subcutâneo.

Dicas clínicas

Localização do plano transverso a partir do umbigo

O músculo reto do abdome pode ser localizado por uma outra via de acesso: colocar o transdutor ao nível do umbigo e deslocá-lo lateralmente. Identificar a linha semilunar que separa o músculo reto dos músculos oblíquo externo, oblíquo interno e transverso do abdome e os torna perfeitamente visíveis.

Injeção do AL ao retirar a agulha

A localização do plano de injeção constitui a principal dificuldade deste bloqueio. Uma injeção dentro do plano transverso produz uma grande difusão do AL. Uma injeção intramuscular, pelo contrário, é circunscrita ao local de injeção. Posicionar a extremidade da agulha dentro do plano transverso é mais fácil quando da sua retirada. A técnica consiste, portanto, em atravessar a fáscia que separa o músculo oblíquo interno do músculo transverso e em injetar o AL enquanto se retira progressivamente a agulha.

Outra técnica consiste em colocar a extremidade da agulha em contato com a fáscia que separa o músculo oblíquo interno do músculo transverso. A injeção inicial, que é feita contrarresistência, é facilitada depois da passagem da fáscia (perda de resistência e imagem em lentilha).

Bloqueio subcostal: múltiplas injeções

Em um bloqueio subcostal, a via de acesso dentro do plano permite obter um bloqueio extenso por meio de injeções repetidas. A agulha, introduzida na proximidade do processo xifoide, é dirigida, dentro do plano transverso, sob o eixo maior do

178   Bloqueios da parede abdominal e peniano

transdutor de ecografia, ao longo da margem costal, na direção da crista ilíaca. As injeções múltiplas de AL durante toda a progressão da agulha produzem uma grande "hidrodissecção" do plano transverso para uma analgesia extensa. Às vezes, duas punções de cada lado são necessárias.[7]

Bloqueio subcostal: prudência

Como a ponta de punção está situada na proximidade do processo xifoide, é imperativo localizar com Doppler em cores a artéria epigástrica superior, ramo terminal da artéria torácica interna, que passa na frente do músculo transverso.

Durante um bloqueio subcostal direito, uma atenção particular deve ser prestada à presença do fígado, situado imediatamente embaixo do músculo transverso.

Revisão da literatura

Depois da descrição inicial de Rafi, muitos artigos publicados, principalmente pelo mesmo grupo de autores, descreveram resultados entusiasmantes e promissores utilizando uma técnica baseada em marcos anatômicos.[2,8-11] Infelizmente, a excelência destes resultados não foi confirmada em seguida, quando o bloqueio TAP foi efetuado sob ecografia. Nada obstante, este bloqueio permite durante cirurgia laparoscópica ou apendicetomia a céu aberto, reduzir, na sala de observação pós-operatória, os escores de dor, o consumo de morfina e a incidência de náusea e vômito pós-operatórios.[12-15] O efeito nas 24 horas pós-operatórias é limitado, e apenas três estudos demonstraram uma redução dos escores de dor e do consumo de morfina, sempre para o mesmo tipo de cirurgia.[13-15] Por ocasião de cesariana sob raquianestesia, o bloqueio TAP reduziu o consumo de morfina nas 24 horas pós-operatórias.[16] Pelo contrário, este benefício desaparece quando as parturientes recebem morfina intratecal.[17-20]

Referências Bibliográficas

1. Rozen WM, Tran TM, Ashton MW, Barrington MJ, Ivanusic JJ, Taylor GI, *et al*. Refining the course of the thoracolumbar nerves: a new understanding of the innervation of the anterior abdominal wall. Clin Anat 2008;21:325-33.
2. Rafi AN. Abdominal field block: a new approach via the lumbar triangle. Anaesthesia 2001;56:1024-6.
3. Hebbard P, Fujiwara Y, Shibata Y, Royse C. Ultrasound-guided transversus abdominis plane (TAP) block. Anaesth Intensive Care 2007;35:616-7.
4. Hebbard P. Subcostal transversus abdominis plane block under ultrasound guidance. Anesth Analg 2008;106:674-5. Author reply 675.
5. Lee TH, Barrington MJ, Tran TM, Wong D, Hebbard PD. Comparison of extent of sensory block following posterior and subcostal approaches

to ultrasound-guided transversus abdominis plane block. Anaesth Intensive Care 2010;38:452-60.
6. Hebbard PD, Barrington MJ, Vasey C. Ultrasound-guided continuous oblique subcostal transversus abdominis plane blockade: description of anatomy and clinical technique. Reg Anesth Pain Med 2010;35:436-41.
7. Borglum J, Maschmann C, Belhage B, Jensen K. Ultrasound-guided bilateral dual transversus abdominis plane block: a new four-point approach. Acta Anaesthesiol Scand 2011;55:658-63.
8. Carney J, McDonnell JG, Ochana A, Bhinder R, Laffey JG. The transversus abdominis plane block provides effective postoperative analgesia in patients undergoing total abdominal hysterectomy. Anesth Analg 2008;107:2056-60.
9. Carney J, Finnerty O, Rauf J, Curley G, McDonnell JG, Laffey JG, *et al*. Ipsilateral transversus abdominis plane block provides effective analgesia after appendectomy in children: a randomized controlled trial. Anesth Analg 2010;111:998-1003.
10. McDonnell JG, O'Donnell B, Curley G, Heffernan A, Power C, Laffey JG, *et al*. The analgesic efficacy of transversus abdominis plane block after abdominal surgery: a prospective randomized controlled trial. Anesth Analg 2007;104:193-7.
11. McDonnell JG, Curley G, Carney J, *et al*. The analgesic efficacy of transversus abdominis plane block after cesarean delivery: a randomized controlled trial. Anesth Analg 2008;106:186-91, table of contents.
12. Sandeman DJ, Bennett M, Dilley AV, Perczuk A, Lim S, Kelly KJ, *et al*. Ultrasound-guided transversus abdominis plane blocks for laparoscopic appendicectomy in children: a prospective randomized trial. Br J Anaesth 2011;106:882-6.
13. Niraj G, Searle A, Mathews M, *et al*. Analgesic efficacy of ultrasound-guided transversus abdominis plane block in patients undergoing open appendicectomy. Br J Anaesth 2009;103:601-5.
14. Ra YS, Kim CH, Lee GY, Han JI. The analgesic effect of the ultrasound-guided transverse abdominis plane block after laparoscopic cholecystectomy. Korean J Anesthesiol 2010;58:362-8.
15. El-Dawlatly AA, Turkistani A, Kettner SC, *et al*. Ultrasound-guided transversus abdominis plane block: description of a new technique and comparison with conventional systemic analgesia during laparoscopic cholecystectomy. Br J Anaesth 2009;102:763-7.
16. Belavy D, Cowlishaw PJ, Howes M, Phillips F. Ultrasound-guided transversus abdominis plane block for analgesia after Caesarean delivery. Br J Anaesth 2009;103:726-30.
17. Costello JF, Moore AR, Wieczorek PM, Macarthur AJ, Balki M, Carvalho JC. The transversus abdominis plane block, when used as part of a multimodal regimen inclusive of intrathecal morphine, does not improve analgesia after cesarean delivery. Reg Anesth Pain Med 2009;34:586-9.
18. Kanazi GE, Aouad MT, Abdallah FW, *et al*. The analgesic efficacy of subarachnoid morphine in comparison with ultrasound-guided transversus abdominis plane block after cesarean delivery: a randomized controlled trial. Anesth Analg 2010;111:475-81.
19. McMorrow RC, Ni Mhuircheartaigh RJ, Ahmed KA, *et al*. Comparison of transversus abdominis plane block vs spinal morphine for pain relief after Caesarean section. Br J Anaesth 2011;106:706-12.
20. Loane H, Preston R, Douglas MJ, Massey S, Papsdorf M, Tyler J. A randomized controlled trial comparing intrathecal morphine with transversus abdominis plane block for post-cesarean delivery analgesia. Int J Obstet Anesth 2012;21:112-8.

Capítulo 26

Bloqueio TFP (ou bloqueio do plano da fáscia transversal, *transversalis fascial plane block*)

Indicação

O *transversalis fascial plane block*, ou bloqueio TFP, é indicado na analgesia pós-operatória da cirurgia da parede anterolateral do abdome e na colheita de enxerto ósseo da crista ilíaca.

Anatomia

Delgada lâmina aponeurótica, a fáscia transversal recobre a face profunda da parede abdominal, separando os músculos transverso e reto do abdome do peritônio (Fig. 26-1). Uma camada de tecido conectivo constitui o espaço pré-peritoneal, situado entre a fáscia transversal e o peritônio, em continuidade com a fáscia ilíaca.

Os bloqueios TAP (*transversus abdominis plane block*) oferecem boa analgesia da parede anterior do abdome. A anestesia dos ramos cutâneos laterais, que inervam a pele da parte lateral do abdome, da crista ilíaca e da face lateral da nádega, é mais inconstante. O bloqueio do plano fascial transverso (TFP) atenua essa falta. O anestésico local é injetado entre o músculo transverso e a fáscia transversal que recobre o peritônio. Embora este bloqueio não corresponda, exatamente, ao bloqueio TAP (difusão do AL no interior do plano transverso), ele permanece sendo não menos um bloqueio de difusão intra-abdominal.

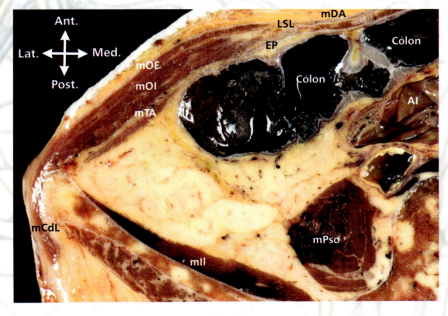

Fig. 26-1. Corte anatômico transversal da região abdominal direita.
AI: alça intestinal; EP: espaço pré-peritoneal; LSL: linha semilunar; mCdL: músculo quadrado do lombo; mDA: músculo reto do abdome; mII: músculo ilíaco; mOE: músculo oblíquo externo; mOI: músculo oblíquo interno; mPso: músculo psoas; mTA: músculo transverso do abdome.

Procedimento

Contrariamente aos outros procedimentos locorregionais, este bloqueio pode ser efetuado em um paciente adormecido ou sob o benefício de uma anestesia raquiana.

Instalação e material
- Instalar o paciente em posição lateral.
- Expor a parede anterior do abdome.
- Utilizar um transdutor linear de alta frequência.
- Colocá-lo em posição transversa entre a crista ilíaca e a margem inferior da 12ª costela, atrás da linha axilar anterior (Fig. 26-2).
- Selecionar a profundidade de campo entre 3 e 8 cm.
- Utilizar uma agulha 21-22 G, de comprimento entre 80 e 100 mm.

Sonoanatomia
- Identificar (Fig. 26-3):
  - a cavidade peritoneal e os movimentos das alças intestinais embaixo do músculo transverso do abdome.
  - o músculo transverso do abdome.
  - o músculo oblíquo interno, mais espesso.
  - o músculo oblíquo externo, mais superficial, tão fino quanto uma aponeurose, ao nível da parede inferomedial do abdome.
  - a gordura extraperitoneal, mais posterior, entre a fáscia transversal e o peritônio.
  - o músculo quadrado lombar.

Via de acesso e injeção de AL
- As vias de acesso dentro e fora do plano são possíveis. Em caso de via de acesso dentro do plano, inserir a agulha do lado medial do transdutor.
- Injetar 15 a 20 mL de AL sob o plano da fáscia transversal. O AL se difunde sob o músculo transverso do abdome. Reposicionar a agulha, se houver injeção intramuscular.
- Observar a difusão do AL por uma varredura cefalocaudal do abdome.

Bloqueio contínuo
- A inserção de um cateter dentro do plano fascial transversal é teoricamente possível, mas nunca foi descrita até hoje.

Dicas clínicas

Localização do plano da fáscia transversal a partir do umbigo
Colocar o transdutor ao nível do umbigo e deslocá-lo lateralmente para distinguir uma linha semilunar que separa o músculo reto dos músculos oblíquo externo, oblíquo interno e transverso do abdome. Seguir depois a fáscia sob o músculo transverso, em direção lateral.

Revisão da literatura
Este bloqueio foi descrito pela primeira vez por Hebbard, em 2009.[1] A única série descrita na literatura não é um estudo randomizado controlado.[2]

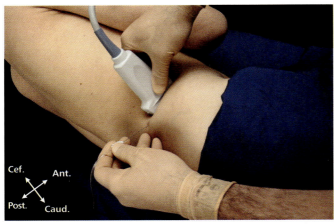

Fig. 26-2. Bloqueio TFP: posição do transdutor acima da crista ilíaca e inserção da agulha dentro do plano em direção posteroanterior (paciente em posição lateral).

Capítulo 26. Bloqueio TFP (ou bloqueio do plano da fáscia transversal, *transversalis fascial plane block*)   181

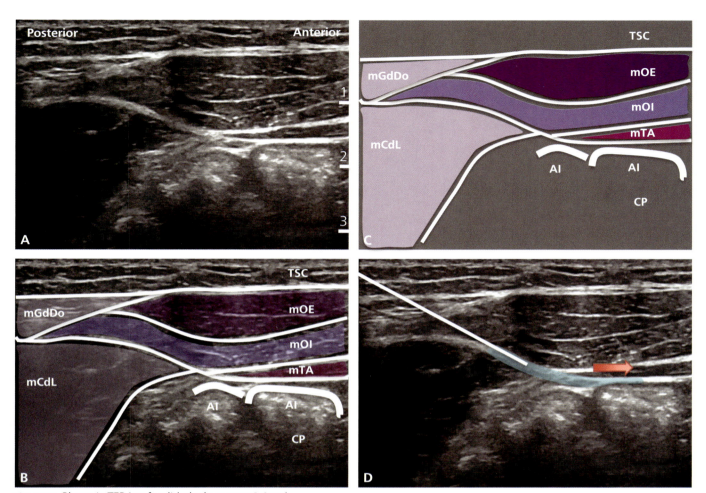

Fig. 26-3. Bloqueio TFP (profundidade de campo: 3-8 cm).
A. Ecografia nativa.
B. Ecografia assinalada.
C. Representação esquemática.
D. Técnica de injeção com inserção da agulha dentro do plano. A extremidade da agulha é colocada embaixo da fáscia do músculo transverso do abdome (mTA). O anestésico local se difunde ao longo da fáscia.
AI: alça intestinal; CP: cavidade peritoneal; mCdL: músculo quadrado do lombo; mGdDo: músculo latíssimo do dorso; mOE: músculo oblíquo externo; mOI: músculo oblíquo interno; TSC: tecido subcutâneo.

Referências Bibliográficas

1. Hebbard PD. Transversalis fascia plane block, a novel ultrasound-guided abdominal wall nerve block. Can J Anaesth 2009;56:618-20.

2. Chin KJ, Chan V, Hebbard P, Tan JS, Harris M, Factor D, et al. Ultrasound-guided transversalis fascia plane block provides analgesia for anterior iliac crest bone graft harvesting.[letter]. Can J Anaesth 2012;59(1):122-3.

Capítulo 27

Bloqueio dos músculos retos do abdome

Indicação

O bloqueio dos músculos retos do abdome é indicado em cirurgia umbilical adulta e pediátrica.

Anatomia

Os dois músculos retos do abdome recobrem a parede anterior do abdome em um lado e outro e são separados pela linha alba. As aponeuroses dos músculos oblíquo externo, oblíquo interno e transverso do abdome se juntam ao nível da linha semilunar, no bordo lateral do músculo reto, antes de se separarem em dois folhetos, as aponeuroses superficial e profunda do músculo reto (Fig. 27-1). A partir do quarto inferior do músculo, a aponeurose profunda não existe, ao nível da linha arqueada, e a fáscia transversal forma, sozinha, a sua parede posterior.

Os ramos das raízes anteriores T7 a T12 caminham entre o músculo reto e sua aponeurose profunda, às vezes acompanhados por pequenas artérias epigástricas.

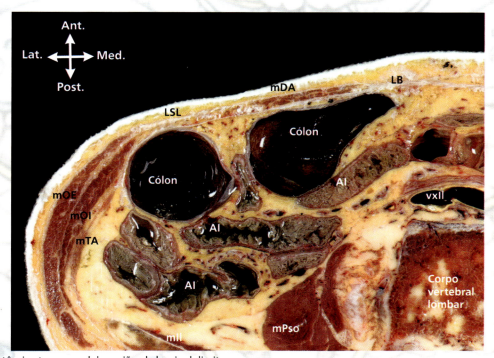

Fig. 27-1. Corte anatômico transversal da região abdominal direita.
AI: alça intestinal; LB: linha alba; LSL: linha semilunar; mDA: músculo reto do abdome; mIl: músculo ilíaco; mOE: músculo oblíquo externo; mOI: músculo oblíquo interno; mPso: músculo psoas; mTA: músculo transverso do abdome; vxIl: vasos ilíacos.

183

Bloqueios da parede abdominal e peniano

Procedimento
Este bloqueio pode ser efetuado em um paciente adormecido.

Instalação e material
- Instalar o paciente em posição dorsal.
- Expor a parede anterior do abdome.
- Utilizar um transdutor linear de alta frequência.
- Colocá-lo em posição transversa sobre a linha mediana, ao lado do umbigo (Fig. 27-2).
- Selecionar uma profundidade de campo entre 2 e 4 cm.
- Usar uma agulha 21-22 G, de comprimento entre 50 e 80 mm.

Sonoanatomia
- Identificar (Fig. 27-3):
  - a cavidade peritoneal e os movimentos das alças intestinais, em profundidade.
  - os músculos retos do abdome, na superfície.

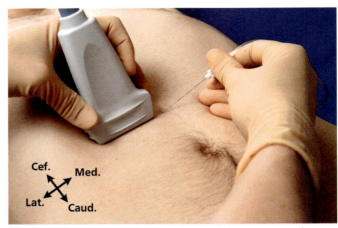

Fig. 27-2. Bloqueio dos músculos retos do abdome: posição do transdutor e inserção da agulha dentro do plano, em direção mediolateral (paciente em posição dorsal).

- transladar o explorador para localizar os músculos oblíquo externo, oblíquo interno e transverso do abdo-

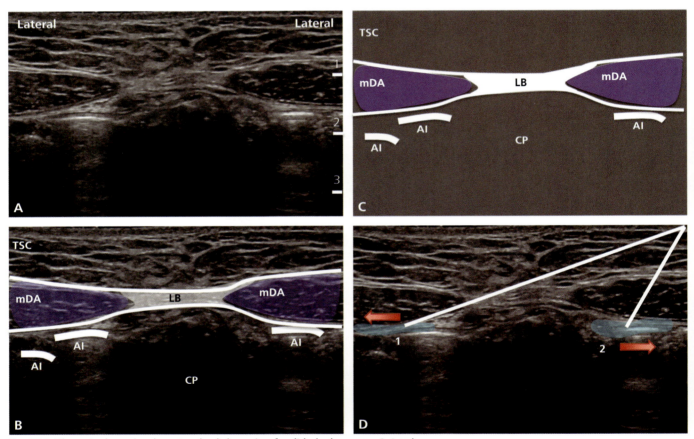

Fig. 27-3. Bloqueio dos músculos retos do abdome (profundidade de campo: 2-4 cm).
A. Ecografia nativa.
B. Ecografia assinalada.
C. Representação esquemática.
D. Inserção da agulha dentro do plano em direção mediolateral e injeção de anestésico local. Este último se difunde ao longo da fáscia que se encontra sob o músculo reto do abdome (mDA). Com um único ponto de punção, é possível injetar o anestésico local em um lado (1) e outro (2) da linha alba.
AI: alça intestinal; CP: cavidade peritoneal; LB: linha alba; TSC: tecido subcutâneo.

me. O músculo oblíquo externo pode não ser mais que uma fina camada de aponeurose; o músculo oblíquo interno é mais espesso.

– utilizar o Doppler em cores para identificar as pequenas artérias epigástricas dentro do plano de injeção.

Via de acesso e injeção de AL

- As vias de acesso dentro e fora do plano são possíveis. Em caso de via de acesso dentro do plano, inserir a agulha ao nível do bordo medial do transdutor.
- Injetar 10 a 20 mL de AL em profundidade ao músculo reto do abdome, imediatamente acima de sua aponeurose profunda.
- Observar a dispersão do AL por uma varredura cefalocaudal; reposicionar a agulha, se a injeção for intramuscular.
- Repetir o procedimento no outro lado, respeitando as doses de AL.

Bloqueio contínuo

A inserção de um cateter dentro do plano de injeção é possível.[1] Uma analgesia pós-operatória contínua por cateteres inseridos em cada lado do umbigo é igualmente exequível, mas necessita de vigilância complexa (duas bombas, respeito às doses máximas etc.), portanto, os benefícios devem ser rigorosamente comparados com aqueles de uma analgesia peridural.

Dicas clínicas

Laparotomia mediana

Quando houver contraindicações a uma analgesia peridural para uma laparotomia mediana, o bloqueio TAP é uma opção melhor que o bloqueio dos músculos retos.

Revisão da literatura

Em um estudo randomizado, que incluiu 52 bebês operados de hérnia umbilical e comparando o bloqueio dos músculos retos com a infiltração da incisão cirúrgica, Gurnaney *et al.* não encontraram nenhuma diferença significativa no consumo de morfina pós-operatório.[2]

Certos autores utilizaram este bloqueio para tratar as neuralgias pós-herpéticas ao nível do abdome.[3]

Referências Bibliográficas

1. Shido A, Imamachi N, Doi K, Sakura S, Saito Y. Continuous local anesthetic infusion through ultrasound-guided rectus sheath catheters. Can J Anaesth 2010;57:1046-7.
2. Gurnaney HG, Maxwell LG, Kraemer FW, Goebel T, Nance ML, Ganesh A, *et al.* Prospective randomized observer-blinded study comparing the analgesic efficacy of ultrasound-guided rectus sheath block and local anaesthetic infiltration for umbilical hernia repair. Br J Anaesth 2011;107:790-5.
3. Kato J, Ueda K, Kondo Y, *et al.* Does ultrasound-guided rectus sheath block reduce abdominal pain in patients with postherpetic neuralgia? Anesth Analg 2011;112:740-1.

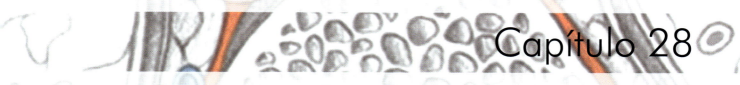

Capítulo 28

Bloqueio dos nervos ilioinguinal e ílio-hipogástrico

Indicação

O bloqueio dos nervos ilioinguinal e ílio-hipogástrico é indicado na cirurgia inguinal e suprapúbica.

Em razão da sua posição anatômica, os nervos ilioinguinal, ílio-hipogástrico e genitofemoral podem ser lesionados por uma incisão cirúrgica (incisão de Pfannenstiel, apendicectomia, cirurgia inguinal) ou pela inserção de um trocarte em laparoscopia. Os pacientes podem apresentar neuropatias que se irradiam na coxa superior, nos testículos ou nos grandes lábios.

Anatomia

Os nervos ilioinguinal e ílio-hipogástrico, originados de L1, emergem sob o ligamento arqueado medial na parte superolateral do psoas. O nervo ilioinguinal, mais fino, tem um trajeto mais vertical que o nervo ílio-hipogástrico. Depois de terem cruzado o músculo quadrado do lombo anteriormente, os dois nervos atravessam o músculo transverso do abdome. Eles caminham, em seguida, entre o músculo transverso e o músculo oblíquo interno a uma distância variável da espinha ilíaca anterossuperior antes de atravessar os músculos oblíquos interno e externo.

O nervo ilioinguinal é responsável pela inervação motora das partes inferiores dos músculos oblíquo interno e transverso do abdome, e a sensitiva da parte superomedial da coxa, do escroto e dos grandes lábios. O nervo ílio-hipogástrico é um nervo motor (músculos piramidal, reto, transverso e oblíquo interno do abdome) e sensitivo (pele do escroto e dos grandes lábios). Acontece que o ramo cutâneo lateral do nervo ílio-hipogástrico atravessa os músculos oblíquos interno e externo imediatamente acima da crista ilíaca para inervar o quadrante superolateral da nádega; portanto, é apropriado efetuar o bloqueio atrás da espinha ilíaca anterossuperior.

Procedimento

Este bloqueio pode ser efetuado em um paciente adormecido.

Instalação e material
- Instalar o paciente em posição dorsal.
- Expor a parte inferior do abdome, a crista ilíaca e a prega da virilha.
- Utilizar um transdutor linear de alta frequência.
- Colocá-lo acima da linha virtual que liga a espinha ilíaca anterossuperior ao umbigo (Fig. 28-1).
- Selecionar uma profundidade de campo entre 3 e 5 cm.
- Usar uma agulha 21-22 G, de comprimento entre 50 e 80 mm.

Sonoanatomia
- Identificar (Fig. 28-2):
  - a cavidade peritoneal e os movimentos das alças intestinais embaixo do músculo transverso do abdome.
  - o músculo transverso do abdome.
  - o músculo oblíquo interno, mais espesso.
  - o músculo oblíquo externo, mais superficial, que pode ser tão fino quanto uma aponeurose, ao nível da parede inferomedial do abdome.

188 Bloqueios da parede abdominal e peniano

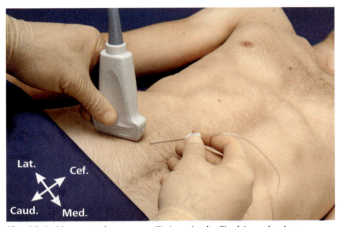

Fig. 28-1. Bloqueio dos nervos ilioinguinal e ílio-hipogástrico: posição do transdutor e inserção da agulha dentro do plano em direção mediolateral (paciente em posição dorsal).

- o osso ilíaco recoberto pelo músculo ilíaco, lateralmente.
- os nervos ilioinguinal e ílio-hipogástrico, muitas vezes hipoecogênicos, que se encontram na fáscia que separa o músculo transverso do abdome do músculo oblíquo interno, acima da espinha ilíaca anterossuperior. Pode acontecer que os dois nervos atravessem o músculo oblíquo interno ao nível da espinha ilíaca anterossuperior e que os encontremos entre os músculos oblíquo interno e oblíquo externo.
- Deslocar o transdutor em direção caudal para acompanhar os nervos imediatamente atrás da espinha ilíaca anterossuperior.
- Identificar com Doppler em cores os vasos que se encontram dentro do mesmo plano que o nervo.

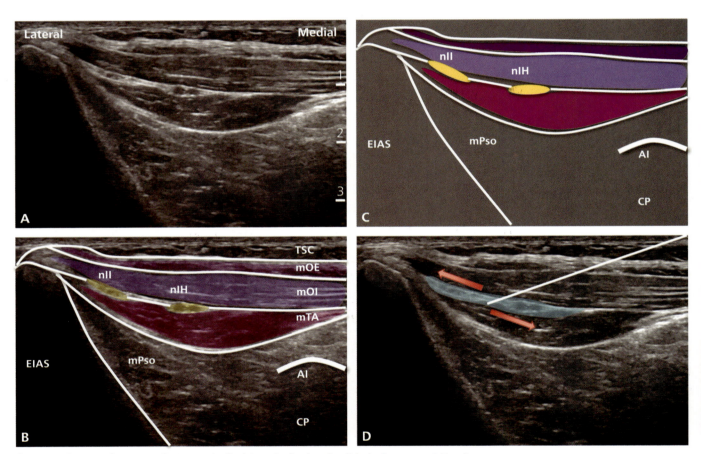

Fig. 28-2. Bloqueio dos nervos ilioinguinal e ílio-hipogástrico (profundidade de campo: 3-5 cm).
A. Ecografia nativa.
B. Ecografia assinalada.
C. Representação esquemática.
D. Técnica de injeção com uma inserção da agulha dentro do plano. A extremidade da agulha é colocada na proximidade dos nervos ilioinguinal (nII) e ílio-hipogástrico (nIH). O anestésico local se difunde ao longo da fáscia.
AI: alça intestinal; CP: cavidade peritoneal; EIAS: espinha ilíaca anterossuperior; mPso: músculo psoas; mOE: músculo oblíquo externo; mOI: músculo oblíquo interno; mTA: músculo transverso do abdome; TSC: tecido subcutâneo.

Via de acesso e injeção de AL

- As vias de acesso dentro e fora do plano são possíveis. Em caso de acesso dentro do plano, inserir a agulha sobre o bordo medial do transdutor exatamente no plano transverso.

- Uma agulha com bisel curto permite sentir os ressaltos (*click*) quando há passagem pelas aponeuroses superficial e profunda do músculo oblíquo interno.

- Injetar 10 a 20 mL de AL na proximidade dos dois nervos; se os nervos não forem visíveis, injetar o AL dentro da fáscia que separa o músculo transverso do abdome do músculo oblíquo interno, na proximidade dos vasos.

- Observar a difusão do AL por uma varredura cefalocaudal do abdome.

- Repetir, se necessário, o procedimento no outro lado, respeitando as doses máximas de AL.

Bloqueio contínuo

A inserção de um cateter, teoricamente, é possível, mas não foi jamais descrita até hoje.

Dicas clínicas

Localização de um ramo da artéria ilíaca circunflexa profunda

Encontramos muitas estruturas hipoecogênicas dentro do plano situado entre os músculos oblíquo interno e transverso do abdome. Utilizar um Doppler em cores para diferenciar as estruturas vasculares das estruturas nervosas e evitar injetar o AL dentro de um ramo da artéria ilíaca circunflexa profunda (Fig. 28-3).

Inclinar o transdutor na direção da asa ilíaca

Quando as estruturas musculares forem difíceis de visualizar, inclinar o transdutor em direção ao osso ilíaco.

Injeção dentro dos dois planos

Uma dupla infiltração entre os músculos transverso e oblíquo interno e os músculos oblíquo interno e externo permite levar em consideração as variações anatômicas.

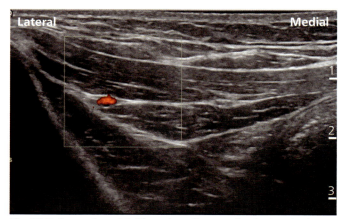

Fig. 28-3. Ramo da artéria ilíaca circunflexa profunda situada dentro do plano que contém os nervos ilioinguinal e ílio-hipogástrico.

Bloqueio anestésico e reparo de hérnia inguinal

Quando se considera um bloqueio cirúrgico, é necessário infiltrar a zona incisional para anestesiar todos os pequenos ramos originados dos nervos contralaterais e intercostais.

É igualmente necessário completar o bloqueio ilioinguinal e ílio-hipogástrico com um bloqueio do nervo genitofemoral ou infiltrar diretamente o funículo espermático.

Controle da ausência de bloqueio femoral

O bloqueio dos nervos ilioinguinal e ílio-hipogástrico acarreta um bloqueio do nervo femoral dentro de 5 a 8% dos casos, o que se explica pela continuidade anatômica entre as fáscias transversal e ilíaca.[1,2] Uma solução injetada atrás do músculo oblíquo interno pode-se difundir até o nervo femoral. É necessário testar o nervo femoral antes de permitir ao paciente que ele se levante.

Revisão da literatura

Em um estudo que incluiu 60 pacientes operados de hérnia inguinal, Baerentzen *et al.* compararam o bloqueio ilioinguinal e ílio-hipogástrico com um placebo; os resultados mostram que o bloqueio reduziu os escores de dor em repouso e ao esforço na sala de observação pós-operatória, sem reduzir o consumo de morfina.[3]

Em um estudo que incluiu 41 pacientes pediátricos, com média de idade de 4 anos, operados de hérnia inguinal, o bloqueio ilioinguinal e ílio-hipogástrico diminui a incidência de dor e a utilização de ibuprofeno de maneira mais eficaz que o bloqueio TAP.[4]

Referências Bibliográficas

1. Ghani KR, McMillan R, Paterson-Brown S. Transient femoral nerve palsy following ilio-inguinal nerve blockade for day case inguinal hernia repair. J R Coll Surg Edinb 2002;47:626-9.
2. Lehmann JM, Beckermann S. Transient femoral nerve palsy complicating preoperative ilioinguinal nerve blockade for inguinal herniorrhaphy. Br J Surg 1995;82:853.
3. Baerentzen F, Maschmann C, Jensen K, Belhage B, Hensler M, Borglum J, et al. Ultrasound-guided nerve block for inguinal hernia repair: a randomized, controlled, double-blind study. Reg Anesth Pain Med 2012;37:502-7.
4. Fredrickson MJ, Paine C, Hamill J. Improved analgesia with the ilioinguinal block compared to the trans-versus abdominis plane block after pediatric inguinal surgery: a prospective randomized trial. Paediatr Anaesth 2010;20:1022-7.

Capítulo 29

Bloqueio do nervo genitofemoral

Indicação

O bloqueio é indicado na cirurgia inguinal em complemento ao bloqueio dos nervos ilioinguinal e ílio-hipogástrico.

Este bloqueio pode ser igualmente utilizado como teste diagnóstico e tratamento de uma neuropatia pós-operatória. De fato, os nervos genitofemoral, ilioinguinal e ílio-hipogástrico podem ser lesionados por uma incisão cirúrgica (incisão de Pfannenstiel, apendicectomia, cirurgia inguinal) ou pela inserção de um trocarte em laparoscopia. Os pacientes podem apresentar neuropatias que se irradiam na coxa superior, nos testículos ou nos grandes lábios.

Anatomia

O nervo genitofemoral, originado das raízes L1 e L2, atravessa o músculo psoas de posterior a anterior ao nível do disco intervertebral L3-L4. Seu ramo femoral acompanha a artéria ilíaca externa sobre sua face lateral, em companhia da qual ele passa sob o ligamento inguinal, antes de atravessar a fáscia lata para inervar o triângulo femoral. O ramo genital passa através do anel profundo do canal inguinal da fáscia transversal, depois dentro do canal inguinal, na proximidade imediata ou no interior do funículo espermático no homem ou do ligamento redondo na mulher. Ele inerva o músculo cremaster e a pele do escroto, no homem. Na mulher, ele segue o ligamento redondo e termina dentro do monte do púbis e os grandes lábios.

A inervação sensitiva da região inguinal assegurada pelos nervos genitofemoral, ilioinguinal e ílio-hipogástrico é muito variável em razão dos numerosos ramos comunicantes entre os diversos nervos.

Procedimento

Instalação e material

- Instalar o paciente em posição dorsal.
- Expor a parte inferior do abdome, a crista ilíaca e a virilha.
- Utilizar um transdutor linear de alta frequência.
- Colocá-lo ao lado do tubérculo púbico, perpendicularmente ao ligamento inguinal, que liga o tubérculo púbico à espinha ilíaca anterossuperior (Fig. 29-1).

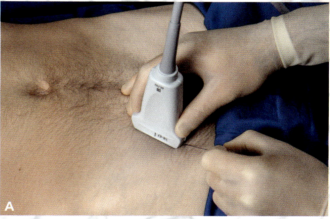
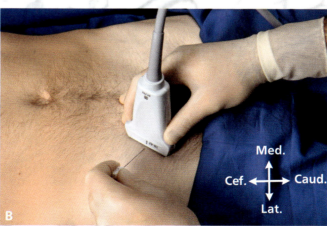

Fig. 29-1. Bloqueio do nervo genitofemoral: posição do transdutor e inserção da agulha dentro do plano, em direção caudocefálica (**A**) e fora do plano (**B**); o paciente está em posição dorsal.

191

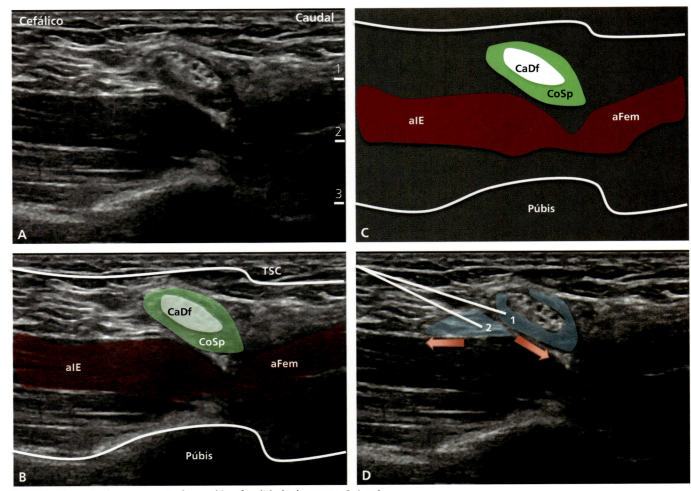

Fig. 29-2. Bloqueio do nervo genitofemoral (profundidade de campo: 2-4 cm).
A. Ecografia nativa.
B. Ecografia assinalada.
C. Representação esquemática.
D. Técnica de injeção com uma inserção da agulha dentro do plano. A extremidade da agulha é colocada no interior (1) e no exterior (2) do funículo espermático.
aFem: artéria femoral; aIE: artéria ilíaca externa; CaDf: ducto deferente; CoSp: funículo espermático; TSC: tecido subcutâneo.

- Selecionar uma profundidade de campo entre 2 e 4 cm.
- Usar uma agulha 21-22 G, de comprimento entre 50-80 mm.

Sonoanatomia

- Identificar (Fig. 29-2):
  - a artéria femoral; modificar a orientação do transdutor até obter uma imagem em eixo longo.
  - a artéria ilíaca externa, deslocando o transdutor em direção cefálica.
  - o funículo espermático no homem/o ligamento redondo do útero (deslocando o transdutor ligeiramente medialmente), estruturas circulares contendo vasos, em posição mais superficial e medial que a artéria ilíaca externa. O ducto deferente, muitas vezes, é visível sob a forma de um tubo.

Via de acesso e injeção de AL

- As vias de acesso dentro ou fora do plano são possíveis.
- Utilizar uma solução de AL SEM adrenalina.
- Injetar 5 mL de AL no exterior e 5 mL no interior do funículo espermático (ou do ligamento redondo).

Bloqueio contínuo

Ao que saibamos, nenhum bloqueio contínuo foi descrito na literatura.

Dicas clínicas

Colocação do transdutor

No homem, a palpação delicada do funículo espermático ao contato do osso do púbis permite colocar o transdutor com precisão.

Revisão da literatura

Que seja do nosso conhecimento, o bloqueio do nervo genito-femoral sob ecografia não foi descrito senão em único artigo retrospectivo.[1]

Referência Bibliográfica

1. Peng PW, Tumber PS. Ultrasound-guided interventional procedures for patients with chronic pelvic pain – a description of techniques and review of literature. Pain Physician 2008;11:215-24.

Capítulo 30

Bloqueio peniano

Indicação

O bloqueio peniano é indicado em cirurgia do pênis (circuncisão, cirurgia de hipo ou epispadia).

Anatomia

O pênis é inervado pelos dois nervos dorsais do pênis, originados em um lado e no outro do nervo pudendo (S2-S4). Eles caminham sob a membrana perineal em proximidade à artéria pudenda, atravessam o espaço subpúbico para atingir o ligamento suspensor e a fáscia de Buck. Percorrem seu trajeto em direção à glande, acompanhados pela artéria dorsal do pênis.

Os nervos dorsais do pênis inervam o freio do pênis, os corpos cavernosos e a glande.

Procedimento

Instalação e material

- Instalar o paciente em posição dorsal.
- Expor o púbis.
- Utilizar um transdutor linear de alta frequência.
- Colocá-lo ao longo do pênis (Fig. 30-1).
- Selecionar uma profundidade de campo entre 1 e 2 cm.
- Usar uma agulha 22-25 G, com comprimento entre 25-50 mm.

Sonoanatomia

- Identificar (Fig. 30-2):
  - a sínfise púbica.
  - a fáscia profunda do pênis de Buck.
  - a fáscia superficial de Scarpa.
  - o espaço infrapúbico, entre as duas fáscias.

Via de acesso e injeção de AL

- As vias de acesso dentro ou fora do plano são possíveis. Ao atravessar a fáscia de Scarpa ocorre um ressalto perceptível com uma agulha de bisel curto.
- Injetar 10 mL de AL SEM adrenalina dentro do espaço infrapúbico, abaixo da fáscia superficial de Scarpa.

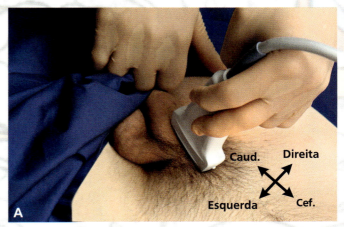
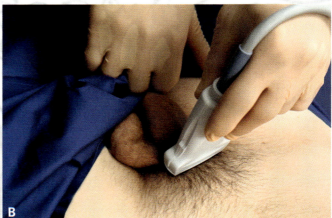

Fig. 30-1. Bloqueio peniano: posição longitudinal (**A**) e transversa (**B**) do transdutor.

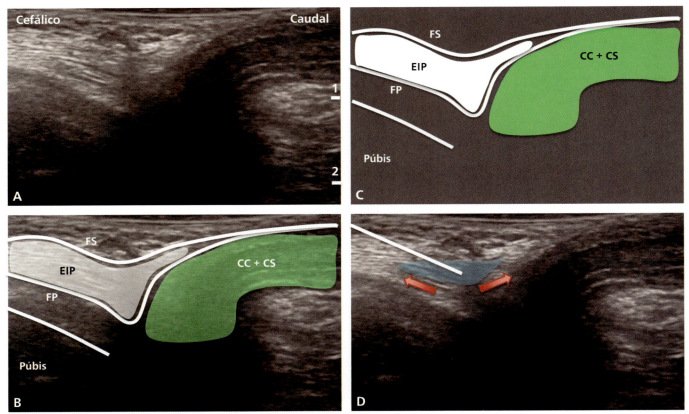

Fig. 30-2. Bloqueio peniano, transdutor ao longo do pênis (profundidade de campo: 1-2 cm).
A. Ecografia nativa.
B. Ecografia assinalada.
C. Representação esquemática.
D. Inserção da agulha dentro do plano, em direção lateromedial.
A extremidade da agulha é colocada abaixo da fáscia superficial de Scarpa (FS), dentro do espaço infrapúbico (EIP).
CC + CS: corpos cavernosos e corpo esponjoso; FP: fáscia profunda do pênis de Buck.

Bloqueio contínuo

De nosso conhecimento, o bloqueio contínuo do nervo peniano nunca foi descrito.

Dicas clínicas

Bloqueio peniano em pediatria

Um transdutor linear "em taco de golfe" facilita o procedimento. Uma tração delicada do pênis ajuda no bom posicionamento do transdutor. Utilizar, por exemplo, uma solução de bupivacaína 0,25% ou de ropivacaína 0,375% 1 mL/kg, SEM adrenalina.

Outra técnica

- Colocar o transdutor em posição transversa (Fig. 30-1) e identificar (Fig. 30-3):
  - os dois corpos cavernosos.
  - o corpo esponjoso.
  - a fáscia superficial de Scarpa.
- Inserir a agulha dentro ou fora do plano e posicioná-la ao nível da margem lateral de cada um dos corpos cavernosos (duas injeções são necessárias). Se for utilizada uma agulha de bisel curto, um ressalto pode ser percebido ao atravessar a fáscia superficial de Scarpa. Injetar 10 mL de AL SEM adrenalina sob a fáscia superficial de Scarpa.

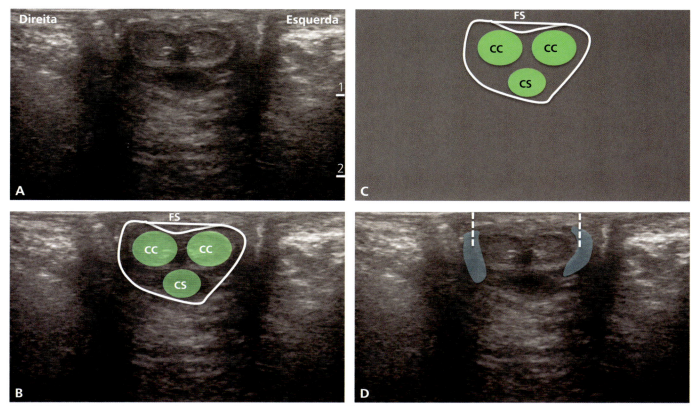

Fig. 30-3. Bloqueio peniano, transdutor em posição transversa (profundidade de campo: 1-2 cm).
A. Ecografia nativa.
B. Ecografia assinalada.
C. Representação esquemática.
D. Inserção da agulha dentro do plano, em direção lateromedial.
A extremidade da agulha é colocada embaixo da fáscia superficial de Scarpa (FS) em um lado e outro dos corpos cavernosos (CC).
CS: corpo esponjoso.

Revisão da literatura

Descrito pela primeira vez em 2007, o bloqueio peniano ecodirigido foi comparado com a técnica clássica de localização anatômica: a administração peroperatória de opiáceos foi semelhante nos dois grupos de pacientes, enquanto a administração pós-operatória de analgésicos foi inferior nos pacientes que se beneficiaram de um bloqueio ecoguiado.[1-3]

Referências Bibliográficas

1. Sandeman DJ, Dilley AV. Ultrasound guided dorsal penile nerve block in children. Anaesth Intensive Care 2007;35:266-9.
2. Faraoni D, Gilbeau A, Lingier P, Barvais L, Engelman E, Hennart D, et al. Does ultrasound guidance improve the efficacy of dorsal penile nerve block in children? Paediatr Anaesth 2010;20:931-6.
3. O'Sullivan MJ, Mislovic B, Alexander E. Dorsal penile nerve block for male pediatric circumcision–randomized comparison of ultrasound-guided vs anatomical landmark technique. Paediatr Anaesth 2011;21:1214-8.

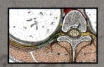 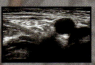 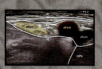

Bloqueios da coluna vertebral e intercostal

31 Bloqueio paravertebral torácico — 201

32 Bloqueio perimedular — 207

33 Bloqueio caudal — 217

34 Bloqueio do nervo intercostal — 223

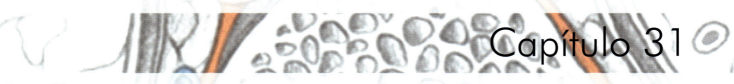

Capítulo 31
Bloqueio paravertebral torácico

Indicação

O bloqueio paravertebral torácico é indicado na cirurgia torácica, mamária, ou quando há fratura de costela. Um bloqueio bilateral é necessário em caso de incisão na linha mediana ou de intervenção bilateral.

Anatomia

O espaço paravertebral é um espaço quase virtual, de forma triangular, cuja origem cefálica não é claramente definida. Em direção caudal, ele se estende até a inserção do músculo psoas, ao nível de L1. Seus limites são definidos (Figs. 31-1 e 31-2):

- Por dentro, pelos corpos vertebrais e discos intervertebrais.
- À frente e por fora, pela pleura parietal e a fáscia endotorácica.
- Posteriormente, pelo ligamento costotransverso, que fixa a costela ao processo transverso subjacente.

O ligamento costotransversário está em continuidade com a membrana intercostal interna, ela própria sendo o prolongamento da aponeurose do músculo intercostal interno. Os músculos intercostais externos são os mais superficiais, acima dos músculos intercostais internos e íntimos (os mais profundos), e se prolongam mais proximalmente.

O espaço paravertebral contém os ramos dorsais e ventrais das raízes espinhais, a cadeia ganglionar simpática, vasos e tecido adiposo. Além da extensão cefalocaudal do AL sobre muitos níveis, a existência de comunicações entre o espaço paravertebral e o espaço peridural (pelos forames intervertebrais), ou entre o espaço paravertebral e os espaços intercostais podem produzir bloqueios muito extensos ou mesmo bilaterais.

Procedimento

Instalação e material

- Instalar o paciente em posição sentada. O bloqueio também pode ser efetuado em posição ventral ou lateral, caso em que é útil colocar uma almofada embaixo do ventre do paciente, a fim de flexionar a coluna lombossacral.
- Utilizar um transdutor linear de alta frequência.
- Colocá-lo em posição transversa ao nível da costela, na região paravertebral, na altura desejada (Fig. 31-3).
- Selecionar uma profundidade de campo entre 2 e 5 cm.
- Usar uma agulha 21-22 G, de comprimento entre 50 e 80 mm.

Sonoanatomia

- Identificar uma costela, linha hiperecogênica contínua e estável (Fig. 31-4).
- Deslocar, em seguida, o transdutor entre duas costelas para identificar:
  - o processo transverso, linha hiperecogênica convexa no lado mediano.
  - a pleura, linha hiperecogênica sem sombra óssea, flutuando com a respiração.
  - o músculo intercostal externo, discretamente hiperecogênico.
  - a membrana intercostal interna, na parte inferomedial do músculo intercostal externo.

202 Bloqueios da coluna vertebral e intercostal

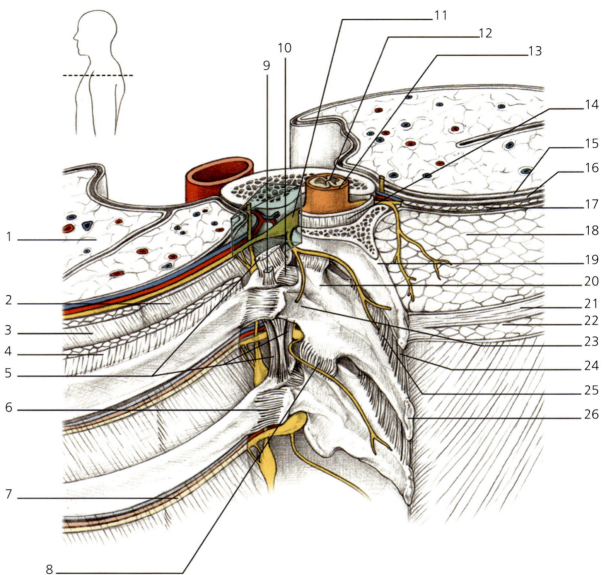

Fig. 31-1. Região paravertebral torácica. O triângulo azul representa o espaço paravertebral limitado por dentro, pelos corpos vertebrais e os discos intervertebrais; na frente e por fora, pela pleura parietal e a fáscia endotorácica; atrás, pelo ligamento costotransversário, que fixa a costela ao processo transverso subjacente.

1. Pulmão esquerdo; 2. membrana intercostal interna; 3. músculo intercostal interno; 4. músculo intercostal externo; 5. ligamento costotransverso superior (atrás, ligamento intertransverso); 6. ligamento costotransverso lateral; 7. nervo intercostal com feixe vascular; 8. cápsula articular zigoapofisária; 9. ligamento intertransverso; 10. ligamento costotransverso medial; 11. raiz nervosa; 12. medula espinal; 13. dura-máter; 14. ligamento amarelo; 15. pleura visceral; 16. pleura parietal; 17. músculo intercostal externo; 18. músculo eretor da espinha; 19. processo espinhoso T3; 20. lâmina; 21. músculo romboide maior; 22. músculo trapézio; 23. processo transverso de T4; 24. ligamento supraespinal; 25. ligamento interespinal; 26. processo espinhoso de T4.

Capítulo 31. Bloqueio paravertebral torácico

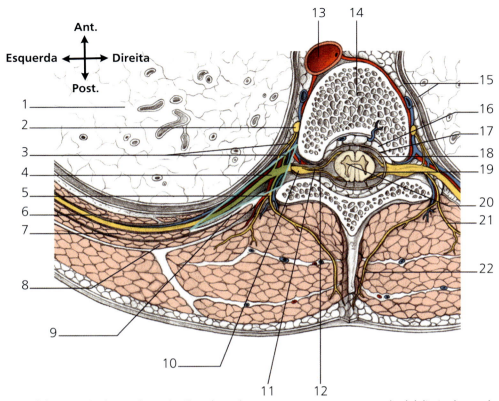

Fig. 31-2. Corte transversal de uma vértebra torácica. O triângulo azul representa o espaço paravertebral delimitado por dentro, pelos corpos vertebrais e os discos intervertebrais; na frente e por fora, pela pleura parietal e a fáscia endotorácica; atrás, pelo ligamento costotransversário, que fixa a costela ao processo transverso subjacente.
1. Pulmão; 2. gânglio simpático; 3. ramos comunicantes branco e cinzento; 4. ramo ventral (nervo intercostal); 5. ramo dorsal; 6. músculo intercostal íntimo; 7. músculo intercostal interno; 8. músculo intercostal externo; 9. membrana intercostal externa, que se prolonga medialmente pelo ligamento costotransverso superior; 10. nervo espinal; 11. raiz ventral; 12. raiz dorsal; 13. aorta; 14. corpo vertebral; 15. pleuras; 16. tecido gorduroso do espaço epidural; 17. dura-máter; 18. espaço subaracnóideo; 19. pia-máter; 20. medula espinal; 21. ramo lateral do ramo dorsal do nervo espinal; 22. ramo medial do ramo dorsal do nervo espinal.

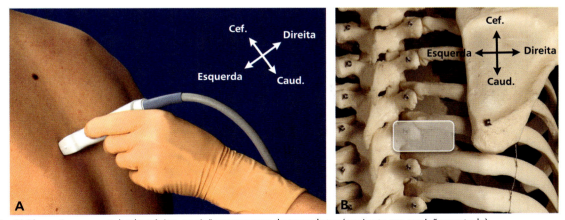

Fig. 31-3. (A e B) Bloqueio paravertebral torácico: posição transversa do transdutor (paciente em posição sentada).

204 Bloqueios da coluna vertebral e intercostal

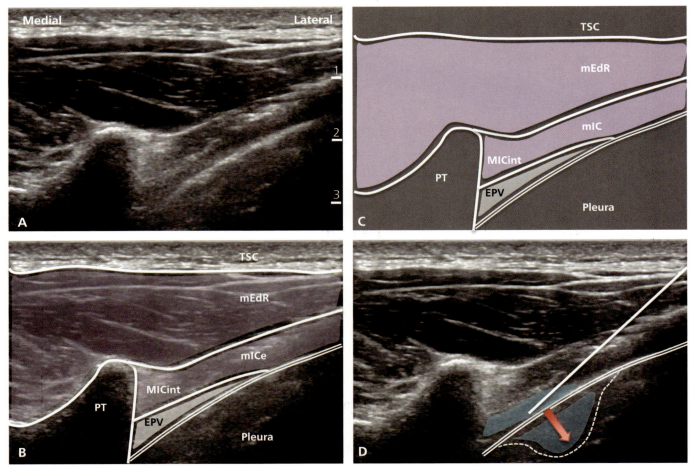

Fig. 31-4. Bloqueio paravertebral torácico (transdutor em plano transverso entre duas costelas).
A. Ecografia nativa.
B. Ecografia assinalada.
C. Representação esquemática.
D. Inserção da agulha dentro do plano, em direção lateromedial.
O espaço paravertebral (EPV) é encontrado entre a pleura e a membrana intercostal interna (MICint), sobre o músculo intercostal externo (mICe). O desvio da pleura para frente, quando da injeção de anestésico local, confirma o posicionamento correto da agulha.
PT: processo transverso; mEdR: músculos eretores da espinha; TSC: tecido subcutâneo.

- o espaço paravertebral, entre a pleura e a membrana intercostal interna.
- Localizar os vasos com Doppler em cores.

Via de acesso e injeção de AL

- As vias de acesso dentro e fora do plano são possíveis; em caso de acesso dentro do plano, a agulha é inserida pelo bordo lateral do transdutor. O bisel da agulha de Tuohy deve ser orientado para cima para limitar o risco de lesão pleural, nervosa ou vascular.
- Atravessar a membrana intercostal interna (sensação de perda de resistência) e posicionar a extremidade da agulha dentro do espaço paravertebral, o que se torna, então, mais difícil de visualizar.
- Efetuar um teste de aspiração pesquisando sangue.
- Injetar lentamente 10 e 20 mL de AL controlando a pressão da injeção para evitar a difusão de AL dentro do espaço epidural. O desvio da pleura para frente confirma o posicionamento correto da agulha. Um volume de 10 a 20 mL se difunde por dois a três níveis; o procedimento pode ser repetido dois a três níveis acima ou abaixo do primeiro lugar de punção, conforme a necessidade clínica e sempre respeitando as doses máximas de AL.

Capítulo 31. Bloqueio paravertebral torácico 205

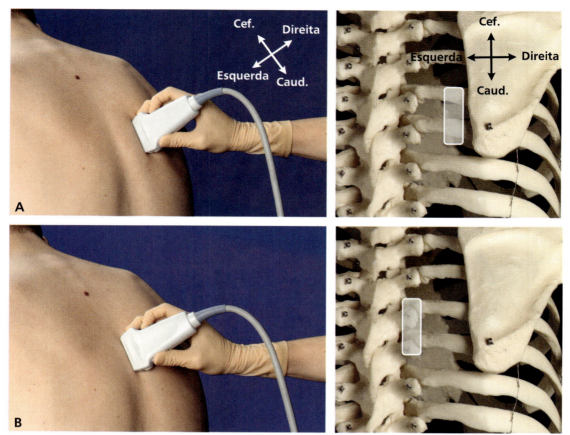

Fig. 31-5. Posição parassagital do transdutor (paciente em posição sentada). (**A**) Transdutor colocado sobre as costelas. (**B**) Transdutor colocado sobre os processos transversos.

Bloqueio contínuo

Um cateter pode ser inserido dentro do espaço paravertebral; as vias de acesso dentro do plano com um transdutor em posição sagital, e fora do plano, com um transdutor em plano transverso, são possíveis.

Dicas clínicas

Visualização constante da agulha

Embora as estruturas sejam superficiais, é essencial manter, constantemente, o controle visual da agulha para evitar perfurar a pleura ou entrar no forame intervertebral.

Vista sagital paramediana

Colocar o transdutor em posição sagital a 3-4 cm da linha mediana permite obter uma vista sagital paramediana transversa (Fig. 31-5). Localizar primeiro as costelas, depois deslizar o transdutor em direção à linha mediana para identificar os processos transversos: estes últimos têm uma forma menos arredondada e são situados mais em profundidade que as costelas (Fig. 31-6). Identificar, em seguida, os músculos intercostais, a pleura e a membrana intercostal interna. Inserir a agulha dentro ou fora do plano e posicionar a extremidade da agulha embaixo da membrana intercostal interna.

Revisão da literatura

Em um estudo que incluiu 10 cadáveres, a equipe de Cowie demonstrou que uma única injeção de 20 mL de corante no nível T6-T7 se estendeu por três a quatro níveis, enquanto a injeção de 2 vezes 10 mL em níveis diferentes (T3-T4 e T7-T8) se difundiu mais amplamente.[1]

Em uma metanálise de 11 publicações comparando o bloqueio paravertebral torácico com anestesia geral para cirurgia mamária ambulatorial, observou-se que o bloqueio

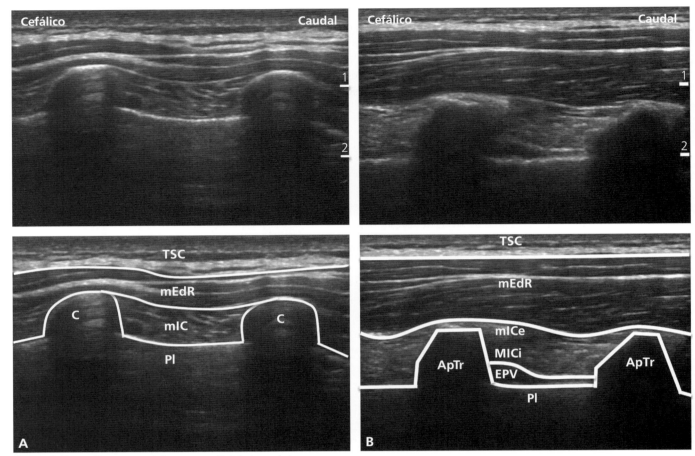

Fig. 31-6. Ecografias com posição parassagital do transdutor.
A. Imagem das costelas.
B. Imagem dos processos transversos.
Os processos transversos (ApTr) têm uma forma menos arredondada e estão situados mais em profundidade que as costelas (C).
A agulha é inserida dentro ou fora do plano e sua extremidade é colocada sobre membrana intercostal interna (MICi), dentro do espaço paravertebral (EPV).
mEdR: músculos eretores da espinha; mIC: músculos intercostais; mICe: músculo intercostal externo; Pl: pleura; TSC: tecido subcutâneo.

paravertebral diminui os escores de dor, o consumo de opioides e a incidência de náusea e vômito durante as seis primeiras horas pós-operatórias.[2]

O risco de inserção de cateter dentro do espaço peridural, mediastinal, ou mesmo no interior da cavidade torácica, é importante;[3] cateteres espiralados *(coiled)* foram desenvolvidos para limitar este tipo de problema.[4]

Referências Bibliográficas

1. Cowie B, McGlade D, Ivanusic J, Barrington MJ. Ultrasound-guided thoracic paravertebral blockade: a cadaveric study. Anesth Analg 2010;110:1735-9.
2. Tahiri Y, Tran de QH, Bouteaud J, et al. General anaesthesia versus thoracic paravertebral block for breast surgery: a meta-analysis. J Plast Reconstr Aesthet Surg 2011;64:1261-9.
3. Luyet C, Eichenberger U, Greif R, Vogt A, Szucs Farkas Z, Moriggl B, et al. Ultrasound-guided para-vertebral puncture and placement of catheters in human cadavers: an imaging study. Br J Anaesth 2009;102:534-9.
4. Luyet C, Meyer C, Herrmann G, Hatch GM, Ross S, Eichenberger U, et al. Placement of coiled catheters into the paravertebral space. Anaesthesia 2012;67:250-5.

Capítulo 32

Bloqueio perimedular

Indicação

Nos bloqueios perimedulares (raquianestesia, anestesia peridural), a localização ecográfica oferece as seguintes vantagens:

- Localização precisa do espaço interespinhoso.
- Localização precisa da linha mediana posterior.
- Determinação do espaço interespinhoso mais apropriado para inserção da agulha.
- Determinação da distância entre a pele e o ligamento amarelo.

Uma localização ecográfica prévia é útil quando os marcos anatômicos são difíceis de palpar (obesidade mórbida, patologias ósseas, deformação da coluna vertebral, antecedentes de cirurgia da coluna etc.).

Anatomia

Medula espinal, raízes espinais e meninges

No adulto, a medula espinal se estende de C1 a L1-L2, onde ela toma a forma de um cone. Ela apresenta uma dilatação cervical (entre C4 e T1) e uma dilatação lombar (entre T10 e L1), que correspondem aos pontos de entrada e de saída dos nervos destinados, respectivamente, aos membros superiores e inferiores. O conjunto das raízes nervosas que percorrem seu trajeto abaixo do cone terminal forma a "cauda equina" (Fig. 32-1).

As raízes espinais anteriores e posteriores da medula formam 31 pares de nervos espinais:

- 8 pares cervicais.
- 12 pares torácicos (dorsais).

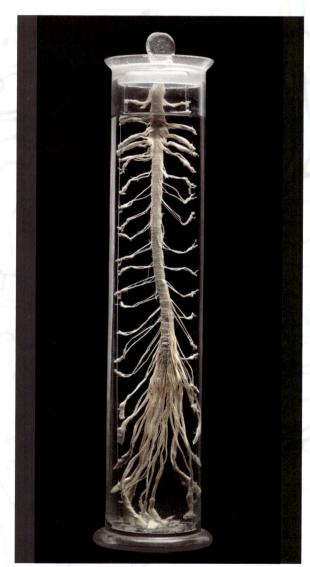

Fig. 32-1. Medula espinal, raízes nervosas e cauda equina.

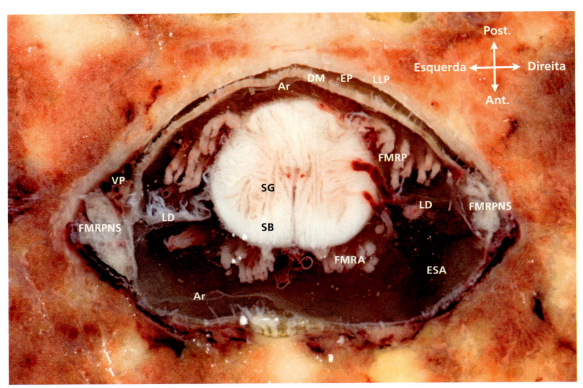

Fig. 32-2. Corte transversal da medula espinal *in situ*.
Ar: aracnoide; DM: dura-máter; EP: espaço peridural; ESA: espaço subaracnóideo; FMRA: filetes medulares da raiz anterior; FMRP: filetes medulares da raiz posterior; FMRPNS: filetes medulares da raiz posterior do nível superior, que formam as raízes espinais; LD: ligamento denteado; LLP: ligamento longitudinal posterior; SB: substância branca; SG: substância cinzenta; VP: veias peridurais.

- 5 pares lombares.
- 5 pares sacrais.
- 1 par coccígeo.

Em prolongamento das meninges cerebrais, três invólucros meníngeos envolvem e protegem a medula (Fig. 32-2):

- A dura-máter, no exterior, formada de fibras elásticas e colágenas, estende-se até S2, à qual ela é fixada.
- A aracnoide, membrana fina em contato com a face interna da dura-máter.
- A pia-máter, que cobre a superfície da medula.

Os espaços medulares são em número de três:

- O espaço peridural, entre o ligamento amarelo e a dura-máter.
- O espaço subdural, virtual no indivíduo sadio, entre a dura-máter e a aracnoide.
- O espaço subaracnóideo, entre a aracnoide e a pia-máter, que contém a medula e o líquido cefalorraquidiano.

Coluna vertebral, aparelho ligamentar e musculatura

A coluna vertebral é composta de 33 vértebras, geralmente separadas pelos discos intervertebrais (Fig. 32-3):

- 7 vértebras cervicais.
- 12 vértebras torácicas.
- 5 vértebras lombares.
- 5 vértebras sacrais fundidas que formam o sacro.
- 4 vértebras coccígeas fundidas que formam o cóccix.

Cada vértebra é composta de um corpo vertebral, recoberto pelos ligamentos longitudinais anterior e posterior, e um arco posterior.

O espaço interespinhoso (entre dois processos espinhosos) contém três ligamentos:

- O ligamento supraespinal, o mais superficial, unindo a parte posterior dos processos espinhosos de C7 ao sacro.

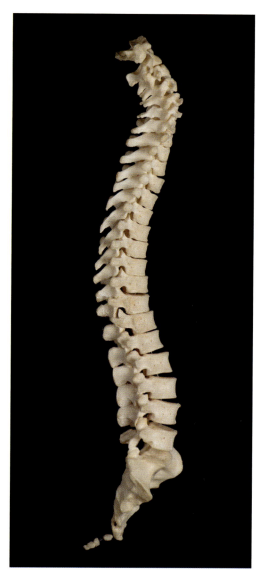

Fig. 32-3. Coluna vertebral.

As raízes nervosas saem lateralmente pelos forames intervertebrais, formados pelos pedículos de duas vértebras adjacentes; estes espaços não são recobertos senão pelas meninges.

A musculatura da coluna vertebral inclui:

- Os músculos eretores da espinha, que asseguram, pela sua posição lateral simétrica, a estabilidade da coluna lombar.
- O músculo quadrado do lombo, que liga a 12ª costela à crista ilíaca e aos processos transversos das vértebras lombares L1 a L4.
- Os músculos psoas entre os músculos eretores da coluna vertebral e a cavidade peritoneal.

Estrutura de uma vértebra lombar

As vértebras lombares (L1-L5) apresentam as seguintes estruturas, de posterior a anterior (Fig. 32-4):

1. O processo espinhoso proeminente, no centro.
2. As lâminas e as articulações facetárias, na frente, em cada lado do processo espinhoso. As articulações facetárias são compostas pelos processos articulares inferiores das vértebras superiores e os processos articulares superiores das vértebras inferiores.
3. Os processos transversos, situados mais na frente e mais lateralmente que as lâminas.
4. Os pedículos vertebrais, que se unem com as lâminas vertebrais para formar o canal vertebral ósseo que protege a medula.
5. O corpo vertebral, no centro e na frente, unido às lâminas vertebrais pelos pedículos.

Os processos espinhosos são relativamente horizontais. A flexão anterior do tronco permite alargar os espaços interespinhosos. Para obter acesso ao canal vertebral, a agulha deve ser inserida perpendicularmente à pele ou ligeiramente inclinada para cima. Na pessoa idosa, o espaço interespinhoso pode ser estreitado por calcificações, pela ossificação heterotópica dos ligamentos ou pela hipertrofia das articulações facetárias. A via paramediana, às vezes mais fácil, é uma alternativa em caso de acesso difícil.

Estrutura de uma vértebra torácica

A morfologia das vértebras torácicas é variável (Fig. 32-5). Os processos espinhosos das primeiras e últimas vértebras são horizontais. Entre T5 e T8, a inclinação caudal importante dos processos espinhosos e o estreitamento dos espaços interespinhosos e interlaminares, em decorrência do cavalgamento das lâminas vertebrais, tornam o exame ecográfico mais difícil.

- O ligamento interespinal, entre os processos espinhosos, sob o ligamento supraespinal.
- o ligamento amarelo *(ligamentum flavum)*, unindo as lâminas dos arcos vertebrais de duas vértebras adjacentes. O ligamento amarelo constitui o limite posterior do espaço epidural.

Estes três ligamentos, bem como os ligamentos longitudinais anterior e posterior, estabilizam a coluna vertebral.

O espaço interlaminar (entre duas lâminas vertebrais adjacentes) não é recoberto senão pelo ligamento amarelo.

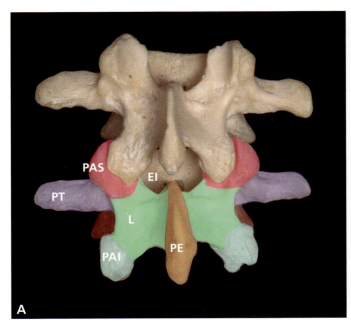
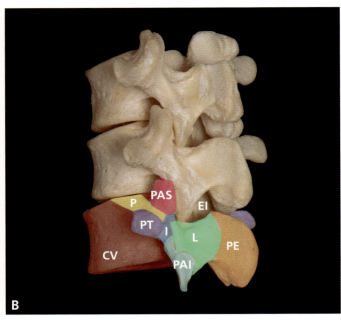

Fig. 32-4. Estrutura de uma vértebra lombar.
A. Vista posterior.
B. Vista oblíqua.
CV: corpo vertebral; EI: espaço interlaminar; I: istmo; L: lâmina; P: pedículo; PAI: processo articular inferior; PAS: processo articular superior; PE: processo espinhoso; PT: processo transverso.

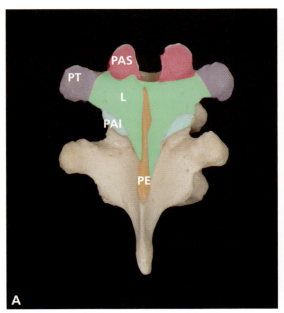
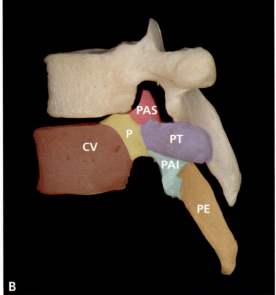

Fig. 32-5. Estrutura de uma vértebra torácica entre T4 e T8.
A. Vista posterior.
B. Vista lateral.
CV: corpo vertebral; L: lâmina; P: pedículo; PAI: processo articular inferior; PAS: processo articular superior; PE: processo espinhoso; PT: processo transverso.

Procedimento

O procedimento consiste em visualizar a coluna sob diferentes ângulos:

- Vista sagital paramediana transversal.
- Vista sagital paramediana facetária.
- Vista sagital paramediana interlaminar.
- Vista transversa dos processos espinhosos.
- Vista transversa dos espaços interespinhosos.

As vistas longitudinais permitem identificar os níveis dos espaços interespinhosos, a profundidade do espaço peridural lombar, ou, ainda, a profundidade das lâminas ao nível torácico (representando a distância ao espaço peridural).

As vistas transversas permitem identificar a linha mediana.

A ecografia permite ver:

1. Os componentes ósseos posteriores: processos espinhosos, lâminas vertebrais, processo articulares das articulações facetárias, processos transversos.
2. Os músculos paraespinais: músculos eretores da espinha, músculo quadrado do lombo e músculos psoas.
3. O ligamento amarelo, o espaço peridural, a dura-máter, que podem aparecer como uma única linha hiperecogênica. Este conjunto é chamado complexo posterior.
4. Os vasos peridurais, visíveis pelas suas pulsações, sobretudo, em pessoas jovens.
5. O ligamento longitudinal posterior e a margem posterior dos corpos vertebrais, que podem, igualmente, aparecer sob a forma de uma linha hiperecogênica única.
6. O peritônio, ao nível lombar.

Procedimento comum para os segmentos lombar e torácico

- Instalar o paciente em posição sentada, o tronco flexionado para frente para alargar os espaços interespinhosos.
- Aplicar uma boa quantidade de gel acústico para assegurar o melhor contato possível entre o transdutor e a pele, e eliminar os artefatos causadas pela retenção de ar.
- Usar um transdutor curvo de baixa frequência e ajustar a profundidade de campo entre 6 e 8 cm, o foco a uma distância superior a 5 cm.
- Identificar as diferentes estruturas seguindo as instruções abaixo.

- Limpar cuidadosamente a pele para retirar todo vestígio de gel, fazer antissepsia e colocar um campo estéril.
- Infiltrar o ponto de punção.
- Inserir a agulha (peridural ou raquianestesia); a profundidade do alvo foi estimada, previamente, pela localização ecográfica.

Segmento lombar – vistas sagitais

- Colocar o transdutor em posição sagital a 3-4 cm da linha dos processos espinhosos. A vista sagital paramediana transversal permite ver (Figs. 32-6 e 32-7):
  - os processos transversos em eixo longitudinal que formam uma imagem de "tridente".
  - os músculos psoas, na profundidade.
  - os músculos eretores da espinha, na superfície.
- Deslocar ligeiramente o transdutor em direção mediana até ver aparecer uma linha hiperecogênica contínua, curva, formando vagas; cada "vaga" representa uma articulação facetária; esta é a vista sagital paramediana facetária (Figs. 32-6 e 32-7).
- Inclinar, em seguida, o transdutor em direção mediana até obter uma imagem de "dentes de serra"; as linhas hiperecogênicas, que representam as lâminas vertebrais, são interrompidas pelos espaços interlaminares (Fig. 32-6). Esta é a vista sagital longitudinal interlaminar.
- Ao nível do espaço interlaminar, reconhecem-se as estruturas seguintes indo da superfície para a profundidade (Fig. 32-7).
  - o complexo posterior, linha hiperecogênica formada pelo ligamento amarelo, o espaço epidural e a dura-máter posterior. Ligeiros movimentos de angulação ou deslizamentos do transdutor em direção cefalocaudal permitem, às vezes, distinguir estas estruturas umas das outras; em crianças e adultos jovens, é possível discernir as pulsações das artérias epidurais.
  - o saco dural, hipoecogênico.
  - o complexo anterior, linha hiperecogênica formado pela dura-máter anterior, o ligamento longitudinal posterior e a parte posterior do corpo vertebral.
- O comprimento do complexo posterior ou do complexo anterior corresponde ao tamanho do espaço interlaminar e constitui uma boa indicação da facilidade de acesso da agulha ao espaço de punção.

212   Bloqueios da coluna vertebral e intercostal

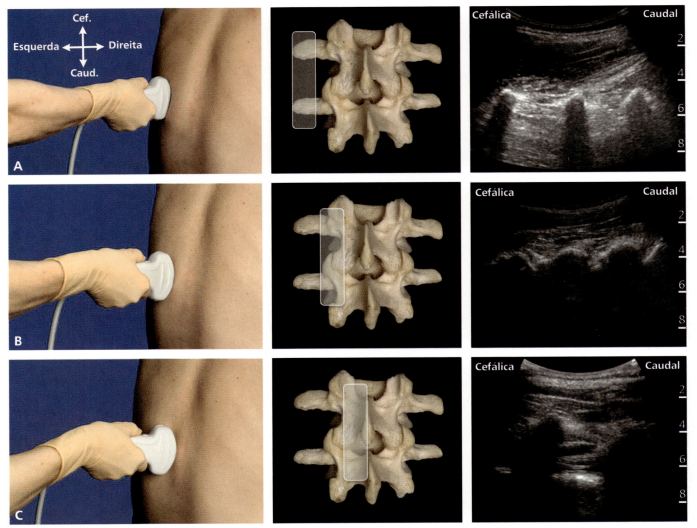

Fig. 32-6. Transdutor em posição sagital.
A. Vista sagital paramediana transversal.
B. Vista sagital paramediana facetária.
C. Vista sagital paramediana interlaminar.

- A distância entre a pele e o complexo posterior indica em que profundidade se encontra o espaço perimedular.
- Manter a vista sagital interlaminar e efetuar uma varredura em direção caudal para visualizar a linha hiperecogênica contínua do sacro. A interrupção desta linha representa o espaço L5-S1; centrar este espaço no meio do transdutor e marcá-lo com caneta (Fig. 32-8).
- Contar e marcar os espaços superiores até T12, facilmente reconhecível na articulação do seu processo transverso com a 12ª costela. Verificar que a localização ecográfica do nível L3-L4 corresponde à linha de Tuffier que une as espinhas ilíacas posterossuperiores.

Segmento lombar – vistas transversas

- Virar o transdutor 90° e centrá-lo sobre um processo espinhoso, a fim de obter a vista transversa dos processos espinhosos. A imagem é de uma sombra óssea, superficial e central, hipoecogênica, que representa o contorno posterior do processo espinhoso, com as lâminas vertebrais de um lado e outro, linhas hiperecogênicas (Figs. 32-9 e 32-10).
- Para obter a vista transversa dos espaços interespinhosos, varrer lentamente em direção cefálica ou caudal até o desaparecimento do processo espinhoso, que é substituído pelo ligamento interespinhoso, hipoecogênico (Figs. 32-9 e 32-10); em profundidade, percebem-se duas linhas para-

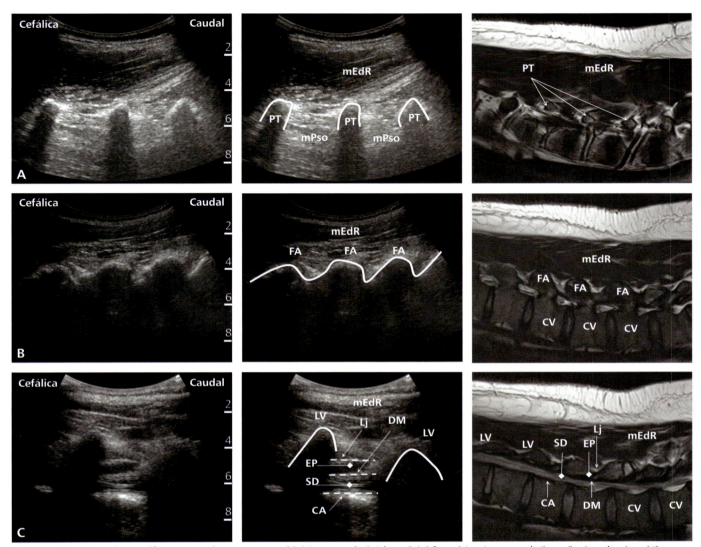

Fig. 32-7. Vista sagital ecográfica paramediana transversal (**A**) imagem de "tridente"; (**B**) facetária – imagem de "vaga"; e interlaminar (**C**) imagem de "dentes de serra", com correspondência em ressonância magnética.
CA: complexo anterior formado pela dura-máter anterior, o ligamento longitudinal posterior e a parte posterior do corpo vertebral; CV: corpo vertebral; DM: dura-máter; EP: espaço peridural; FA: facetas articulares; LV: lâmina vertebral; Lj: ligamento amarelo; mEdR: músculo eretor da espinha; mPso: músculo psoas; PT: processo transverso; SD: saco dural.

lelas hiperecogênicas, o complexo posterior (em superfície) e o complexo anterior (em profundidade). Em vista transversa, não se distingue geralmente nem o ligamento amarelo nem a dura-máter; inclinar o transdutor em direção cefalocaudal para identificar os processos articulares de cada lado, e os processos transversos, mais laterais e mais na frente.

- Marcar a pele no bordo lateral do transdutor, centrado sobre a linha mediana. A interseção desta marca com as marcas precedentes indica o nível de punção (Fig. 32-11).

- Medir a distância entre a pele e o complexo posterior e compará-la com a medida previamente efetuada em vista sagital.

Segmento torácico

O exame ecográfico da coluna torácica é similar ao exame lombar. A angulação dos processos espinhosos e o cavalgamento das lâminas vertebrais aumentam a dificuldade. Entre outras coisas, nem sempre é fácil obter a vista transversa interespinhosa no meio do tórax. As costelas são visíveis sob forma de linhas hiperecogênicas a uns 2-3 cm da linha mediana.

214 Bloqueios da coluna vertebral e intercostal

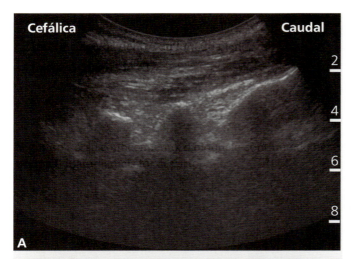

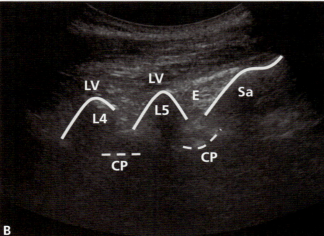

Fig. 32-8. Identificação do espaço L5-S1. O transdutor está pousado em plano longitudinal. O sacro (Sa) é identificado primeiro. A interrupção da linha hiperecogênica do sacro indica o espaço L5-S1 (E). Contar, em seguida, e marcar os espaços superiores até T12, facilmente reconhecível na articulação do seu processo transverso com a 12ª costela.
A. Ecografia nativa.
B. Ecografia assinalada.
CP: complexo posterior; LV: lâmina vertebral.

Bloqueio perimedular em tempo real

O bloqueio perimedular ecodirigido em tempo real é tecnicamente difícil de realizar por causa do tamanho e da espessura do transdutor curvo de baixa frequência. A punção em tempo real exige a colaboração de dois operadores ou alto grau de habilidade por parte de um único operador.

As consequências possíveis da administração de gel estéril dentro das meninges ou no espaço intratecal não são conhecidas. Para evitar este risco, certos anestesistas preferem utilizar água estéril (para manter úmida a pele), apesar do fato de a qualidade da imagem ser diminuída.

Karmakar *et al.* descreveram uma técnica lombar dentro do plano que requer apenas um operador; este utiliza uma seringa de êmbolo automática para localizar o espaço peridural por perda de resistência.[1] O bom posicionamento da agulha é confirmado pelo deslocamento para frente da dura-máter posterior e pelo alargamento do espaço peridural. A inserção do cateter não é visualizável.

Ao nível torácico, não existe nenhum dado sobre a exequibilidade e a contribuição da ecografia dentro da prática clínica; um único estudo em voluntários compara as aquisições de imagem ecográficas obtidas ao nível de T5-T6 com imagens de ressonância magnética (IRM).[2]

Dicas clínicas

Via de acesso paramediana lombar

Em caso de via de acesso paramediana, inspecionar as janelas paramedianas em cada lado da coluna, a fim de escolher o espaço interlaminar mais acessível.

Inserção da agulha

A forma heterogênea dos processos espinhosos implica diferentes técnicas de via de acesso em função do nível considerado:

- A via de acesso mediana é perpendicular ou discretamente cefálica ao nível lombar e torácico, salvo entre T5 e T8, onde a angulação da agulha é maior.
- Na via de acesso paramediana, a agulha é inserida 1 cm ao lado do processo espinhoso, ao nível lombar e torácico, salvo entre T5 e T8, onde ela é inserida ao lado do espaço interespinhoso.

Vista transversa

Em vista transversa, avaliar a largura do espaço interespinhoso deslocando ou inclinando ligeiramente o transdutor em direção cefalocaudal dentro do plano transverso. O aparecimento da sombra óssea de dois processos espinhosos contíguos sem grande modificação de angulação do transdutor significa que o espaço é estreito e que vale a pena procurar outro.

Capítulo 32. Bloqueio perimedular   215

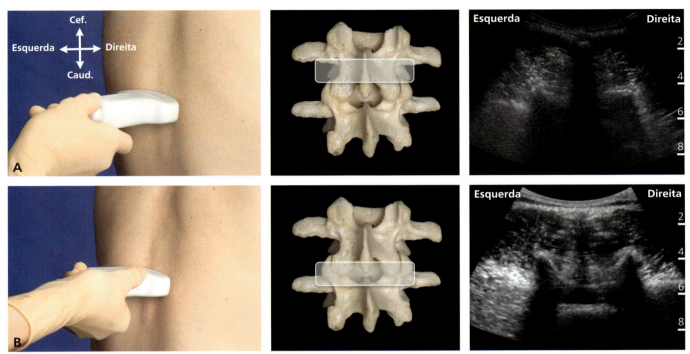

Fig. 32-9. Transdutor em posição transversa.
A. Vista transversa dos processos espinhosos.
B. Vista transversa dos espaços interespinhosos.

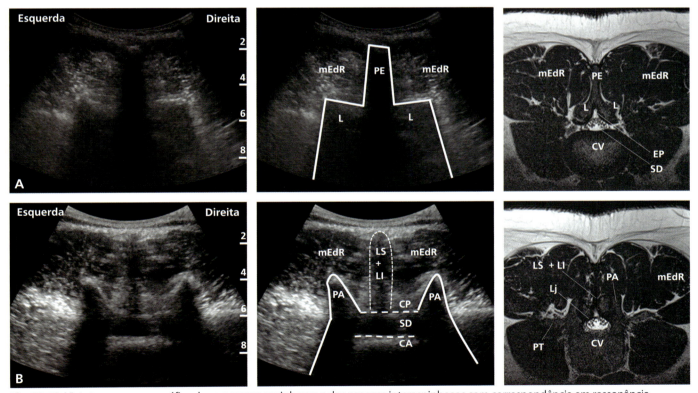

Fig. 32-10. Vista transversa ecográfica dos processos espinhosos e dos espaços interespinhosos com correspondência em ressonância magnética.
CA: complexo anterior formado pela dura-máter anterior, o ligamento longitudinal posterior e a parte posterior do corpo vertebral; CP: complexo posterior formado pelo ligamento amarelo e a dura-máter posterior; CV: corpo vertebral; EP: espaço peridural; L: lâmina; Lj: ligamento amarelo; LS + LI: ligamentos supraespinhoso e interespinhoso; mEdR: músculos eretores da espinha; PA: processo articular superior; PE: processo espinhoso; PT: processo transverso; SD: saco dural.

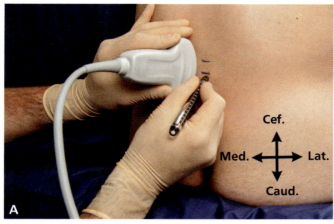

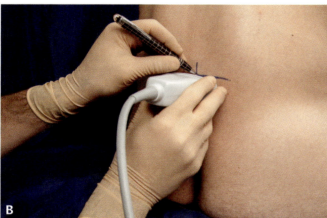

Fig. 32-11. Localização e marcação dos espaços interespinhosos. Depois de ter pousado o transdutor em plano longitudinal e identificado os espaços intervertebrais (**A**), pousar o transdutor em plano transverso e identificar a linha mediana (**B**). A interseção desta linha mediana com as marcas precedentes indica os locais de punção.

Revisão da literatura

A dificuldade de um bloqueio perimedular se mede pelo número de punções e a duração do procedimento. O primeiro parâmetro é o mais importante, porque ele está diretamente ligado à incidência de parestesias e representa, portanto, um fator de risco de lesões neurológicas persistentes.[3-5] A utilização da ecografia facilita o bloqueio perimedular e reduz o número de punções à metade.[6-9]

O espaço intervertebral localizado pela palpação dos marcos anatômicos está fracamente correlacionado (entre 36 e 55%) com o nível determinado pela ecografia. A palpação conduz a erros de níveis: o anestesista pensa ter localizado o espaço L4-L5, enquanto está em L3-L4, talvez mesmo em L2-L3, o que aumenta os riscos de lesão medular.[10,11] A imagem ultrassonográfica não é, entretanto, de uma confiabilidade absoluta, uma vez que a correlação entre o nível determinado por ecografia e o determinado por tomografia é apenas 68%.[12] Os erros geralmente são causados por anomalias anatômicas da transição lombossacral (sacralização de L5 ou lombarização de S1), cuja prevalência na população geral é de 12%, ou pela presença de uma costela acessória ao nível de L1 (2% de prevalência).[13,14] A combinação destas anomalias sendo excessivamente rara, pode-se reduzir a margem de erro comparando o número de níveis intervertebrais identificados a partir de S1 com o número de níveis identificados a partir de T12. Os dados do estudo por Kim *et al.* mostram que a parte inferior da medula espinal fica sempre ao mesmo nível, quer haja quer não haja anomalia da transição lombossacral; isto confirma, portanto, que a contagem dos níveis desde a junção lombossacral por ecografia permanece sendo uma técnica adequada.[15]

Referências Bibliográficas

1. Karmakar MK, Li X, Ho AM, Kwok WH, Chui PT. Real-time ultrasound-guided paramedian epidural access: evaluation of a novel in-plane technique. Br J Anaesth 2009;102:845-54.
2. Grau T, Leipold RW, Delorme S, Martin E, Motsch J. Ultrasound imaging of the thoracic epidural space. Reg Anesth Pain Med 2002;27:200-6.
3. Auroy Y, Narchi P, Messiah A, Litt L, Rouvier B, Samii K, *et al.* Serious complications related to regional anesthesia: results of a prospective survey in France. Anesthesiology 1997;87:479-86.
4. Harrison DA, Langham BT. Spinal anaesthesia for urological surgery. A survey of failure rate, postdural puncture headache and patient satisfaction. Anaesthesia 1992;47:902-3.
5. Horlocker TT, McGregor DG, Matsushige DK, Schroeder DR, Besse JA. A retrospective review of 4767 consecutive spinal anesthetics: central nervous system complications. Perioperative Outcomes Group. Anesth Analg 1997;84:578-84.
6. Grau T, Leipold RW, Conradi R, Martin E. Ultrasound control for presumed difficult epidural puncture. Acta Anaesthesiol Scand 2001;45:766-71.
7. Grau T, Leipold RW, Conradi R, Martin E, Motsch J. Efficacy of ultrasound imaging in obstetric epidural anesthesia. J Clin Anesth 2002;14:169-75.
8. Grau T, Leipold RW, Fatehi S, Martin E, Motsch J. Real-time ultrasonic observation of combined spinal-epidural anaesthesia. Eur J Anaesthesiol 2004;21:25-31.
9. Vallejo MC, Phelps AL, Singh S, Orebaugh SL, Sah N. Ultrasound decreases the failed labor epidural rate in resident trainees. Int J Obstet Anesth 2010;19:373-8.
10. Schlotterbeck H, Schaeffer R, Dow WA, Touret Y, Bailey S, Diemunsch P, *et al.* Ultrasonographic control of the puncture level for lumbar neuraxial block in obstetric anaesthesia. Br J Anaesth 2008;100:230-4.
11. Whitty R, Moore M, Macarthur A. Identification of the lumbar interspinous spaces: palpation versus ultrasound. Anesth Analg 2008;106:538-40. table of contents.
12. Halpern SH, Banerjee A, Stocche R, Glanc P. The use of ultrasound for lumbar spinous process identification: A pilot study. Can J Anaesth 2010;57:817-22.
13. Bron JL, van Royen BJ, Wuisman PI. The clinical significance of lumbosacral transitional anomalies. Acta Orthop Belg 2007;73:687-95.
14. Tyl RW, Chernoff N, Rogers JM. Altered axial skeletal development. Birth Defects Res B Dev Reprod Toxicol 2007;80:451-72.
15. Kim JT, Bahk JH, Sung J. Influence of age and sex on the position of the conus medullaris and Tuffier's line in adults. Anesthesiology 2003;99:1359-63.

Capítulo 33

Bloqueio caudal

Indicação

No adulto, o bloqueio caudal é indicado em cirurgia do períneo. Na criança, ele é efetuado com finalidade analgésica depois da cirurgia dos membros inferiores, do períneo, do abdome, e mesmo do tórax, desde que o volume de AL seja suficiente.

Esta técnica é de fácil execução na criança até a idade de 8-10 anos. Em idade mais avançada, as falhas são numerosas por causa do fechamento do hiato sacral (5-10% da população), o que impede o acesso ao espaço peridural.

Anatomia

O espaço peridural caudal não é, senão, o prolongamento do espaço peridural lombar ao nível sacral. Ele é acessível pelo hiato sacral, situado na extremidade do sacro, limitado de um lado e outro pelos cornos sacrais (Fig. 33-1). O hiato sacral, que resulta da fusão incompleta dos arcos vertebrais sacrais, é recoberto pelo ligamento sacrococcígeo, que corresponde aos ligamentos supraespinhoso e interespinhoso dos níveis superiores.

Procedimento

Instalação e material

- Instalar o paciente em posição lateral ou ventral, sobre uma almofada para flexionar a coluna lombossacra.
- Utilizar um transdutor de alta frequência.

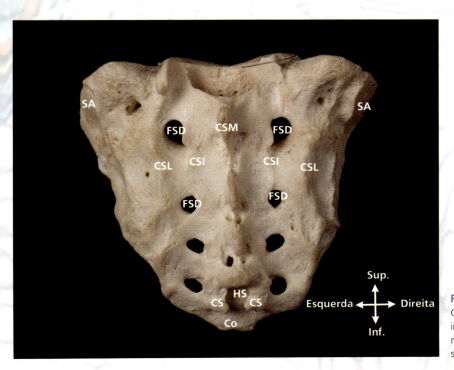

Fig. 33-1. Face dorsal do sacro.
Co: cóccix; CS: corno sacral; CSI: crista sacral intermediária; CSL: crista sacral lateral; CSM: crista sacral mediana; FSD: forames sacrais posteriores; HS: hiato sacral; SA: superfície auricular.

Bloqueios da coluna vertebral e intercostal

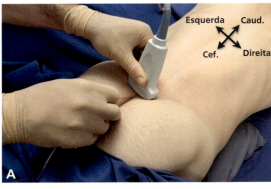

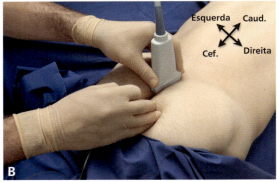

Fig. 33-2. Posição do transdutor e inserção da agulha.
A. Transdutor em posição transversa.
B. Transdutor em posição longitudinal.

- Pousá-lo em posição transversa (Fig. 33-2).
- Selecionar uma profundidade de campo entre 2 e 4 cm.
- Usar uma agulha 22-25 G, de comprimento entre 30-80 mm.

Sonoanatomia

- Identificar por varredura cefalocaudal (Fig. 33-3):
  - os cornos sacrais, duas linhas ósseas hiperecogênicas.
  - o ligamento sacrococcígeo, que une os dois cornos sacrais.
  - a margem posterior do sacro, linha hiperecogênica mais profunda.
  - o espaço peridural caudal, estrutura hipoecogênica, situada entre o ligamento sacrococcígeo e a margem posterior do sacro.

Via de acesso e injeção de AL

- Inserir a agulha fora do plano.
- Puncionar o espaço caudal e efetuar um teste de aspiração procurando sangue, LCR (líquido cefalorraquiano), ar ou fezes.

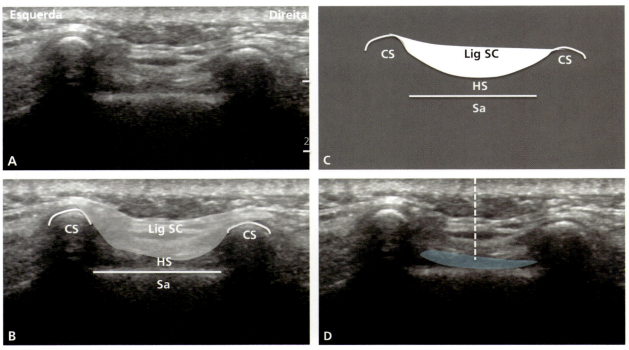

Fig. 33-3. Bloqueio caudal.
A. Ecografia nativa.
B. Ecografia assinalada.
C. Representação esquemática.
D. Inserção da agulha fora do plano, entre os dois cornos sacrais (CS).
O hiato sacral (HS), que dá acesso ao espaço peridural sacral, estrutura hipoecogênica, está situado entre o ligamento sacrococcígeo (Lig SC) e a margem posterior do sacro (Sa).

- Injetar o AL. Abaulamento da pele durante a injeção constata o posicionamento inapropriado da agulha: o procedimento deve ser repetido.

Bloqueio contínuo

O risco de infecção associado à proximidade do ânus é uma contraindicação à inserção de um cateter.

Dicas clínicas

Via de acesso dentro do plano

- Colocar o transdutor em posição sagital sobre a linha mediana e identificar (Figs. 33-2 e 33-5):
  - a margem posterior do sacro, linha hiperecogênica curta.
  - o cóccix, linha hiperecogênica mais longa em direção caudal.
  - o ligamento sacrococcígeo, heterogêneo, entre o sacro e o cóccix.
  - o hiato sacral, anecogênico, abaixo do ligamento sacrococcígeo.
- Inserir a agulha dentro do plano e colocar sua extremidade sob o ligamento sacrococcígeo dentro do hiato sacral.

Injeção de AL em pediatria

Para analgesia pós-operatória em pediatria, pode-se injetar os seguintes AL:[1,2]

- Bupivacaína, levobupivacaína 0,125% 1 mL/kg.
- Bupivacaína, levobupivacaína 0,25% 0,5-1 mL/kg.
- Ropivacaína 0,2% 0,5-1 mL/kg.

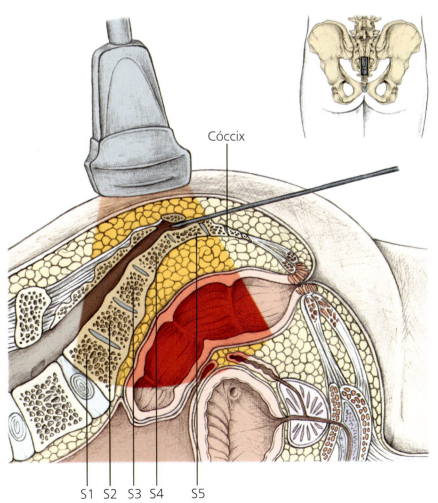

Fig. 33-4. Bloqueio caudal: posicionamento do transdutor.

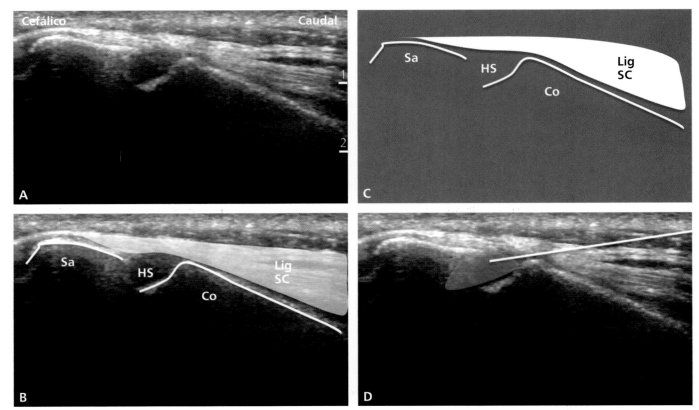

Fig. 33-5. Bloqueio caudal.
A. Ecografia nativa.
B. Ecografia assinalada.
C. Representação esquemática.
D. Inserção da agulha dentro do plano, em direção caudocefálica.
Co: cóccix; HS: hiato sacral; Lig SC: ligamento sacrococcígeo; Sa: sacro.

Assegura-se um bloqueio em T10 com uma dose de 1 mL/kg (máximo 30 mL) a uma concentração de 0,125%; para atingir um nível mais elevado, é necessário aumentar as doses para 1,25-1,5 mL/kg.

O volume de AL geralmente é limitado a 25-30 mL.

Injeção de morfina em pediatria

A administração de morfina por via caudal em crianças (0,75-100 mcg/kg em dose única) oferece uma analgesia prolongada. Ela é, no entanto, reservada às intervenções pesadas e necessita de vigilância de cuidados intensivos por causa dos riscos ligados aos efeitos secundários: depressão respiratória, náusea, prurido, retenção urinária, exigindo a colocação de um cateter vesical.[1]

Outros adjuvantes

Adrenalina em concentração de 1/200.000 (5 mcg/mL) é o adjuvante mais frequentemente utilizado em anestesia caudal; a adrenalina também é útil na qualidade de marcador no caso de uma injeção intravenosa (aumento da frequência cardíaca ou da pressão arterial de mais de 20%).[1]

A adição de 1-5 mcg/kg de clonidina prolonga o efeito analgésico do AL. Os efeitos secundários (sedação, hipotensão e bradicardia) aparecem em doses superiores a 2 mcg/kg.[3,4]

Revisão da literatura

Em um estudo prospectivo incluindo 16 bebês com idade 12 semanas, Lundblad et al. demonstraram que a administração de 1,5 mL/kg de ropivacaína 0,2% por via caudal produziu um bloqueio sensitivo em T4 15 minutos depois da injeção.[5]

Em outro estudo prospectivo que incluiu 75 crianças, a equipe de Brenner mostrou apenas uma fraca correlação entre volume de AL e a extensão do bloqueio sensitivo.[6]

Referências Bibliográficas

1. Johr M, Berger TM. Caudal blocks. Paediatr Anaesth 2012;22:44-50.
2. Tsui BC, Berde CB. Caudal analgesia and anesthesia techniques in children. Curr Opin Anaesthesiol 2005;18:283-8.
3. Ansermino M, Basu R, Vandebeek C, Montgomery C. Nonopioid additives to local anaesthetics for caudal blockade in children: a systematic review. Paediatr Anaesth 2003;13:561-73.
4. Ivani G, De Negri P, Conio A, *et al.* Ropivacaineclonidine combination for caudal blockade in children. Acta Anaesthesiol Scand 2000;44:446-9.
5. Lundblad M, Eksborg S, Lonnqvist PA. Secondary spread of caudal block as assessed by ultrasonography. Br J Anaesth 2012;108:675-81.
6. Brenner L, Marhofer P, Kettner SC, *et al.* Ultrasound assessment of cranial spread during caudal blockade in children: the effect of different volumes of local anaesthetics. Br J Anaesth 2011;107:229-35.

Capítulo 34
Bloqueio do nervo intercostal

Indicação

O bloqueio do nervo intercostal é indicado em cirurgia aberta do tórax e fraturas de costelas.

Anatomia

Os músculos intercostais formam três camadas: externa, interna e íntima. O feixe vasculonervoso se situa entre os músculo interno e íntimo (Figs. 34-1 e 34-2). Contrariamente às ideias concebidas, ele não se encontra na parte inferior da costela, senão em 17% dos casos; em 73% dos casos, ele se situa à meia distância entre as duas costelas.[1]

Os nervos intercostais são originados dos ramos ventrais das raízes T1 a T11. A 12ª raiz nervosa dá início ao nervo subcostal. O território de inervação dos nervos intercostais inclui a parede torácica, o músculo latíssimo do dorso e uma parte do músculo oblíquo externo.

Os nervos intercostais 2 a 6 são chamados nervos torácicos, 7 a 11 nervos toracoabdominais, porque eles inervam igualmente a parede abdominal anterior. Os nervos intercostais 9 a 11 são estreitamente conectados ao nervo subcostal e à primeira raiz lombar. Eles caminham entre o músculo oblíquo interno e o músculo transverso do abdome.

Procedimento

Instalação e material

- Instalar o paciente em posição ventral, lateral ou sentada.
- Utilizar um transdutor linear de alta frequência.
- Colocá-lo em posição longitudinal a uma distância de 10-15 cm, lateralmente ao processo espinhoso, de maneira a visualizar duas costelas adjacentes em eixo curto (Fig. 34-3).
- Selecionar uma profundidade de campo entre 1 e 3 cm; os nervos intercostais se situam, geralmente, entre 0,5 e 1,5 cm de profundidade.
- Usar uma agulha 21-22 G, com 50 mm de comprimento.

Sonoanatomia

- Identificar (Fig. 34-4):
  – duas costelas adjacentes, ou seja, duas linhas hiperecogênicas e seus cones de sombra subjacentes.
  – a pleura, linha hiperecogênica e sua imagem de "cauda de cometa".
  – o músculo intercostal íntimo, imediatamente acima da pleura.
  – os músculos intercostais interno e externo, na direção da superfície.
  – o espaço triangular que contém o feixe vasculonervoso, abaixo da costela superior, entre os músculos intercostais interno e íntimo.

Via de acesso e injeção de AL

- As vias de acesso dentro e fora do plano são possíveis, até atingir o espaço triangular; durante uma via de acesso dentro do plano, a agulha é inserida rente à margem da costela inferior.
- Injetar 5 mL de AL.

Bloqueio contínuo

Ao que saibamos, o bloqueio contínuo do nervo intercostal nunca foi descrito.

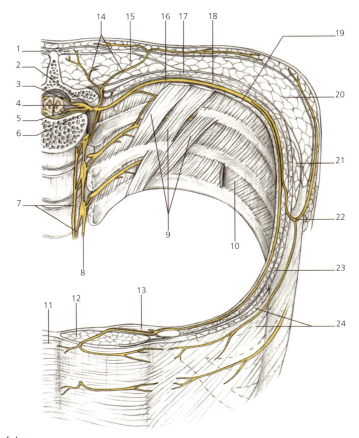

Fig. 34-1. Anatomia da parede torácica.
1. Músculo trapézio; 2. nervo espinal; 3. raiz dorsal; 4. gânglio espinal; 5. raiz ventral; 6. ramo meníngeo; 7. nervos esplâncnicos; 8. tronco simpático; 9. músculos subcostais; 10. músculo intercostal interno; 11. linha alba; 12. músculo reto do abdome; 13. músculo transverso do abdome; 14. ramos medial e lateral do ramo dorsal posterior; 15. músculo eretor da espinha; 16. ramo ventral (nervo intercostal); 17. músculo intercostal externo; 18. músculo intercostal interno; 19. músculo intercostal íntimo; 20. músculo latíssimo do dorso; 21. músculo serrátil anterior; 22. ramo cutâneo lateral; 23. membrana intercostal externa; 24. músculo oblíquo externo.

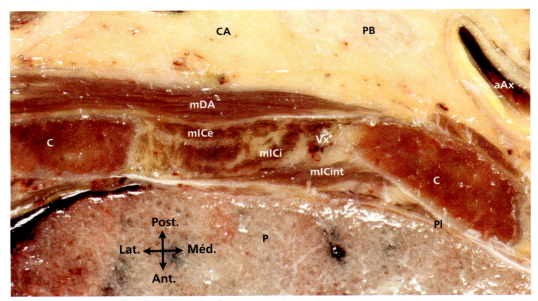

Fig. 34-2. Corte horizontal do tórax ao nível de T3-T4: músculos intercostais.
aAx: artéria axilar; C: costela; CA: fossa axilar; mDA: músculo serrátil anterior; mICe: músculo intercostal externo; mICi: músculo intercostal interno; mICint: músculo intercostal íntimo; P: pulmão; PB: plexo braquial; Pl: pleura; Vx: vasos.

Capítulo 34. Bloqueio do nervo intercostal

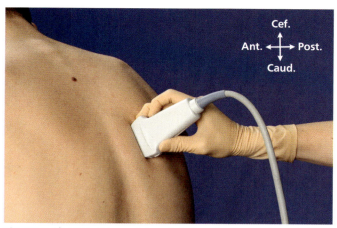

Fig. 34-3. Bloqueio intercostal: posição longitudinal do transdutor a uma distância de 10-15 cm do processo espinhoso.

Dicas clínicas

Exclusão de pneumotórax

Um pneumotórax pode ser excluído se a imagem em "cauda de cometa" persistir e a pleura flutuar de maneira sincronizada com a respiração.

Revisão da literatura

A técnica acima descrita foi utilizada, inicialmente, em analgesia crônica para a crioablação dos nervos intercostais depois da toracotomia.[2]

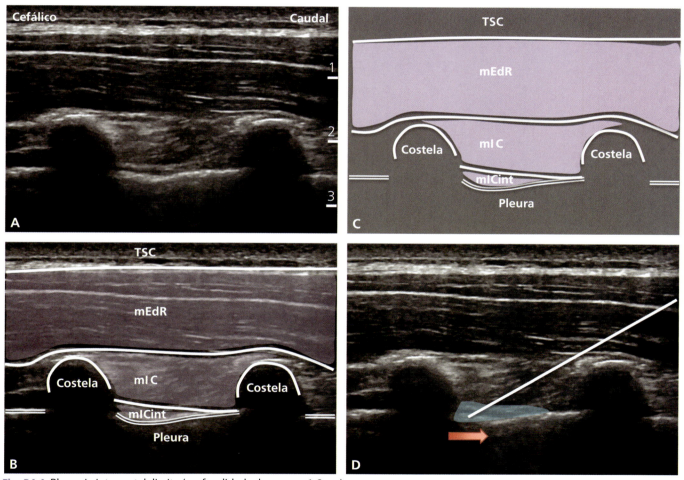

Fig. 34-4. Bloqueio intercostal direito (profundidade de campo: 1-3 cm).
A. Ecografia nativa.
B. Ecografia assinalada.
C. Representação esquemática.
D. Inserção da agulha dentro do plano, em direção lateromedial.
O local de injeção se encontra entre os músculos intercostais externo e interno (mIC) e o músculo intercostal íntimo (mICint), abaixo da costela superior.
mEdR: músculos eretores da espinha; TSC: tecido subcutâneo.

Referências Bibliográficas

1. Hardy PA. Anatomical variation in the position of the proximal intercostal nerve. Br J Anaesth 1988;61:338-9.

2. Byas-Smith MG, Gulati A. Ultrasound-guided intercostal nerve cryoablation. Anesth Analg 2006;103:1033-5.

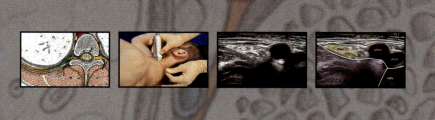

Bloqueios analgésicos

35	Bloqueio do nervo occipital maior	229
36	Bloqueio do nervo acessório	233
37	Bloqueio do gânglio estrelado	235
38	Bloqueios seletivos das raízes cervicais	239
39	Bloqueio facetário cervical	243
40	Bloqueio facetário lombar	247
41	Bloqueio do nervo pudendo	251
42	Infiltração do músculo piriforme	253

Capítulo 35

Bloqueio do nervo occipital maior

Indicação

O bloqueio do nervo occipital maior é indicado no tratamento de neuralgias occipitais.

Anatomia

O nervo occipital maior é formado do ramo posterior de C2. Ele emerge sob o arco posterior do atlas (C1), caminha com a artéria occipital, sobe novamente ao longo do músculo oblíquo inferior da cabeça e o atravessa para inervar a pele da parte posterior do crânio.

Procedimento

Instalação e material

- Instalar o paciente em decúbito ventral ou em posição sentada, a cabeça ligeiramente fletida.
- Utilizar um transdutor linear de alta frequência.
- Colocá-lo em posição transversa entre a protuberância occipital externa e o processo mastoide (Fig. 35-1).
- Selecionar uma profundidade de campo entre 1 e 2 cm; o nervo se situa, geralmente, a 0,5-1 cm de profundidade.
- Usar uma agulha 21-22 G, com 50 mm de comprimento.

Sonoanatomia

- Identificar:
  - a artéria occipital com Doppler em cores (Fig. 35-2).
  - o nervo occipital maior, situado lateralmente à artéria.

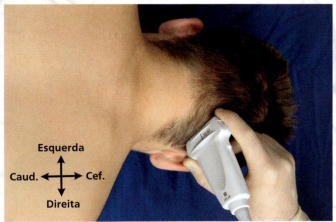

Fig. 35-1. Bloqueio do nervo occipital maior: posição do transdutor (paciente em posição ventral).

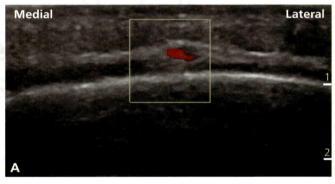

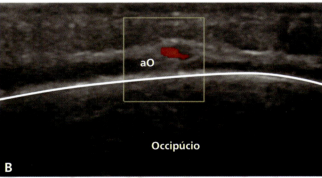

Fig. 35-2. Bloqueio do nervo occipital maior (profundidade de campo: 1-2 cm). Com esta via de acesso, o nervo occipital maior não é visível, mas se encontra ao lado da artéria occipital (aO), em cima do occipício.
A. Ecografia nativa.
B. Ecografia assinalada.

Via de acesso e injeção de AL
- Inserir a agulha dentro ou fora do plano.
- Injetar 5-10 mL de AL.

Bloqueio contínuo
Segundo nosso conhecimento, o bloqueio contínuo do nervo occipital maior jamais foi descrito.

Dicas clínicas

Outra técnica
Existe outra técnica que consiste em colocar o transdutor ao nível do processo espinhoso de C2, facilmente identificável pela sua forma bífida (Fig. 35-3). A profundidade de campo é um pouco maior, 1-3 cm. Os músculos oblíquos inferior e superior da cabeça são identificados em eixo longo efetuando-se uma ligeira rotação do transdutor (Fig. 35-4). O nervo occipital maior se situa imediatamente acima deste músculo.[1]

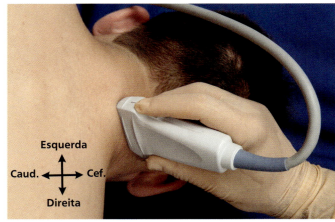

Fig. 35-3. Bloqueio do nervo occipital maior: outra posição do transdutor (paciente em posição ventral).

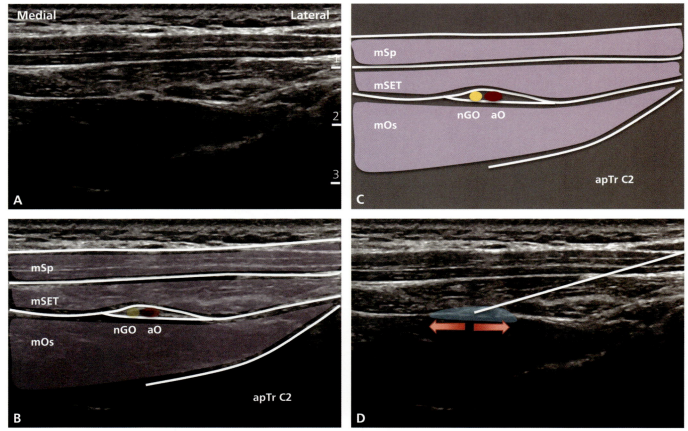

Fig. 35-4. Bloqueio do nervo occipital maior (profundidade de campo: 1-3 cm).
A. Ecografia nativa.
B. Ecografia assinalada.
C. Representação esquemática.
D. Inserção da agulha dentro do plano, em direção lateromedial. O nervo occipital maior (nGO) se encontra ao lado da artéria occipital (aO), entre o músculo semiespinal da cabeça (mSET) e os músculos oblíquos inferior e superior da cabeça (mOs).
apTr C2: processo transverso de C2; mSp: músculo esplênio da cabeça.

Revisão da literatura

No estudo de Shim *et al.*, que compara a técnica ecográfica com a técnica clássica de localização anatômica, as duas vias de acesso são julgadas equivalentes.[2]

Referências Bibliográficas

1. Greher M, Moriggl B, Curatolo M, Kirchmair L, Eichenberger U. Sonographic visualization and ultrasound-guided blockade of the greater occipital nerve: a comparison of two selective techniques confirmed by anatomical dissection. Br J Anaesth 2010;104:637-42.

2. Shim JH, Ko SY, Bang MR, *et al.* Ultrasound-guided greater occipital nerve block for patients with occipital headache and short term follow up. Korean J Anesthesiol 2011;61:50-4.

Capítulo 36
Bloqueio do nervo acessório

Indicação

O bloqueio do nervo acessório é indicado no tratamento das dores crônicas miofasciais do músculo trapézio.

Anatomia

O nervo acessório, 11º nervo craniano, inerva os músculo esternocleidomastóideo e trapézio. Originado da medula espinal (C1-C5), ele sobe para dentro do crânio pelo forame magno. Sai pelo forame jugular, juntamente aos nervos glossofaríngeo e vago, e a veia jugular interna. Desce ao longo da carótida interna e atravessa, em seguida, o músculo esternocleidomastóideo. Emerge perto do meio da margem posterior deste último, na região cervical lateral, e se dirige inferiormente para a superfície do músculo levantador da escápula, na direção da face profunda do músculo trapézio.

Ao nível da margem posterior do músculo esternocleidomastóideo, o nervo acessório caminha paralelamente ao nervo auricular magno, mais superficial quase 1 cm.

Procedimento

Instalação e material

- Instalar o paciente em posição lateral.
- Utilizar um transdutor linear de alta frequência.
- Assentá-lo em posição transversa sobre o músculo esternocleidomastóideo (Fig. 36-1).
- Selecionar uma profundidade de campo entre 1 e 2 cm; o nervo se situa, geralmente, a 0,5 cm de profundidade.
- Usar uma agulha 21-22 G, com um comprimento de 50 mm.

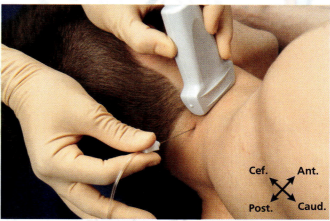

Fig. 36-1. Bloqueio do nervo acessório: posição do transdutor e inserção da agulha em direção posteroanterior (paciente em posição lateral esquerda).

Sonoanatomia

- Identificar (Fig. 36-2):
  - o músculo esternocleidomastóideo, na superfície.
  - o músculo escaleno médio, na profundidade.
  - o músculo levantador da escápula, deslocando ligeiramente o transdutor em direção posterior.
  - o músculo trapézio, ainda mais posterior.
  - o nervo acessório, hipoecogênico, assentado sobre o músculo levantador da escápula.

Via de acesso e injeção de AL

- As vias de acesso dentro e fora do plano são possíveis.
- Injetar 5-10 mL de AL.

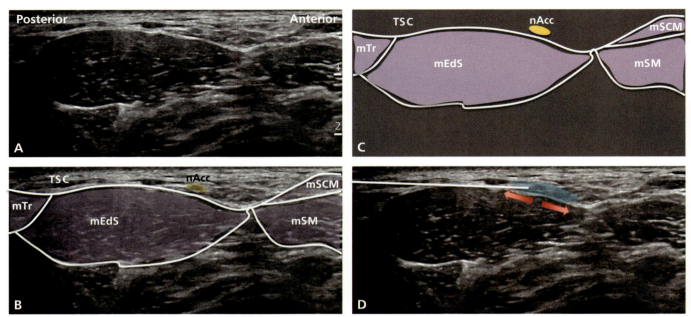

Fig. 36-2. Bloqueio do nervo acessório (profundidade de campo: 1-2 cm).
A. Ecografia nativa.
B. Ecografia assinalada.
C. Representação esquemática.
D. Inserção da agulha dentro do plano, em direção lateromedial.
O nervo acessório (nAcc), hipoecogênico, está assentado sobre o músculo levantador da escápula (mEdS).
mSM: músculo escaleno médio; mSCM: músculo esternocleidomastóideo; mTr: músculo trapézio; TSC: tecido subcutâneo.

Bloqueio contínuo

Os autores que descreveram o bloqueio do nervo acessório, igualmente, tiveram êxito em inserir um cateter.[1]

Dicas clínicas

Não temos orientação particular a propor.

Revisão da literatura

Não existe nenhum estudo comparativo do bloqueio do nervo acessório sob ecografia com outras técnicas.

Referência Bibliográfica

1. Townsley P, Ravenscroft A, Bedforth N. Ultrasound-guided spinal accessory nerve blockade in the diagnosis and management of trapezius muscle-related myofascial pain. Anaesthesia 2011;66:386-9.

Capítulo 37

Bloqueio do gânglio estrelado

Indicação

O bloqueio do gânglio estrelado (gânglio cervicotorácico) é indicado no tratamento de dores crônicas dos membros superiores.

Anatomia

As fibras simpáticas da cabeça, do pescoço e dos membros superiores originam-se dos primeiros segmentos torácicos (T1- T6) e formam os gânglios cervicais superior, médio e inferior: eles constituem a cadeia cervical simpática. O gânglio estrelado resulta da fusão do último gânglio cervical e o primeiro gânglio torácico. Ele está situado na frente do processo transverso de C7, próximo da cabeça da primeira costela, ao lado do músculo longo do pescoço e atrás da artéria vertebral. Uma parte das fibras pós-ganglionares caminha em seguida com as raízes cervicais C7 e C8 e a primeira raiz torácica T1: elas são responsáveis pela inervação simpática dos membros superiores (Fig. 37-1).

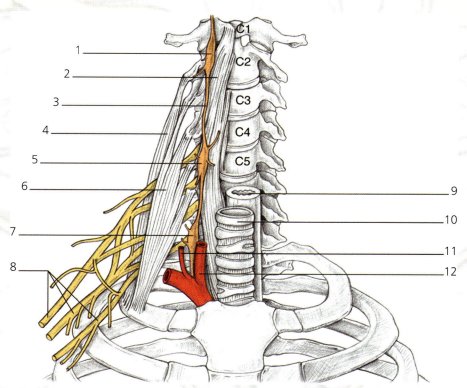

Fig. 37-1. Região pré-vertebral do pescoço.
1. Gânglio cervical superior; 2. músculo longo do pescoço; 3. cadeia simpática; 4. músculo escaleno médio; 5. gânglio cervical médio; 6. músculo escaleno anterior; 7. gânglio estrelado (cervicotorácico); 8. plexo braquial; 9. esôfago; 10. traqueia; 11. artéria vertebral; 12. artéria carótida comum.

235

Outra parte forma o nervo cardíaco inferior, passando ao longo da traqueia, destinando-se ao coração. Um terceiro contingente de fibras participa do plexo nervoso simpático em torno da artéria vertebral.

Procedimento

Instalação e material

- Instalar o paciente em posição dorsal, a cabeça virada para o lado contralateral.
- Utilizar um transdutor linear de alta frequência.
- Pousá-lo em posição transversa à altura da cartilagem cricoide sobre o músculo esternocleidomastóideo (Fig. 37-2).
- Selecionar uma profundidade de campo entre 1 e 3 cm; o gânglio estrelado se encontra, geralmente, entre 2 e 3 cm de profundidade.
- Usar uma agulha 21-22 G, com comprimento de 50 mm.

Sonoanatomia

- Identificar (Fig. 37-3):
  - o processo transverso de C6 com seu tubérculo anterior proeminente e seu tubérculo posterior menor.
  - a raiz C6.
  - o músculo longo do pescoço, estrutura ovalada próxima do processo transverso e do corpo vertebral de C6; o músculo longo da cabeça, mais superficial, às vezes é igualmente visível.
  - fáscia pré-vertebral, acima do músculo longo do pescoço.
  - a artéria carótida, a veia jugular interna e a glândula tireoide, situadas medialmente.
  - o esôfago, em posição medial, visível desde o lado esquerdo.

Via de acesso e injeção de AL

- As vias de acesso dentro e fora do plano são possíveis; em caso de via de acesso dentro do plano, inserir a agulha ao nível da margem lateral do explorador.
- Colocar a sua extremidade sob a fáscia pré-vertebral em proximidade à artéria carótida e à glândula tireoide.
- Injetar 5-10 mL de uma solução de AL com ou sem corticoide, conforme a indicação.

Bloqueio contínuo

Ao que seja do nosso conhecimento, o bloqueio estrelado contínuo nunca foi descrito.

Dicas clínicas

Não temos orientações particulares a propor.

Revisão da literatura

Descrita pela primeira vez em 1995, a via de acesso ecográfica do bloqueio estrelado foi modificada em 2007 pela equipe de Shibata.[1,2]

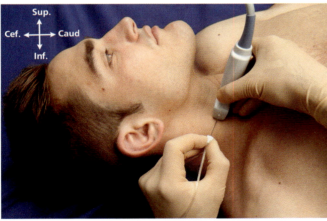

Fig. 37-2. Bloqueio do gânglio estrelado: posição do transdutor e inserção da agulha em direção lateromedial (paciente em posição dorsal).

Capítulo 37. Bloqueio do gânglio estrelado

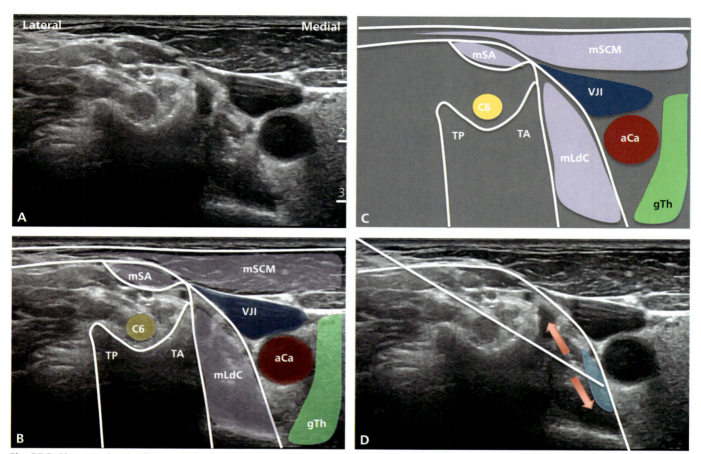

Fig. 37-3. Bloqueio do gânglio estrelado direito (profundidade de campo: 1-3 cm).
A. Ecografia nativa.
B. Ecografia assinalada.
C. Representação esquemática.
D. Inserção da agulha dentro do plano, em direção lateromedial, e injeção da solução.
O local de injeção se encontra sob a fáscia pré-vertebral em proximidade à artéria carótida e à tireoide.
aCa: artéria carótida; C6: raiz C6; gTh: glândula tireoide; mSA: músculo escaleno anterior; mSCM: músculo esternocleidomastóideo; mLdC: músculo longo do pescoço; TA: tubérculo anterior; TP: tubérculo posterior; VJI: veia jugular interna.

Referências Bibliográficas

1. Kapral S, Krafft P, Gosch M, Fleischmann D, Weinstabl C. Ultrasound imaging for stellate ganglion block: direct visualization of puncture site and local anesthetic spread. A pilot study. Reg Anesth 1995;20:323-8.
2. Shibata Y, Fujiwara Y, Komatsu T. A new approach of ultrasound-guided stellate ganglion block.[letter]. Anesth Analg 2007;105(2):550-1.

Capítulo 38

Bloqueios seletivos das raízes cervicais

Indicação

O bloqueio seletivo das raízes cervicais é indicado no tratamento das dores radiculares dos membros superiores refratárias aos tratamentos conservadores e medicamentosos.

A difusão do injetado dentro do espaço peridural na proximidade das raízes é difícil de visualizar; é por esta razão que se utiliza o termo "bloqueio seletivo das raízes cervicais" em preferência ao termo "injeção epidural cervical transforaminal".[1]

Anatomia

As raízes do plexo braquial se situam dentro do sulco interescalênico, entre os músculos escalenos anterior e médio, ao nível da cartilagem cricoide, à altura da sexta vértebra cervical. O sulco interescalênico se situa imediatamente abaixo do músculo esternocleidomastóideo.

Depois da sua emergência, as raízes nervosas passam através dos forames intervertebrais dos processos transversos das vértebras correspondentes (Fig. 38-1). Os processos trans-

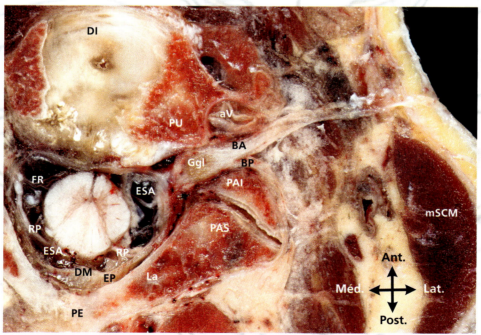

Fig. 38-1. Corte cervical ao nível de C2-C3.
aV: artéria vertebral dentro do forame transversário de C3; BA: ramo anterior do nervo espinal C3 para o plexo cervical; BP: ramo posterior do nervo espinal C3; DI: disco intervertebral C2-C3; DM: dura-máter; EP: espaço peridural; ESA: espaço subaracnóideo; FR: filetes radiculares da raiz anterior esquerda; Ggl: gânglio espinal C3; La: lâmina de C3; mSCM: músculo esternocleidomastóideo; PAI: processo articular inferior de C2; PAS: processo articular superior de C3; PE: processo espinhoso; PU: processo uncinado do corpo de C3; RP: raiz posterior.

versos de C3, C4, C5 e C6 apresentam um tubérculo anterior e um tubérculo posterior, enquanto o processo transverso de C7 possui somente um tubérculo posterior.

Procedimento

Instalação e material
- Instalar o paciente em posição lateral.
- Utilizar um transdutor linear de alta frequência.
- Colocá-lo em posição transversa ao nível do pescoço (Fig. 38-2).
- Selecionar uma profundidade de campo entre 2 e 3 cm.
- Usar uma agulha 21-22 G, de comprimento de 50 mm.

Sonoanatomia
- Identificar (Fig. 38-3):
  - as raízes C5, C6, C7 e C8: deslocar o transdutor ligeiramente em direção posterior para procurar os processos transversos e visualizar as raízes correspondentes; os processos transversos de C4, C5 e C6 possuem dois tubérculos, que formam uma imagem em U com uma sombra óssea.
  - o processo transverso de C7 possui um tubérculo anterior rudimentar e um tubérculo posterior proeminente; a imagem ecográfica apresenta um aspecto assimétrico que facilita a identificação da raiz C7.
  - as outras raízes são identificadas dentro do sulco interescalênico por um deslocamento cefálico do transdutor.
  - a artéria vertebral que se situa abaixo ou na frente do processo transverso de C6.

Via de acesso e injeção de AL
- Inserir a agulha dentro do plano em direção posteroanterior.
- Colocar a ponta da agulha entre os tubérculos anterior e posterior das raízes envolvidas (de C3 a C8).
- Controlar a ausência de difusão do AL em torno da raiz, que atesta a difusão dentro do espaço peridural.

Dicas clínicas

Outro método para procurar o plexo braquial dentro do sulco interescalênico

Se as raízes nervosas forem difíceis de localizar, colocar o transdutor embaixo da clavícula para identificar os troncos e as divisões do plexo braquial (imagem de "cacho de uvas" em torno da artéria subclávia), e seguir os nervos em direção cefálica.

Complicações fatais

Complicações graves estão descritas dentro da literatura, consecutivas à injeção de corticoides: lesões da artéria vertebral, infarto da medula espinal ou infartos cerebelares.[2-8] Estas complicações conduziram a maior parte dos clínicos a abandonarem o bloqueio seletivo das raízes cervicais, e, quando usando, eventualmente, não utilizarem senão anestésicos locais.

Revisão da literatura

A localização de pequenas artérias radiculares é, às vezes, difícil, sobretudo em pacientes obesos. Mesmo que a técnica ecográfica permita evitar uma injeção intravascular, é a fluoroscopia que permanece o valor padrão para detectá-la.[9]

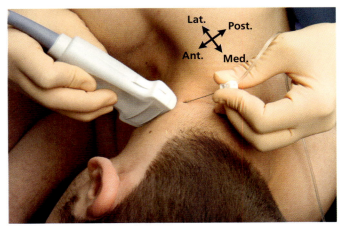

Fig. 38-2. Bloqueio seletivo da raiz cervical: posição do transdutor e inserção da agulha em direção posteroanterior (paciente em posição lateral esquerda).

Capítulo 38. Bloqueios seletivos das raízes cervicais

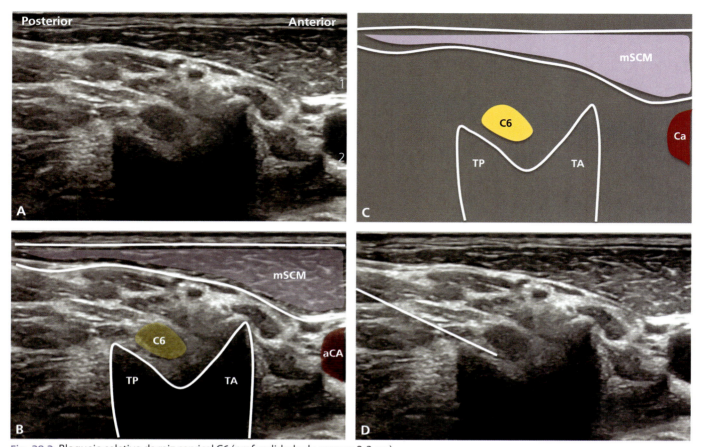

Fig. 38-3. Bloqueio seletivo da raiz cervical C6 (profundidade de campo: 2-3 cm).
A. Ecografia nativa.
B. Ecografia assinalada.
C. Representação esquemática.
D. Inserção da agulha dentro do plano, em direção posteroanterior. A ausência de difusão do anestésico local em torno da raiz atesta sua dispersão dentro do espaço peridural.
aCA: artéria carótida comum; mSCM: músculo esternocleidomastóideo; TA: tubérculo anterior do processo transverso de C6; TP: tubérculo posterior do processo transverso de C6.

Referências Bibliográficas

1. Narouze S, Peng PW. Ultrasound-guided interventional procedures in pain medicine: a review of anatomy, sonoanatomy, and procedures. Part II: axial structures. Reg Anesth Pain Med 2010;35:386-96.
2. Wallace MA, Fukui MB, Williams RL, Ku A, Baghai P. Complications of cervical selective nerve root blocks performed with fluoroscopic guidance. AJR Am J Roentgenol 2007;188:1218-21.
3. Rozin L, Rozin R, Koehler SA, et al. Death during transforaminal epidural steroid nerve root block (C7) due to perforation of the left vertebral artery. Am J Forensic Med Pathol 2003;24:351-5.
4. Baker R, Dreyfuss P, Mercer S, Bogduk N. Cervical transforaminal injection of corticosteroids into a radicular artery: a possible mechanism for spinal cord injury. Pain 2003;103:211-5.
5. Muro K, O'Shaughnessy B, Ganju A. Infarction of the cervical spinal cord following multilevel transforaminal epidural steroid injection: case report and review of the literature. J Spinal Cord Med 2007;30:385-8.
6. Brouwers PJ, Kottink EJ, Simon MA, Prevo RL. A cervical anterior spinal artery syndrome after diagnostic blockade of the right C6-nerve root. Pain 2001;91:397-9.
7. Tiso RL, Cutler T, Catania JA, Whalen K. Adverse central nervous system sequelae after selective transforaminal block: the role of corticosteroids. Spine J 2004;4:468-74.
8. Beckman WA, Mendez RJ, Paine GF, Mazzilli MA. Cerebellar herniation after cervical transforaminal epidural injection. Reg Anesth Pain Med 2006;31:282-5.
9. Narouze SN. Ultrasound-guided cervical spine injections: ultrasound "prevents" whereas contrast fluoroscopy "detects" intravascular injections. Reg Anesth Pain Med 2012;37:127-30.

Capítulo 39
Bloqueio facetário cervical

Indicação

O bloqueio facetário é indicado no tratamento das dores cervicais refratárias aos tratamentos conservadores e medicamentosos. A origem das dores geralmente é ligada a um movimento brutal de extensão-flexão (lesão de "chicotada").

Qualquer que seja o nível anatômico traumatizado, o bloqueio facetário consiste em uma infiltração no ramo medial do ramo dorsal.

Anatomia

As articulações facetárias ou zigapofisárias cervicais são compostas do processo articular inferior de uma vértebra e o processo articular superior da vértebra inferior. As fibras articulares, originadas dos ramos mediais dos ramos cervicais dorsais, inervam as articulações facetárias superiores e inferiores. Abaixo de C2-C3, cada articulação recebe, portanto, uma dupla inervação.

O ramo medial do ramo cervical C3 provoca um ramo profundo e um ramo superficial maior. Este último, chamado também de terceiro nervo occipital, inerva o conjunto da articulação facetária C2-C3, bem como a pele da região suboccipital.

Procedimento comum

Instalação e material

- Instalar o paciente em posição lateral.
- Utilizar um transdutor linear de baixa frequência.
- Assentá-la em posição longitudinal imediatamente abaixo do processo mastoide (Fig. 39-1).
- Selecionar uma profundidade de campo entre 1 e 3 cm.
- Usar uma agulha 21-22 G, de comprimento 50 mm.

Sonoanatomia

- Identificar (Fig. 39-2):
  - o processo transverso de C1, deslocando ligeiramente a sonda em direção caudal.
  - a artéria vertebral, por um deslocamento ainda mais caudal do transdutor; segui-la até dentro do forame transversário de C2.
  - a articulação C2-C3, posteriormente.

Bloqueio do terceiro nervo occipital: via de acesso e injeção de AL

- Inserir a agulha fora do plano, imediatamente abaixo do transdutor em direção da convexidade da articulação até o contato ósseo.

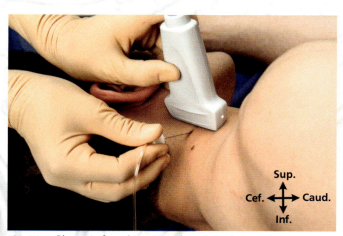

Fig. 39-1. Bloqueio facetário cervical: posição do transdutor e inserção da agulha em direção posteroanterior (paciente em posição lateral esquerda).

243

Bloqueios analgésicos

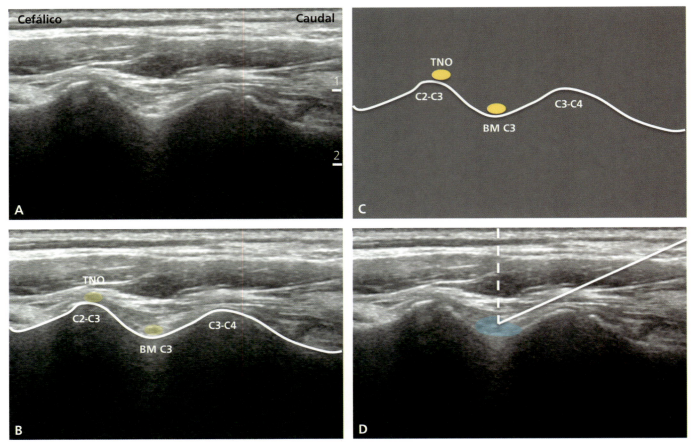

Fig. 39-2. Bloqueio facetário cervical (profundidade de campo: 1-3 cm).
A. Ecografia nativa.
B. Ecografia assinalada.
C. Representação esquemática.
D. Inserção da agulha dentro do plano em direção caudocefálica ou fora do plano.
O ramo medial do nervo C3 (BM C3), estrutura hipoecogênica, encontra-se entre as articulações facetárias C2-C3 e C3-C4, o terceiro nervo occipital (TNO), no pico da articulação C2-C3.

- Em seguida, virar o transdutor 90°, a fim de obter uma melhor visualização do nervo; o terceiro nervo occipital, pequena estrutura hipoecogênica, encontra-se exatamente no exterior da articulação no pico da linha hiperecogênica.

Bloqueio do ramo medial cervical: via e acesso e injeção de AL

- Depois da localização do espaço C2-C3, virar a sonda 90°, a fim de obter uma vista longitudinal da articulação.
- Deslocar o transdutor em direção caudal até a visualização do nível desejado.
- O ramo medial cervical se situa entre as duas articulações, sobre a linha hiperecogênica côncava.
- Inserir a agulha sob o transdutor, dentro do plano.

Bloqueio contínuo

Ao que saibamos, o bloqueio contínuo do bloqueio facetário cervical jamais foi descrito.

Dicas clínicas

Fluoroscopia

O terceiro nervo occipital e os ramos mediais são, às vezes, difíceis de visualizar. Pode ser mais seguro utilizar fluoroscopia, quando for necessário um procedimento extremamente preciso (p. ex., termoablação por radiofrequência).

Diferença entre a articulação C2-C3 e as outras articulações cervicais

A articulação facetária C2-C3 não é inervada senão pelo terceiro nervo occipital, contrariamente às articulações subjacentes, que recebem uma dupla inervação. Abaixo de C3 é, portanto, necessário infiltrar os dois ramos mediais da articulação para obter um bloqueio facetário completo.

Injeção facetária intra-articular

Utilizando a mesma técnica, é possível infiltrar as articulações facetárias colocando a agulha no interior da articulação. Não existe nenhuma evidência científica de que esta técnica seja mais eficaz que o bloqueio seletivo dos ramos mediais, que permanece sendo a técnica de referência.

Revisão da literatura

O bloqueio facetário cervical efetuado sob ecografia e controlado por fluoroscopia foi descrito, pela primeira vez, por Eichenberger *et al.*[1] O espaço C2-C3 foi localizado corretamente em 27 pacientes dentre 28, e a agulha foi posicionada corretamente em 23 deles. Não existe, que conheçamos, nenhum outro estudo de exequibilidade ou qualquer estudo comparativo entre a técnica ecográfica e a técnica fluoroscópica.

Referência Bibliográfica

1. Eichenberger U, Greher M, Kapral S, *et al.* Sonographic visualization and ultrasound-guided block of the third occipital nerve: prospective for a new method to diagnose C2-C3 zygapophysial joint pain. Anesthesiology 2006;104:303-8.

Capítulo 40

Bloqueio facetário lombar

Indicação

O bloqueio facetário é indicado no tratamento das lombalgias refratárias aos tratamentos conservadores e medicamentosos.

Qualquer que seja o nível anatômico afetado, o bloqueio facetário consiste em uma infiltração do ramo medial do ramo dorsal.

Anatomia

Na saída do forame intervertebral, as raízes lombares formam o ramo posterior e o ramo anterior; o ramo posterior se divide, em seguida, em três ramos: medial, intermediário e lateral. Do ramo medial partem fibras nervosas destinadas às articulações facetárias (zigapofisárias) do mesmo nível e do nível superior; desse modo, a articulação facetária L2-L3 é inervada pelos ramos mediais das raízes L2 e L3. Lembremos que as articulações facetárias ou zigapofisárias são compostas do processo articular inferior de uma vértebra e do processo articular superior da vértebra inferior (Fig. 40-1).

Esta dupla inervação explica o caráter difuso e mal localizado das dores facetárias de origem degenerativa e a necessidade de proceder a injeções em várias alturas.

Procedimento comum

Instalação e material

- Instalar o paciente em posição ventral.
- Utilizar um transdutor linear de baixa frequência.
- Pousá-lo em posição sagital a 3-4 cm da linha dos processos espinhosos.
- Selecionar uma profundidade de campo entre 4 e 8 cm.
- Usar uma agulha 20-22 G, com um comprimento de 80-120 mm.

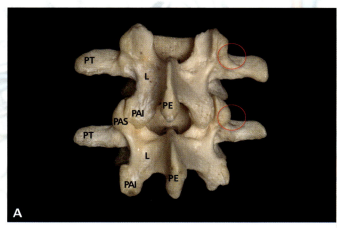

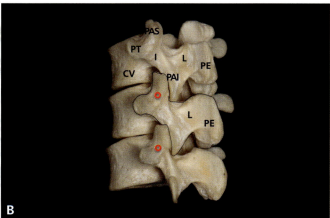

Fig. 40-1. Estrutura de uma vértebra lombar.
A. Vista posterior.
B. Vista oblíqua.
Os círculos vermelhos indicam os locais sobre os quais a extremidade da agulha deve ser colocada. A imagem de cãozinho escocês (scotch terrier) está delineada em preto.
CV: corpo vertebral; I: istmo; L: lâmina; PAI: processo articular inferior; PAS: processo articular superior; PE: processo espinhoso; PT: processo transverso.

Sonoanatomia

- Identificar em eixo longitudinal os processos transversos que formam uma imagem de "tridente" (vista sagital paramediana transversária) (Fig. 40-2A).
- Deslocar ligeiramente o transdutor em direção mediana até o aparecimento de uma linha hiperecogênica contínua e encurvada, formando uma série de vagas; cada "vaga" representa uma articulação facetária (vista sagital paramediana facetaria) (Fig. 40-2B).
- Inclinar o transdutor em direção mediana para obter uma imagem de "dentes de serra"; cada linha hiperecogênica representa uma lâmina vertebral, cada interrupção da linha representa um espaço interlaminar (vista sagital longitudinal interlaminar) (Fig. 40-2C).
- Mantendo, simultaneamente, a inclinação do transdutor, efetuar uma varredura em direção caudal para visualizar uma linha hiperecogênica contínua do sacro. O espaço L5-S1 é localizado pela interrupção desta linha durante uma varredura cefálica; centrar a imagem sobre este espaço e marcar com caneta.
- Contar e marcar os espaços intervertebrais até T12, facilmente identificável pelo seu processo transverso que se articula com a 12ª costela.

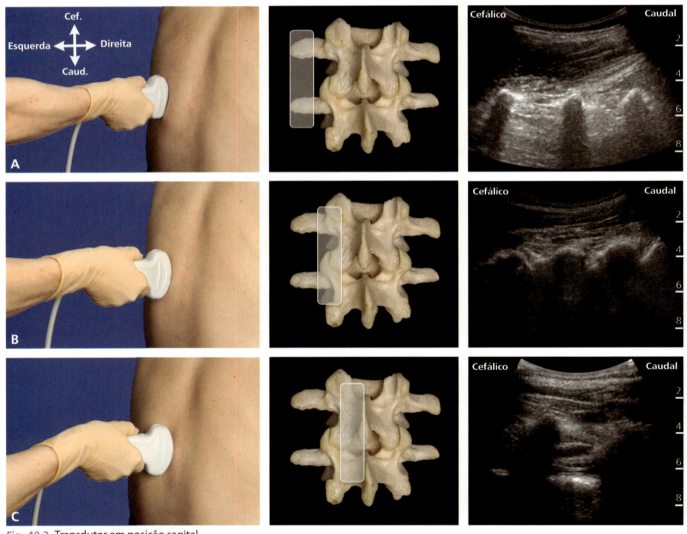

Fig. 40-2. Transdutor em posição sagital.
A. Vista sagital paramediana transversária (imagem do "tridente").
B. Vista sagital paramediana facetária (imagem de "vagas").
C. Vista sagital paramediana.

Bloqueio do ramo medial do ramo posterior: via de acesso e injeção

- Identificar o nível desejado.
- Virar o transdutor 90°, a fim de visualizar o processo transverso e seu processo articular superior em eixo curto (Figs. 40-3 e 40-4).
- Inserir uma agulha dentro ou fora do plano, seguindo uma orientação lateromedial, em direção à junção entre a base do processo articular superior e a margem superior do processo transverso.
- Ao contato ósseo, orientar o transdutor em posição parassagital.
- Verificar que a agulha se encontre bem sobre a margem superior do processo transverso desejado, antes de injetar o AL.

Observação: a projeção óssea do osso ilíaco complica o bloqueio do ramo posterior de L5.

Injeção intra-articular: via de acesso e injeção

- Identificar o nível desejado.
- Virar o transdutor 90°, a fim de visualizar o processo transverso e seu processo articular superior em eixo curto.
- Visualizar o espaço facetário entre o processo articular superior e o processo articular inferior deslocando ligeiramente o transdutor em direção cefálica ou caudal (Fig. 40-4).

- Inserir a agulha dentro ou fora do plano, segundo uma orientação lateromedial, em direção à faceta.
- Injetar o AL com ou sem corticoide, segundo a indicação clínica.

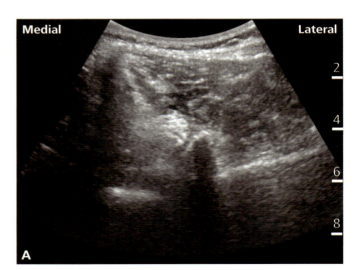

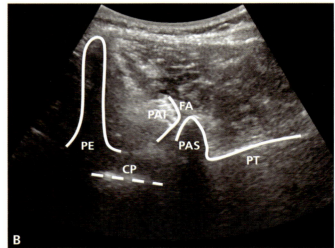

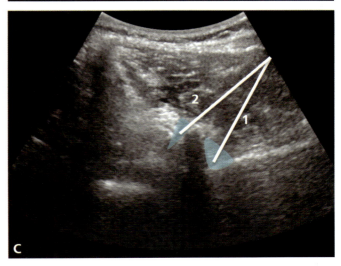

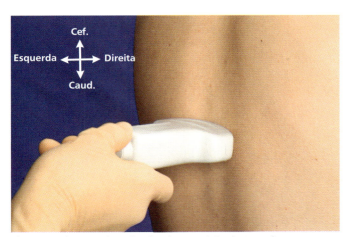

Fig. 40-3. Bloqueio facetário lombar: posição do transdutor.

Fig. 40-4. Bloqueio facetário lombar (profundidade de campo: 4-8 cm).
A. Ecografia nativa.
B. Ecografia assinalada.
C. Inserção da agulha dentro do plano, em direção lateromedial, para um bloqueio facetário lombar (1) ou uma injeção intra-articular (2). Uma via de acesso fora do plano é igualmente possível.
CP: complexo posterior formado pelo ligamento amarelo e a dura-máter; FA: faceta articular; PAI: processo articular inferior; PAS: processo articular superior; PE: processo espinhoso; PT: processo transverso.

250   **Bloqueios analgésicos**

Dicas clínicas

Fluoroscopia

A profundidade das estruturas complica a visualização da agulha e do que foi injetado. Um controle por fluoroscopia permite excluir uma injeção intravascular.

Bloqueio seletivo das raízes nervosas lombares

Os artefatos ósseos das estruturas vizinhas impedem ver as raízes nervosas lombares; por consequência, a técnica ecográfica descrita por Galiano et al. parece-se com um bloqueio paravertebral lombar.[1] Para este procedimento, a fluoroscopia com injeção de contraste e subtração digital permanece sendo a técnica de referência.

Revisão da literatura

A infiltração do ramo medial do ramo posterior descrita por Greher et al. foi validada em estudos em cadáveres e na clíni-

ca.[2-4] Foi em 2005 que a equipe de Galiano descreveu a injeção intra-articular ecodirigida que ela comparou com a técnica sob tomodensitometria (TDM ou CT [tomografia computadorizada]) 2 anos mais tarde.[5,6]

Referências Bibliográficas

1. Galiano K, Obwegeser AA, Bodner G, et al. Real-time sonographic imaging for periradicular injections in the lumbar spine: a sonographic anatomic study of a new technique. J Ultrasound Med 2005;24: 33-8.
2. Greher M, Scharbert G, Kamolz LP, et al. Ultrasound-guided lumbar facet nerve block: a sonoanatomic study of a new methodologic approach. Anesthesiology 2004;100:1242-8.
3. Greher M, Kirchmair L, Enna B, et al. Ultrasound-guided lumbar facet nerve block: accuracy of a new technique confirmed by computed tomography. Anesthesiology 2004;101:1195-200.
4. Shim JK, Moon JC, Yoon KB, Kim WO, Yoon DM. Ultrasound-guided lumbar medial-branch block: a clinical study with fluoroscopy control. Reg Anesth Pain Med 2006;31:451-4.
5. Galiano K, Obwegeser AA, Bodner G, et al. Ultrasound guidance for facet joint injections in the lumbar spine: a computed tomography-controlled feasibility study. Anesth Analg 2005;101:579-83 table of contents.
6. Galiano K, Obwegeser AA, Walch C, Schatzer R, Ploner F, Gruber H, et al. Ultrasound-guided versus computed tomography-controlled facet joint injections in the lumbar spine: a prospective randomized clinical trial. Reg Anesth Pain Med 2007;32:317-22.

Capítulo 41
Bloqueio do nervo pudendo

Indicação
O bloqueio do nervo pudendo é indicado no tratamento da dor crônica do períneo.

Anatomia
O nervo pudendo é formado pelos ramos anteriores das raízes S2 a S4. Acompanhado pela artéria pudenda interna, ele sai da pelve pelo forame isquiático maior, entre os músculos piriforme e coccígeo para juntar-se à espinha isquiática. A este nível, o nervo se situa entre os ligamentos sacroespinal e sacrotuberal (Fig. 2-12). É pelo forame isquiático menor e o canal de Alcock, situado sobre a face medial do músculo obturador interno, que ele retorna para dentro da pelve, onde dá três ramos terminais: o nervo retal inferior, o nervo perineal e o nervo dorsal do pênis (ou do clitóris).

Procedimento

Instalação e material
- Instalar o paciente em posição ventral com uma almofada embaixo da pelve, ou em posição ginecológica.
- Utilizar um transdutor linear de baixa frequência.
- Colocá-lo em posição transversa sobre o ísquio (Fig. 41-1).
- Selecionar uma profundidade de campo entre 5 e 7 cm.
- Usar uma agulha 21-22 G, de comprimento entre 80 e 120 mm.

Sonoanatomia
- Deslocar o transdutor em direção cefalocaudal para localizar a longa linha hiperecogênica do ísquio.

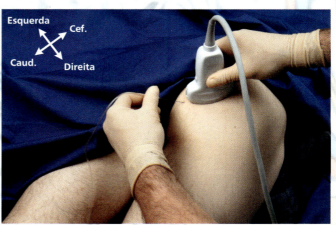

Fig. 41-1. Bloqueio do nervo pudendo: posição do transdutor e inserção da agulha em direção posteroanterior (paciente em posição ventral).

- Identificar (Fig. 41-2):
  - a espinha isquiática, espessamento da linha hiperecogênica do ísquio.
  - a artéria pudenda interna.
  - o nervo isquiático sobre a espinha isquiática, lateralmente à artéria.
  - o nervo pudendo, sobre a face medial da artéria.

Via de acesso e injeção de AL
- As vias de acesso dentro e fora do plano são possíveis.
- Injetar 5-10 mL de AL com ou sem corticoide, conforme a indicação.

251

252 Bloqueios analgésicos

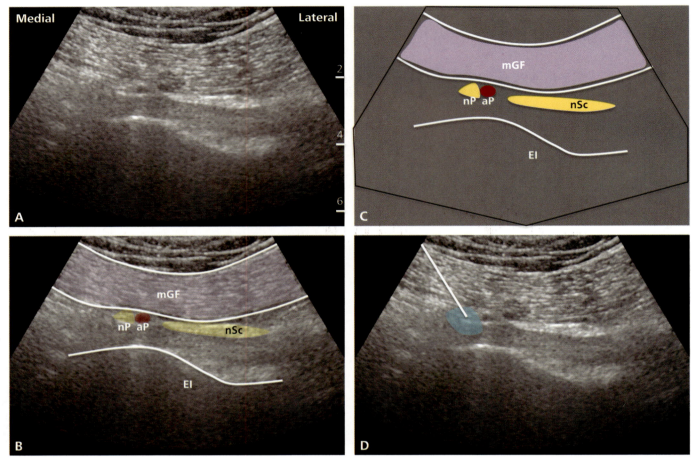

Fig. 41-2. Bloqueio do nervo pudendo (profundidade de campo: 5-7 cm).
A. Ecografia nativa.
B. Ecografia assinalada.
C. Representação esquemática.
D. Inserção da agulha dentro do plano, em direção mediolateral.
O nervo pudendo (nP) se encontra sobre a face medial da artéria pudenda (aP), enquanto o nervo isquiático (nSc) se encontra sobre a face lateral.
mGF: músculo glúteo máximo.

Bloqueio contínuo

Que seja do nosso conhecimento, o bloqueio contínuo do nervo pudendo nunca foi descrito.

Dicas clínicas

Nervo não visualizado

Se o nervo não for visualizado, colocar a agulha dentro do plano interligamentar na face medial da artéria pudenda interna e injetar o AL.

Revisão da literatura

Em um estudo prospectivo de exequibilidade incluindo 17 pacientes, Rofacel *et al.* validam a técnica acima descrita.[1]

Bellingham *et al.* a comparam com a técnica clássica por imageamento fluoroscópico e concluem por uma eficácia semelhante das duas técnicas. A duração mais longa do procedimento ecográfico (428 ± 151 segundos *vs.* 219 ± 65 segundos, $p < 0,0001$) é explicada pela curva de aprendizado da técnica ecoguiada.[2]

Referências Bibliográficas

1. Rofaeel A, Peng P, Louis I, Chan V. Feasibility of real-time ultrasound for pudendal nerve block in patients with chronic perineal pain. Reg Anesth Pain Med 2008;33:139-45.
2. Bellingham GA, Bhatia A, Chan CW, Peng PW. Randomized controlled trial comparing pudendal nerve block under ultrasound and fluoroscopic guidance. Reg Anesth Pain Med 2012;37:262-6.

Capítulo 42

Infiltração do músculo piriforme

Indicação

A infiltração do músculo piriforme é indicada no tratamento das dores crônicas da nádega e quadril.

Certas dores glúteas, que às vezes se irradiam para o membro inferior, podem ter sua origem ao nível do músculo piriforme. Elas são consequência de um comprometimento do próprio músculo ou de uma compressão do nervo isquiático ao nível do músculo.

Anatomia

O músculo piriforme é um músculo de pequeno tamanho situado em profundidade com relação ao músculo glúteo máximo. Ele se origina na margem anterolateral do sacro de S2 a S4 e se insere na fossa piriforme do trocanter maior. Ele permite a rotação externa do quadril quando este está em extensão e sua abdução quando o quadril está em flexão.

Procedimento

Instalação e material

- Instalar o paciente em posição ventral.
- Utilizar um transdutor linear de baixa frequência.
- Pousá-lo na posição transversa sobre a espinha ilíaca posterossuperior (Fig. 42-1).
- Selecionar uma profundidade de campo entre 5 e 7 cm.
- Usar uma agulha 22-25 G, de comprimento entre 80-120 mm.

Sonoanatomia

- Deslocar o transdutor em direção caudal para visualizar o sacro em posição medial e a espinha ilíaca posteroinferior em posição lateral.

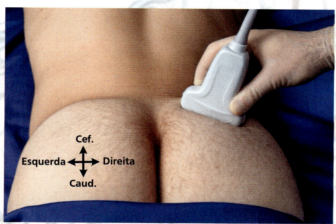

Fig. 42-1. Infiltração do músculo piriforme: posição do transdutor (paciente em posição ventral).

- Identificar (Fig. 42-2):
  - o sacro, linha hiperecogênica medial.
  - a espinha ilíaca posteroinferior, linha hiperecogênica lateral.
  - o trocanter maior, linha hiperecogênica ainda mais lateral.
  - o músculo glúteo máximo, superficial.
  - o músculo piriforme, em profundidade.
- Deslocar o transdutor em direção caudal, a fim de visualizar:
  - o ísquio, em profundidade.
  - o músculo quadrado femoral, sobre o ísquio.
  - o músculo glúteo máximo, superficial.
  - o nervo isquiático, entre os músculos quadrado femoral e glúteo máximo.
- Acompanhar o trajeto do nervo em direção cefálica embaixo do músculo piriforme.

253

254 Bloqueios analgésicos

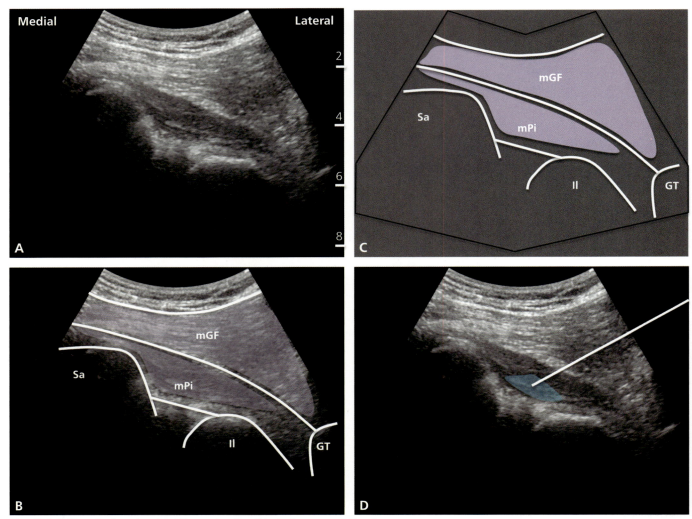

Fig. 42-2. Infiltração do músculo piriforme (profundidade de campo: 5-7 cm).
A. Ecografia nativa.
B. Ecografia assinalada.
C. Representação esquemática.
D. Inserção da agulha dentro do plano, em direção lateromedial.
GT: trocanter maior; Il: ílio; mGF: músculo glúteo máximo; mPi: músculo piriforme; Sa: sacro.

Via de acesso e injeção de AL

- Inserir a agulha dentro do plano em direção mediolateral.
- Injetar 5-10 mL da solução apropriada (p. ex., AL com toxina botulínica) dentro do músculo piriforme, evitando a região onde se situa o nervo isquiático (Fig. 42-2).

Bloqueio contínuo

Conforme nosso conhecimento, o bloqueio contínuo do músculo piriforme jamais foi descrito.

Dicas clínicas

Músculo difícil de visualizar

A identificação do músculo piriforme é facilitada pela rotação externa passiva do quadril, com o joelho flexionado, o que faz deslizar o músculo piriforme embaixo do músculo glúteo máximo.

Prevenção de uma injeção na proximidade do nervo isquiático

A estimulação elétrica a 0,5-0,8 mA permite evitar a injeção inapropriada de medicamentos em proximidade ao nervo isquiático. O aparecimento de uma resposta motora (flexão dorsal ou plantar do pé) é uma contraindicação à injeção.

Revisão da literatura

Smith *et al.* validaram a técnica acima descrita no âmbito de um estudo prospectivo de exequibilidade.[1] Em um estudo incluindo 10 peças anatômicas, a equipe de Finoff *et al.* consideram-na equivalente à técnica fluoroscópica.[2]

Referências Bibliográficas

1. Smith J, Hurdle MF, Locketz AJ, Wisniewski SJ. Ultrasound-guided piriformis injection: technique description and verification. Arch Phys Med Rehabil 2006;87:1664-7.
2. Finnoff JT, Hurdle MF, Smith J. Accuracy of ultrasound-guided versus fluoroscopically guided contrast-controlled piriformis injections: a cadaveric study. J Ultrasound Med 2008;27:1157-63.

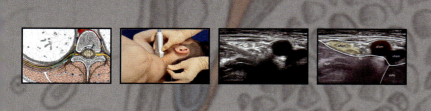

Anexos

43 Quadro de recapitulação dos principais bloqueios	259
44 Indicações e riscos dos bloqueios distais do plexo braquial	261
45 Síntese dos bloqueios da parede abdominal	263
46 Imagens compostas	265

Capítulo 43

Quadro de recapitulação dos principais bloqueios

Os cinco bloqueios abaixo permitem assegurar a analgesia ou a anestesia de 95% das intervenções cirúrgicas comuns (Quadro 43-1). Utilizar um transdutor linear de alta frequência e uma agulha 21-22 G, de comprimento entre 50-100 mm. As vias de acesso dentro e fora do plano são possíveis para cada um destes bloqueios.

Quadro 43-1. Indicações e descrição dos principais bloqueios

Bloqueio	Indicação	Marcos ecográficos	Comentário
Interescalênico	Cirurgia do ombro, dos 2/3 laterais da clavícula e da metade superior do braço	Artéria subclávia dentro da fossa supraclavicular Plexo braquial sobre a face lateral da artéria Seguir o plexo em direção cefálica	O plexo braquial se encontra dentro do sulco interescalênico, entre os músculos escalenos anterior e médio
Axilar	Cirurgia do cotovelo, do antebraço e da mão	Artéria axilar Tendão conjunto dos músculos latíssimo do dorso e redondo maior (limite profundo) O nervo radial entre a artéria axilar e o tendão conjunto O nervo ulnar acima da artéria O nervo mediano acima da artéria O nervo musculocutâneo entre o bíceps (lateral à artéria) e o músculo coracobraquial (embaixo da artéria)	Na cirurgia da face interna do cotovelo, os nervos cutâneo medial do braço e intercostobraquial são bloqueados por uma infiltração subcutânea da parte medial do braço, situada imediatamente abaixo da fossa axilar
TAP	Cesariana, cirurgia inguinal, cirurgia abdominal aberta ou laparoscópica	A cavidade peritoneal e os movimentos das alças intestinais abaixo do músculo transverso do abdome O músculo transverso do abdome O músculo oblíquo interno, mais espesso O músculo oblíquo externo, mais superficial e mais fino O tecido subcutâneo	A injeção se faz dentro do plano transverso, entre os músculos oblíquo interno e transverso do abdome A dispersão do AL toma a forma de uma lentilha
Femoral	Cirurgia do fêmur e do joelho	Artéria femoral Músculo iliopsoas na profundidade Fáscia ilíaca que envolve o nervo femoral	O nervo femoral é uma estrutura hiperecogênica elipsoide ou triangular assentada sobre o músculo iliopsoas, entre as duas lâminas da fáscia ilíaca
Poplíteo (nervo isquiático na fossa poplítea)	Cirurgia do pé e do tornozelo com exceção da face medial	Artéria poplítea Transdutor inclinado em direção caudal O nervo isquiático ou seus componentes (nervos fibular comum e tibial) acima e laterais à artéria	A injeção é feita ao nível da divisão do nervo poplíteo, abaixo da bainha comum

Capítulo 44

Indicações e riscos dos bloqueios distais do plexo braquial

Os bloqueios supraclavicular, infraclavicular e axilar são indicados em cirurgia do cotovelo, do antebraço e da mão. Estas três vias de acesso ao plexo braquial não permitem bloquear o nervo cutâneo medial do braço, mais proximal, originado do fascículo inferior, nem o nervo intercostobraquial, originado de T2, todos os dois responsáveis pela inervação sensitiva da parte medial e proximal do braço. Estes dois nervos são bloqueados por uma infiltração subcutânea da face medial do braço, imediatamente abaixo da fossa axilar. Estes três bloqueios não permitem bloquear o nervo axilar, responsável pela inervação sensitiva da parte inferolateral do braço, às vezes até o cotovelo. Este último é bloqueado por uma infiltração acompanhando a margem inferior do deltoide.

O Quadro 44-1 apresenta as indicações e inconvenientes dos bloqueios distais do plexo braquial. Tran *et al.* compararam as vias de acesso supraclavicular, infraclavicular e axilar em uma população de 120 pacientes; o tempo anestésico total (imageamento mais procedimento e retardo de instalação do bloqueio) foi semelhante com os três bloqueios, do mesmo modo que a taxa de sucesso, o número de punções vasculares, a taxa de parestesia e as dores ligadas ao procedimento.[1] O número de punções foi significativamente superior com o blo-

Quadro 44-1 Indicações e inconvenientes dos bloqueios distais do plexo braquial

	Bloqueio supraclavicular	Bloqueio infraclavicular	Bloqueio axilar
Indicações			
Traumatologia	✓	✓	
Cirurgia acima do cotovelo	✓		
Antecedentes de linfadenectomia	✓	✓	
Perturbações da coagulação sanguínea			✓
Bloqueio contínuo	✓	✓	
Paciente obeso	✓		✓
Paciente caquético		✓	✓
Rapidez do procedimento	✓	✓	
Recomendado para um anestesista pouco experiente em anestesia locorregional			✓
Riscos			
Risco de punção arterial	✓	✓	✓
Risco de pneumotórax	✓	✓	
Risco de síndrome de Claude Bernard-Horner	✓		

queio axilar (6,0 *vs.* 2,0 para o bloqueio supraclavicular *vs.* 2,6 para o bloqueio infraclavicular, $p < 0,001$ para os dois). Um grande número de pacientes apresentou uma síndrome de Claude Bernard-Horner depois de um bloqueio supraclavicular (37,5 *vs.* 0% depois de um bloqueio axilar *vs.* 5% depois de um bloqueio infraclavicular, $p < 0,001$ para os dois).

Referência Bibliográfica

1. Tran de QH, Russo G, Munoz L, Zaouter C, Finlayson RJ. A prospective, randomized comparison between ultrasound-guided supraclavicular, infraclavicular, and axillary brachial plexus blocks. Reg Anesth Pain Med 2009;34:366-71.

Capítulo 45

Síntese dos bloqueios da parede abdominal

Os diferentes bloqueios da parede do abdome têm por objetivo anestesiar os nervos da parede anterior do abdome por difusão do anestésico local entre as aponeuroses musculares.

Indicações

Existem muitas técnicas cuja escolha depende, essencialmente, do território afetado pelo ato cirúrgico (Quadro 45-1).

Anatomia

A pele, os músculos da parede anterolateral do abdome e o peritônio parietal são inervados pelas raízes anteriores dos nervos espinais de T7 a L1: os nervos intercostais (T7 a T11), o nervo subcostal (T12), os nervos ilioinguinal e ílio-hipogástrico (L1). Estes nervos caminham dentro de um plano neurovascular delimitado pelo músculo oblíquo interno e o músculo transverso do abdome. Na parte anterior da parede abdominal, eles passam em um plano mais superficial.

Os nervos intercostais correm ao longo das costelas, cuja margem costal eles cruzam para ganhar a parede abdominal. Depois da sua passagem entre o músculo transverso e o músculo oblíquo interno que eles inervam, formam ramos perfurantes destinados aos planos superficiais (dos quais o músculo oblíquo externo) e penetram nas bainhas dos músculos retos do abdome que eles inervam igualmente. As numerosas anastomoses entre estes nervos formariam um plexo em todo o seu trajeto.

O nervo subcostal caminha sobre a margem inferior da 12ª costela e, em seguida, penetra a parede anterolateral subumbilical perfurando a aponeurose do músculo transverso antes de procurar seu trajeto entre os músculos transverso e oblíquo interno. Ele inerva os músculos da parede abdominal anterolateral, bem como a pele sobrejacente, superior à crista ilíaca e inferior ao umbigo.

Quadro 45-1. Indicações dos bloqueios da parede abdominal

Bloqueio	Território afetado	Indicações
Bloqueio do músculo reto do abdome (bloqueio paraumbilical)	T10	Hérnia umbilical
Bloqueio TAP subcostal oblíquo (injeção larga)	T7-T12	Cirurgia abdominal em seu conjunto
Bloqueio TAP subcostal (injeção única)	T9-T10	Cirurgia supraumbilical
Bloqueio TAP intercostoilíaco	T10-T11-T12 ± T9, ± L1	Cirurgia abdominoperineal
Bloqueio TFP ± associado a um bloqueio TAP por retirada da agulha	T12 e L1	Quadris – cristas ilíacas Cirurgia da região inguinal (hérnia – apendicectomia – cirurgia colocecal)
Bloqueio ilioinguinal e ílio-hipogástrico	L1	Cirurgia perineal Hérnia inguinal – Pfannenstiel

Os nervos ilioinguinal e ílio-hipogástrico, originados da raiz de L1, penetram na parede anterolateral perfurando a aponeurose do músculo transverso e caminham paralelamente entre os músculos transverso e oblíquo interno do abdome. Eles se dividem, todos os dois, em um ramo abdominal que inerva o músculo reto do abdome e um ramo genital que penetra no canal inguinal para inervar a pele do púbis e dos órgãos genitais.

A pele da região lateral do abdome, da crista ilíaca e da parte lateral da nádega é inervada por um ramo cutâneo lateral originado dos nervos intercostais e ilioinguinal e ílio-hipogástrico.

Capítulo 46
Imagens compostas

Este capítulo contém imagens compostas das regiões interescalênica (Fig. 46-1), do antebraço (Fig. 46-2), da parede abdominal (Fig. 46-3) e da região subinguinal (Fig. 46-4).

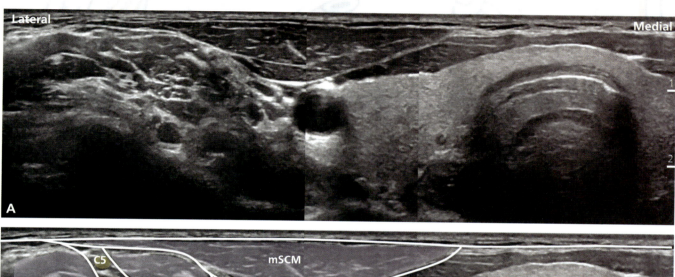

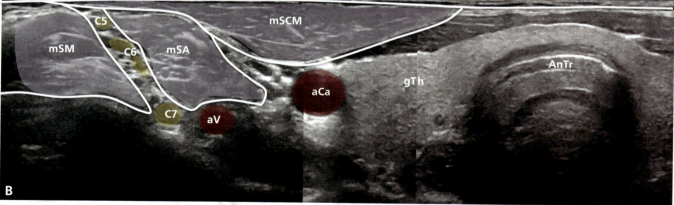

Fig. 46-1. Ecografia composta da região interescalênica (profundidade de campo: 3 cm).
A. Ecografia nativa.
B. Ecografia assinalada.
aCa: artéria carótida; AnTr: anéis traqueais; aV: artéria vertebral; C5, C6, C7: raízes C5, C6, C7; gTh: glândula tireoide; mSA: músculo escaleno anterior; mSM: músculo escaleno médio; mSCM: músculo esternocleidomastóideo.

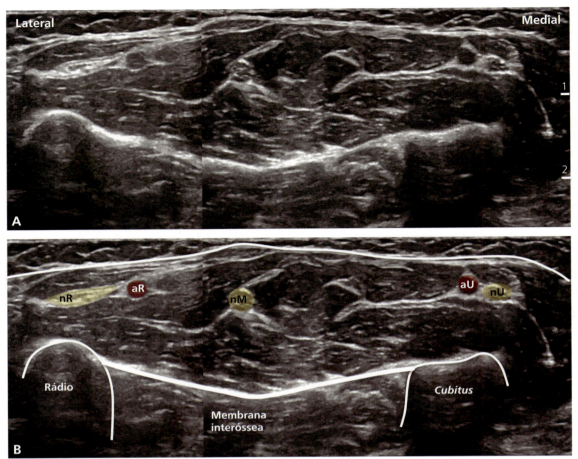

Fig. 46-2. Ecografia composta dos nervos radial (nR), mediano (nM) e ulnar (nU) ao nível do meio do antebraço (profundidade de campo: 1-3 cm).
A. Ecografia nativa.
B. Ecografia assinalada.
aR: artéria radial; aU: artéria ulnar.

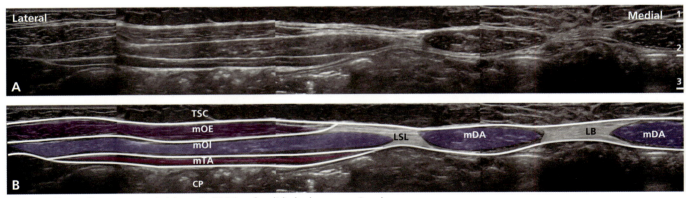

Fig. 46-3. Ecografia composta do bloqueio TAP (profundidade de campo: 3 cm).
A. Ecografia nativa.
B. Ecografia assinalada.
CP: cavidade peritoneal; LB: linha alba; LSL: linha semilunar; mDA: músculo reto do abdome; mOE: músculo oblíquo externo; mOI: músculo oblíquo interno; mTA: músculo transverso do abdome; TSC: tecido subcutâneo.

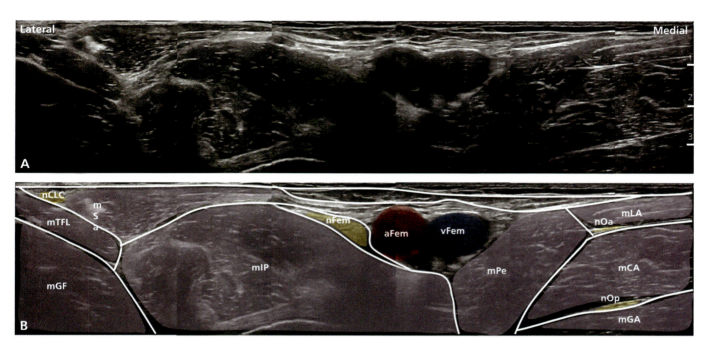

Fig. 46-4. Ecografia composta da coxa proximal direita (profundidade de campo: 4 cm).
A. Ecografia nativa.
B. Ecografia assinalada.
aFem: artéria femoral; mSa: músculo sartório; mIP: músculo iliopsoas; mPe: músculo pectíneo; mCA: músculo adutor curto; mGA: músculo adutor magno; mGF: músculo glúteo máximo; mLA: músculo adutor longo; mTFL: músculo tensor da fáscia lata; nCLC: nervo cutâneo lateral da coxa; nFem: nervo femoral; nOa: nervo obturatório, ramo anterior; nOp: nervo obturatório, ramo posterior; vFem: veia femoral.

Índice Remissivo

Os números acompanhados das letras **q** e *f* referem-se a quadros e figuras respectivamente.

A

Abdome
    músculos retos do
        bloqueio dos, 183
Adutores
    canal dos
        bloqueio do, 141
Agulha
    hiperecogênica, 84
    localização da, 45
    manipulação da, 45
    seleção da, 37
Anatomia
    revisão da, 5
Anestesia locorregional pediátrica
    especificidades da, 59
        anatômicas, 59
        anestesia espinal, 60
        anestesia peridural, 60
        bloqueio periférico, 59
        prescrição, 60
        princípios gerais, 59
Anexos, 257
Anisotropia, 30*f*
Artefatos, 83
    de ar, 34*f*
    de imagem, 32

B

Bloqueio axilar, 87
    anatomia, 87
    contínuo, 90
    dicas clínicas, 90
    indicação, 87
    procedimento, 87
    sonoanatomia, 87
Bloqueio caudal, 217
    anatomia, 217
    contínuo, 219
    indicação, 217
    orientações clínicas, 219

    procedimento, 217
    sonoanatomia, 218
    via de acesso, 218
Bloqueio cervical superficial, 111
    anatomia, 111
    contínuo, 113
    dicas clínicas, 113
    indicação, 111
    procedimento, 111
    sonoanatomia, 111
Bloqueio compartimental
    da fáscia ilíaca, 123
        anatomia, 123
        contínuo, 124
        dicas clínicas, 124
        indicação, 123
        procedimento, 123
        sonoanatomia, 123
Bloqueio do gânglio estrelado, 235
    anatomia, 235
    contínuo, 236
    indicação, 235
    orientações clínicas, 236
    procedimento, 236
    sonoanatomia, 236
    via de acesso, 236
Bloqueio do nervo acessório, 233
    anatomia, 233
    contínuo, 234
    indicação, 233
    orientações clínicas, 234
    procedimento, 233
    sonoanatomia, 233
    via de acesso, 233
Bloqueio do nervo axilar, 107
    anatomia, 107
    astúcias clínicas, 108
    contínuo, 108
    indicação, 107
    procedimento, 107
    sonoanatomia, 107

270 Índice remissivo

Bloqueio do nervo cutâneo lateral da coxa, 127
    anatomia, 127
    contínuo, 128
    dicas clínicas, 128
    indicação, 127
    procedimento, 127
    sonoanatomia, 127
Bloqueio do nervo femoral, 135
    anatomia, 135
    contínuo, 136
    dicas clínicas, 137
    indicação, 135
    procedimento, 136
    sonoanatomia, 136
Bloqueio do nervo genitofemoral, 191
    anatomia, 191
    contínuo, 193
    indicação, 191
    orientações clínicas, 193
    procedimento, 191
    sonoanatomia, 192
Bloqueio do nervo intercostal, 223
    anatomia, 223
    contínuo, 223
    indicação, 223
    orientações clínicas, 225
    procedimento, 223
    sonoanatomia, 223
    via de acesso, 223
Bloqueio do nervo isquiático
    na fossa poplítea, 153
        anatomia, 153
        contínuo, 158
        dicas clínicas, 158
        indicação, 153
        procedimento, 154
        sonoanatomia, 154
Bloqueio do nervo obturatório, 131
    anatomia, 131
    contínuo, 132
    dicas clínicas, 132
    indicação, 131
    procedimento, 132
    sonoanatomia, 132
Bloqueio do nervo occipital maior, 229
    anatomia, 229
    contínuo, 230
    indicação, 229
    orientações clínicas, 230
    procedimento, 229
    sonoanatomia, 229
    via de acesso, 230

Bloqueio do nervo pudendo, 251
    anatomia, 251
    contínuo, 252
    indicação, 251
    orientações clínicas, 252
    procedimento, 251
    sonoanatomia, 251
    via de acesso, 251
Bloqueio do nervo supraescapular, 103
    anatomia, 103
    contínuo, 105
    dicas clínicas, 105
    indicação, 103
    procedimento, 103
    sonoanatomia, 103
Bloqueio do pé
    e outros bloqueios tronculares do membro inferior, 161
        anatomia, 161
        contínuo, 167
        indicação, 161
        orientações clínicas, 167
        particularidades, 161
        procedimento, 163
        sonoanatomia, 163
          seletiva, 164
Bloqueio do plexo lombar, 117
    anatomia, 117
    contínuo, 121
    dicas clínicas, 121
    indicação, 117
    procedimento, 118
    sonoanatomia, 118
Bloqueio dos músculos retos do abdome, 183
    anatomia, 183
    contínuo, 185
    indicação, 183
    orientações clínicas, 185
    procedimento, 184
    sonoanatomia, 184
Bloqueio dos nervos ilioinguinal e ílio-hipogástrico, 187
    anatomia, 187
    contínuo, 189
    indicação, 187
    orientações clínicas, 189
    procedimento, 187
    sonoanatomia, 187
Bloqueio facetário cervical, 243
    anatomia, 243
    contínuo, 244
    indicação, 243
    orientações clínicas, 244
    procedimento, 243
    sonoanatomia, 243

Bloqueio facetário lombar, 247
  anatomia, 247
  indicação, 247
  orientações clínicas, 250
  procedimento, 247
  sonoanatomia, 248
Bloqueio infraclavicular, 81
  anatomia, 81
  contínuo, 83
  dicas clínicas, 83
  indicação, 81
  procedimento, 81
  sonoanatomia, 81
Bloqueio paravertebral torácico, 201, 204f
  anatomia, 201
  contínuo, 205
  indicação, 201
  orientações clínicas, 205
  procedimento, 201
  sonoanatomia, 201
  via de acesso, 204
Bloqueio peniano, 195
  anatomia, 195
  contínuo, 196
  indicação, 195
  orientações clínicas, 196
  procedimento, 195
  sonoanatomia, 195
Bloqueio perimedular, 207
  anatomia, 207
  indicação, 207
  orientações clínicas, 214
  procedimento, 211
Bloqueio proximal do nervo isquiático, 145
  anatomia, 145
  contínuo, 150
  dicas clínicas, 150
  indicação, 145
  procedimento, 145
  sonoanatomia, 148, 149
Bloqueio proximal do nervo safeno
  e bloqueio do canal dos adutores, 141
    anatomia, 141
    contínuo, 144
    dicas clínicas, 144
    indicação, 141
    procedimento, 141
    sonoanatomia, 143
Bloqueio sob ecografia
  princípios básicos de um, 39
    acoplamento à neuroestimulação, 49
    ergonomia, 41
    generalidades, 39
    hidrolocalização, 48

manejo do transdutor, 44
    manipulação da agulha, 45
    otimização da qualidade da imagem, 41
    preparação de modelo, 53
    recomendações práticas, 50
    sinais de punção, 49
    visualização do nervo, 43
Bloqueio supraventricular, 75
  anatomia, 75
  contínuo, 77
  dicas clínicas, 77
  indicação, 75
  procedimento, 75
  sonoanatomia, 76
Bloqueio TAP, 173
  anatomia, 173
  contínuo, 176
  indicação, 173
  orientações, 177
  procedimento, 173
  sonoanatomia, 173
  subcostal, 177, 178
Bloqueio TFP, 179
  anatomia, 179
  contínuo, 180
  indicação, 179
  orientações clínicas, 180
  procedimento, 180
  sonoanatomia, 180
Bloqueios
  dos plexos braquial e cervical, 63
    contínuo, 68
      dicas clínicas, 70
        complicações, 73
      interescalênico, 65
        anatomia, 65
        indicação, 65
        procedimento, 65
        sonoanatomia, 67
  seletivos das raízes cervicais, 239
    anatomia, 239
    indicação, 239
    orientações clínicas, 240
    procedimento, 240
    sonoanatomia, 240
    via de acesso, 240
  tronculares do braço e antebraço, 95
    anatomia, 95
    dicas clínicas, 101
    indicação, 95
    procedimento comum, 97
    sonoanatomia seletiva, 97, 100

C
Coluna vertebral, 208

D
Dermátomos, 6f
Doppler
  em cores, 31

E
Ecografia
  da pleura, 33f
  princípios físicos em, 23
    artefatos de imagem, 32
    características do ultrassom, 23
    Doppler em cores, 31
    ecogenicidade dos tecidos, 27
    interações entre ultrassom e tecidos, 25
    produção de uma imagem ultrassônica, 24
    produção de uma onda de ultrassom, 23
    resolução da imagem, 26
Ergonomia, 41

F
Fáscia ilíaca
  bloqueio compartimental da, 123
Fluoroscopia, 244

G
Gânglio estrelado
  bloqueio do, 235
Gangorra
  sinal da, 158

H
Hérnia inguinal
  bloqueio anestésico e reparo de, 189
Hidrolocalização, 48, 52f

I
Imagem ultrassônica
  artefatos de, 32
  produção de uma, 24
  qualidade da
    otimização da, 41
  resolução da, 26
Inervação
  dermátomos, miótomos, esclerótomos, 19f, 20f
  radicular, 21f

L
Laparotomia
  mediana, 185
Linfonodos inguinais, 138

M
Marcos musculares, 151
Máquina
  seleção da, 35
Meralgia parestésica, 129
Morfina
  injeção de, 220
Músculo piriforme
  infiltração do, 253
    anatomia, 253
    indicação, 253
    orientações clínicas, 254
    procedimento, 253
    sonoanatomia, 253
    via de acesso, 254

N
Nervo
  acessório
    bloqueio do, 233
  axilar
    bloqueio do, 107
  femoral
    localização do, 137
  fibular comum, 168
    bloqueio do, 168
  fibular profundo, 164
  fibular superficial, 165
  genitofemoral
    bloqueio do, 191
  ílio-hipogástrico
    bloqueio do, 187
  ilioinguinal
    bloqueio do, 187
  intercostal
    bloqueio do, 223
  isquiático
    bloqueio na fossa poplítea, 153
    bloqueio proximal do, 145
  mediano, 97
  musculocutâneo, 97
  occipital maior
    bloqueio do, 229
  pudendo
    bloqueio do, 251
  radial, 97, 100
  safeno
    bloqueio do, 141, 166, 168
  sural, 166
  tinial, 164
  ulnar, 97, 100
  visualização do, 43
Neuroestimulação
  acoplamento à, 49

P

Parede abdominal
  síntese dos bloqueios da, 263
    anatomia, 263
    indicações, 263
Pé
  bloqueio do, 161
    e outros bloqueios tronculares do membro inferior, 161
Plexo
  braquial, 5
    dissecção do, 9*f*
    indicações e riscos dos bloqueios distais do, 261
    inervação do, 8**q**
  lombar
    bloqueio do, 117
  lombossacral, 8
    inervação do, 14**q**
Procedimento
  princípios de, 55
    especificidades para bloqueio contínuo, 56
    monitoração e instalação do paciente, 55
    preparação do material, 55
    preparação do paciente, 55
    realização do bloqueio, 55
    verificação da posição do cateter, 57

Q

Quadro de recapitulação
  dos principais bloqueios, 259

R

Raízes cervicais
  bloqueios seletivos das, 239
Reforço
  acústico, 32*f*
Reverberação
  com agulha, 33*f*

S

Segmento lombar, 211, 212
Segmento torácico, 213
Seleção do material, 35
  agulha, 37
  máquina, 35
  transdutor, 35
Sinal
  da gangorra, 158
Sombra acústica, 33*f*

T

Técnica
  de varredura, 91
Transdutor
  manejo do, 42*f*, 44
  seleção do, 35

U

Ultrassom
  características do, 23
  onda de, 23
    produção de uma, 23

V

Varredura
  técnica de, 91
Vértebra torácica
  estrutura de uma, 209, 210*f*
Vértebra lombar
  estrutura de uma, 209, 210*f*

Revisão da anatomia, 5
  de um nervo, 5
  plexo braquial, 5
    inervação do, 8**q**
  plexo lombossacral, 8
    inervação do, 14**q**